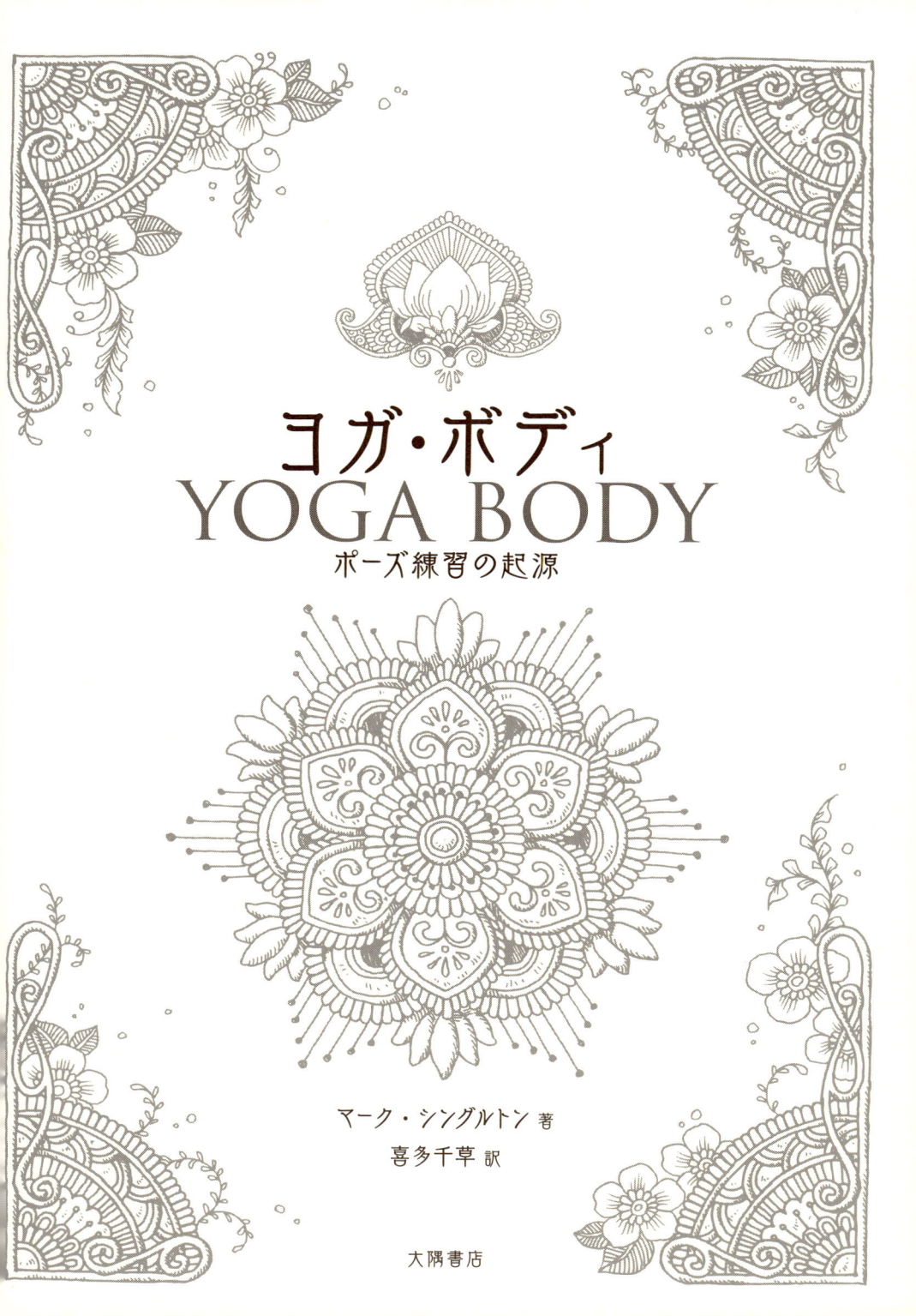

ヨガ・ボディ
YOGA BODY
ポーズ練習の起源

マーク・シングルトン 著

喜多千草 訳

大隅書店

Yoga Body:
The Origins of Modern Posture Practice
by Mark Singleton
First edition was originally published in English in 2010.
Copyright © 2010 by Oxford University Press Inc.
This translation is published by arrangement
with Oxford University Press.

目 次
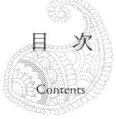
Contents

謝　辞	Acknowledgments	v
はじめに	Introduction	3

第 1 章 A Brief Overview of Yoga in the Indian Tradition
略史：ヒンドゥーの伝統におけるヨガ　　33

第 2 章 Fakirs, Yogins, Europeans
ファキール、ヨギン、ヨーロッパ人　　45

第 3 章 Popular Portrayals of the Yogin
ヨガの大衆的イメージ　　71

第 4 章 India and the International Physical Culture Movement
インドと国際的身体文化　　105

第 5 章 Modern Indian Physical Culture: Degeneracy and Experimentation
近代インドの身体文化：その停滞と実験　　123

第 6 章 Yoga as Physical Culture I: Strength and Vigor
身体文化としてのヨガ I：強さと気力　　147

第 7 章 Yoga as Physical Culture II: Harmonial Gymnastics and Esoteric Dance
身体文化としてのヨガ II：ハーモニアル体操と奥義ダンス　　185

第 8 章 The Medium and the Message: Visual Reproduction and the Āsana Revival
メディアとメッセージ：ビジュアルイメージとアサナ再興　　211

第 9 章 T. Krishnamacharya and the Mysore Āsana Revival
T・クリシュナマチャルヤとマイソールのアサナ再興　　227

注	Notes	278
文献	Bibliography	296
索引	Index	332
訳者のことば		337

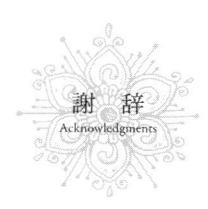

謝　辞
Acknowledgments

　この本の構想は、多くの人に支えられて形になった。初期版に完璧で深いコメントをしてくれたピーター・シュライナー。現代インドのハタ・ヨガ実践者について教えてくれ、ジョードプルにあるナータ派寺院のマハーマンディルの壁画画像を見せてくれたジェームズ・マリンソン。サンスクリット表記のひどい誤りを指摘してくれたグドラン・ブーネマン。ここ5年ほど近代ヨガについて語り合ったダグマーとドミニク・ユジャスティク。ヨガの同時代的な発展のありようを見つめている『LAヨガ・マガジン』編集長のフェリシア・M・トマスコ。この本が博士論文だった段階でアドバイスをくれたギャビン・フラッドとディヴィド・スミス。オックスフォード大学出版局を通じてコメントを寄せてくれたジョセフ・S・オルターとケネス・リーバーマン。原稿を読んでコメントをくれたケンブリッジ大学クィーンズ・カレッジのエイヴィンド・カース。ケンブリッジ大学神学部時代に研究を指導してくれたジュリウス・リプナー。こうした面々には非常にお世話になった。

　エリザベス・ド・ミシェリスとスザンヌ・ニューコムと私が2006年4月に開催したケンブリッジ大学神学部での近代ヨガ院生ワークショップの参加者の方々、特にその後も交流を続けてくださった方々には、この本に展開したアイデアを洗練出来たことに感謝している。なかでも、このワークショップに先立って身体文化や近代ヨガについての考えを語り合ったエリオット・ゴールドバーグには感謝に堪えない。ユニヴァーシティ・カレッジ・ロンドンのヴィヴィエンヌ・ローとロニト・ヨーリ=トラリムには、『アジア医学：その

伝統と現在』誌の2007年のヨガ特集号の編集を助けてもらったし、オーストラリアのクィーンズランド大学のジャン・マリー・ビルネとは、『近代のヨガ』［Singleton and Byrne (eds.) 2008］で、ともに編集に携わった。こうした編集作業を通じて、同じ近代ヨガ研究分野の世界中の研究者たちと交流を持つことが出来たことは、この本に大いに役立った。

そして、サンタ・フェのセント・ジョンズ・カレッジのミーム図書館司書ローラ・クーニーには、この本の仕上げの段階で、数々の面倒な図書取り寄せのリクエストに応えていただき、大変感謝している。また、マサチューセッツ州のスプリングフィールド・カレッジのバブソン図書館司書ページ・ロバーツには、インドのYMCAの身体文化プログラムについての資料提供にご尽力いただいた。バンガロールのYMCA身体文化学校の上級スタッフでヨガ研究者のシュリ・ヴァスデヴァ・バットには、2005年のカルナタカでの調査で大変お世話になった。

2005年にサンスクリットのヨガ文献を読むのに、ユーモアを交えながらご指導くださったインド、マイソールのシュリ・M・A・ナラシムハンとM・A・ジャヤシリ博士、『ヨガ・スートラ・バーシャ』読解でお世話になったラクスミ・タッタカルヤ教授にも感謝している。バンガロールのK・V・カルナ博士には、父親であるK・V・アイヤーの想い出を語っていただき、さらに他では得難い文献や写真資料などを見せていただいた。そしてT・R・S・シャーマ教授には、1930年代、40年代のマイソール時代の記録や想い出をご教示いただいた。また聞き取り調査に応じてくださったシュリ・K・パタビ・ジョイス、シャンカー・ナラヤン・ジョイス、アナント・ラオ、A・G・モハン、プネの個人蔵書を自由に使わせてくださったB・K・S・アイアンガーに大変感謝している。

また、私のヨガの師たち、特にシュリ・K・パタビ・ジョイス、

シャラート・ラングスワミ、B・N・S・アイアンガー、ルドラ・デヴ、ハミシュ・ヘンドリ、バーバラ・ハーディング、サシャ・ペリーマンにも感謝している。練習の励みとなってくれた仲間たち、ルーイ・エトリング、ノーマン・ブレア、エマ・オーウェン＝スミス、ナイジェル・ジョーンズ、タラ・フレイザー、ロモーラ・ダヴェンポート、ルイーズ・パルマー、ジェニファー・モリソンにもお礼を述べたい。そして、いつも笑いを振りまいてくれたローリン・パリッシュにも感謝する。

　このプロジェクトは、ケンブリッジ大学の国内研究奨学金や、神学部やシドニー・サセックス・カレッジの旅費助成の数々がなければ成り立たなかった。奨学金・助成金を与えていただいて感謝している。そして、最後に、エリザベス・ド・ミシェリス博士に、6年間にわたるご指導と友情に対して厚くお礼を申し上げたい。

ヨガ・ボディ
YOGA BODY
ポーズ練習の起源

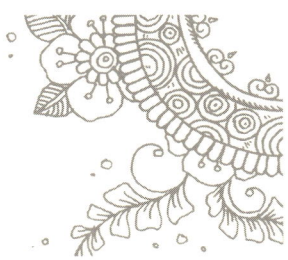

Introduction

はじめに

この本の概要

　この本は、国際的に拡がるアサナ（ポーズ）をとることを中心にした近代ヨガが、どのように始まったかを研究したものである。今日、欧米でヨガといえばもっぱらアサナ練習のことであり、そのようなヨガの教室はいたるところにあり、今では、中東、アジア、ラテンアメリカ、オーストラリアでも同じような状況になりつつある。「ジム」タイプのヨガは、インドでも都市部の富裕層で人気が再燃している。ヨガ人口の統計は正確なものがないものの、ポーズをとるヨガが人気を博しているのは間違いないと言えよう[*1]。1990年代以降、ヨガは数億ドル規模のビジネスとなり、アサナの知的所有権の激しい法廷闘争もいくつも起きている。スタイル、シークエンス、ポーズなどが、個人や会社、政府などによってフランチャイズ権が与えられたり[*2]、著作権が設定されたり、特許を受けたりしているのだ。また、ヨガのポーズを使った商品は、ケータイからヨーグルトまで幅広い。2008年には、アメリカのヨガ実践者は、年間57億ドルをヨガ教室、ヨガ旅行、ヨガグッズに支出すると推計された［*Yoga Journal* 2008］。これはネパールのGDPのほぼ半分に当たる［C.I.A. 2008］。
　こうした世界的なヨガ・ブームにもかかわらず、（瞑想用の座位を除いて）アサナが本当にインドのヨガ実践の伝統において中心的なものだったという証拠はほとんどない。ヨガ流派の多くが正統的ヨガを伝えていると

主張しているにもかかわらず、中世からある身体重視のハタ・ヨガでさえ、アサナ中心であったという確証はない（第1章参照）。今日のアサナ中心のヨガのありようは、近代以前にはみられなかったものなのである。

　1800年代後半には、主に英語圏でのヨガの再興がインドで始まり、ヴィヴェカナンダ（1863-1902年）の教授法などにより、実践的なテクニックや理論が生まれた。しかし、その頃の新しいヨガのありようにおいてすら、今日ほど盛んなアサナ練習はみられなかったのである。むしろアサナや他のハタ・ヨガのテクニックは、ヴィヴェカナンダや同時代の人びとには、はっきりと不適切で悪趣味だとして退けられていたのだ。結果として、再興した英語圏に広まるヨガの世界では、アサナはほとんど影を潜めていたのである。そこでこの本は、まず、なぜ近代ヨガの草創期にアサナが避けられていたのか、またどうしてそれが大きく変化してアサナが含まれるようになったのかを解き明かそうとするものである[*3]。そんな始まり方をしたアサナ練習が、どうして今日、国際的に拡がるヨガの基本として、これまでに広く受け入れられるようになったのか。どうして近代ヨガの創始者たちの青写真にはアサナが含まれていなかったのか、また、どうしてそれが復活出来たのか。

　1890年代のヴィヴェカナンダの時代には、ポーズをとるヨガの実践は「ヨギン」（あるいは「ヨギ」）と結びつけられていた。この用語は、厳密にはナータの系統に属するハタ・ヨガ実践者を指すが、広く苦行者、魔術師、大道芸人などを指すこともあった。また、よくイスラム教徒の「ファキール」と混同されることもあり、ヒンドゥーの宗教的構造の中では、あまりよくないものとみなされるようになっていた。ハタ・ヨガの大道芸的ポーズは、後進性や迷信と結びつけられていたため、科学的で近代的なヨガの再興にはお呼びでないと考える人が多かったのである。この本の前半は、こうしたヨギンが、旅行記や研究書、ポピュラー文化、ヨガ実践の文献の中でどのように描かれていたのかを調べ、ハタ・ヨガの同時代的イメージを探る。これは後半で、ハタ・ヨガがどのように変化

し、インドの宗教的・社会的構図の中で位置付け直されていったかを考察する基礎となるものだ。

　この本は、重要な知られざるヨガの発展の歴史に光を当てるものだ。近代ヨガの研究といえば、1890年代半ばに行われたヴィヴェカナンダによるアサナなしのヨガ宣言から、1920年代に始まったアサナの間をつなごうとしてこなかった。ド・ミシェリス［De Michelis 2004］とオルター［Alter 2004a］は、この歴史の空白時期を扱った研究ではあるものの、どうしてアサナが排除されていたのに名誉回復出来たのかについては、充分には説明出来ていなかった[*4]。そこで、この研究では、今日の国際的ヨガをつくり上げてきた要素は何だったのかをみつけ、B・K・S・アイアンガーやそのほかの指導者たちによって1950年代に開花した、国際的アサナ革命の前史を明らかにする。

　この前史には、国際的な身体文化運動や、それが19世紀から20世紀への転換期にどのようにインドの青年の意識に影響を与えたかという問題も含まれる。似非宗教の様相を示していた身体文化は、19世紀にヨーロッパでブームとなっていたが、それがインドに渡って、ヒンドゥー愛国主義と結びついた。そこで、インドの身体文化を育てようとする中で、ヒンドゥーの伝統的エクササイズとしてアサナ再興の道がついたのである。欧米の身体文化の流れをくむアサナ練習がインドで発展し、やがてそれが欧米に還流し、「奥義的体操」と合流して、（ヨガの伝統とは何の関係もなく）19世紀半ばのヨーロッパとアメリカで流行したのだ。今日知られているポーズ中心のヨガは、欧米の汎宗教的な身体文化とヴィヴェカナンダ以降に起こった「近代」ハタ・ヨガの言説との対話の結果生まれたものだといえる。それは常にインドのハタ・ヨガの伝統に根ざしているとされているものの、ポーズ中心のヨガは、その伝統の直系を継承しているとはみなせないのである。

資料・方法論・射程

　この研究はまず、1800年代後半から1935年頃までの英語で書かれた大衆的なヨガ・マニュアル本を調べるところから始まった。ド・ミシェリス[De Michelis 2004]では、「近代ヨガ」はヴィヴェカナンダの『ラージャ・ヨガ』[Vivekananda 2001 (1896)]に始まると定義されたが、神智学協会によるM・N・ドヴィヴェディ[Dvivedi 1885, 1890]や、ラム・プラサド[Prasad 1890]などの少数の例外を除いて、だいたい実用的な英語のヨガ・マニュアルがひとつのジャンルとなったのも、確かに『ラージャ・ヨガ』以降である。ただし、J・ゴードン・メルトンは、ラム・プラサドの本を最初に「ヨガ練習を普及させようと解説した本」と評価している[Melton 1990: 502]。ケンブリッジ大学図書館と、ロンドンの大英図書館のインド事務所が所蔵している本の文献調査をしてみたところ、1920年代以前には「アサナ」や「ハタ・ヨガ」というキーワードでは、人気のある教科書はかなり少なかった。そこで、その後、スタンフォード大学のグリーン・ライブラリーとカリフォルニア大学バークレー校の図書館でも文献調査を行ったが、アメリカの文献についてもほぼ同じような結果となった。しかし、この文献調査のおかげで、現在入手可能なインド・イギリス・アメリカの1930年代までに英語で書かれたヨガ実用本を網羅的に確認することが出来たのである。しかし、第二次世界大戦後は、ヨガに対する興味が非常に増大したために、ヨガ本の数も増えたし、自分自身でも懐かしい本もいろいろあったのだが、この時期は文献調査の対象外であったので、私がもっとも詳しいわけではない。ただ、第二次世界大戦後の英語のヨガ・マニュアルは、以前とは格段に異なってポーズ中心になったという傾向だけは間違いなく指摘出来る[*5]。

　こうした文献調査を通じて、いくつかの研究テーマが立ち上がってきた。まず、なぜアサナやハタ・ヨガは初期のヨガ・マニュアルにほとん

ど現れなかったのか。次に、なぜ20世紀半ばになってポーズをとるヨガがこれほどまでに流行し始め、アジア圏以外ではむしろヨガといえばポーズをとるヨガとして普及したのはどうしてか。さらに、今日のヨガ実践やその信念の体系は、果たして「近代的」な類型に属しているのだろうか。また、もしそうであれば、しばしばつながりが主張されている中世のハタ・ヨガ伝統との関係はいかなるものであったのか。

　ボンベイを中心に活躍したシュリ・ヨゲンドラ (1897-1989年) とスワミ・クヴァラヤナンダ (1883-1966年) の業績、それにT・クリシュナマチャルヤ (1888-1989年) とマイソール時代の有名な弟子たちの教えにより、ハタ・ヨガ的アサナ練習が注目を浴びたのはよく知られている。こうした人びととその弟子たちのおかげで、国際的なヨガの世界でポーズをとるヨガがこれほどまでに盛んになったといって過言ではないし、彼らの出版物は近代アサナのありようを確かめる上で、この研究の貴重な資料ともなった（第6－9章）。しかし、そうした出版物からだけでは、ヴィヴェカナンダがヨガを近代的実践者に向けて普及してから、ハタ・ヨガ実践がヨガの中心的実践へと推移するまでの、30年間の空白の時期をきちんと説明することは出来ないのである。どうしてクヴァラヤナンダらが、アサナを使って、人気のヨガという領域をつくり上げることが出来たのか。また逆に、ヴィヴェカナンダが新しい潮流において、なぜアサナを避けるべきだと考えたのか。

　こうした疑問からこの研究は、17世紀から20世紀初頭までのヨーロッパの旅行記や学術書、大衆メディアに現れたハタ・ヨガやヨギンの表象を調べることへと進んだ。リチャード・シュミットの1908年のハタ・ヨガ的な「ファキール主義」についての研究により、ベルニエ［Bernier 1968 (1670)］、タヴェルニエ［Tavernier 1925 (1676)］、J・ド・テヴェノ［Thevenot 1684］、フライヤ［Fryer 1967 (1698)］といったヨギンに関する早い時期の記録が存在することがわかった。そして、それらを実際にひもとくと、さらにムンディ［Mundy 1914］、オヴィントン［Ovington 1696］、ハーバー［Heber 1828］、ベルナ

ールの選集［Bernard (ed.) 1733-36］といった記録が参照されていることもわかった。こうした過去の記録からは、ヨギンやそのポーズによる苦行が、倫理的・法的な批判や嫌悪の対象であり気味の悪いものとされていたことがはっきりしたのである。また、ヨーロッパの学者や英語で教育を受けたインドの学者による19世紀の学術書でも、似たようなハタ・ヨガ実践への態度が見られた。調査した学術書には、E・W・ホプキンス、W・J・ウィルキンス、M・モニエ゠ウィリアムス、そしてマックス・ミュラーのものが含まれている。そして、19世紀末のヨギンの位置付けについては、1884年以降に行われたS・C・ヴァスによる初期のハタ・ヨガ文献の翻訳が非常に役に立った。またC・R・S・アヤンガー［Ayangar 1893］やB・N・バネルジェ［Banerjee 1894］、パンチャム・シン［Sinh 1915］の翻訳も参考にした。ヴァスの翻訳が特に役立ったのは、それが、1920年代以降のハタ・ヨガの近代的な「医学的」解釈を広めるきっかけとなり、ハタ・ヨガ実践を正統化する理由付けを提供した重要文献だったからである。これまでの研究では、英語圏でのヨガの発展にとって大事なこの時期が見逃されていたのだ。

　大衆メディアにおけるヨギンの表象に関しては、19世紀のイギリスのグラフ誌『ストランド』『ピアソンズ・マガジン』『スクリブナー・マガジン』、19世紀から20世紀への転換時期については、奥義に関する文献で「ファキール・ヨギ」とその技について書かれたもの、その後については、大衆的なインドの民族誌などの文献のほか、想像上のインドのヨギンが登場する初期の映画なども取り上げた[*6]。18世紀の「ポーズの達人」（1800年代後半に現れる「大道ヨギン」の前身にあたるヨーロッパの大道芸）の新聞広告は、二次文献の注からたどり着いたもので、ケンブリッジやロンドンで入手することが出来たものである。こうした、ベルニエ以降のヨーロッパのインド旅行記や、19世紀のオリエンタリスト学者たちや大衆メディアがとらえたヨギンの表象をみれば、初期の英語圏ヨガにおけるヨギンの位置付けや、どうしてハタ・ヨガが初期のヨガ・マニュアルで触れら

れなかったのかがよくわかる。初期のヨガ啓蒙者のうち、もっとも重要なスワミ・ヴィヴェカナンダとＨ・Ｐ・ブラヴァツキー夫人の２人が書き残した文献は、当時のハタ・ヨガへの態度が記録された貴重な資料である。ただ、こうしたヨーロッパの解釈以前から、ハタ・ヨギンがインドのカースト制のはみ出しものであったことには、注意しておかなければならないだろう。インドのヨガ再興の動きでハタ・ヨガが含まれなかった理由は、こうした位置付けに淵源をもつからである。

　以上のような資料から、ハタ・ヨガが初期の英語圏ヨガに含まれなかった理由ははっきりさせることが出来たが、それがその後なぜ復活出来たのかはこれだけではわからない。そこで次に、もう一度ヨガ・マニュアル本の調査に立ち戻る必要があった。そしてまず、マニュアルに現れたハタ・ヨガのアサナは、だいたいいつも体操と比較されていたことがわかってきた。こうしたポーズの解釈は、ヴァスによるハタ・ヨガ「古典」文献翻訳などの解釈とは著しく異なっていたのである。こうして新しくつくられた英語圏のヨガの文脈では、肉体に関する概念体系や哲学的内容が、近代的な健康とフィットネスに関する語り口へと変化した。大英図書館やケンブリッジ大学図書館に所蔵されている18世紀から20世紀初頭にかけてのヨーロッパの体操マニュアルを調べてみると、英語でのヨガ本著者たちは、紛れもなく、そうした近代の身体文化の概念を使ってハタ・ヨガを説明しようとしていたことがわかる。しかも、健康とフィットネスの文脈にうまく合わない部分は削除してしまったようなのだ。

　こうした観点に合致する例が、リン、サンドウ、YMCAに淵源をもつスカンジナビアのシステムであった。これらの３つは、インドの身体文化形成に大きな影響をもった舶来のシステムであり、そのためにそれに合わせた新しいハタ・ヨガのありようにも、当然大きな影響があったものである。このうちインドのYMCAの身体文化プログラムについては、複数の情報源に当たっているが、まずは、1887年にルーサー・ハルセイ・

グリックがYMCAの身体文化プログラムを最初に始めた場所であるマサチューセッツ州スプリングフィールド大学のバブソン図書館。次に、インドのYMCA身体文化学校の草分けであるチェンナイ校の本やアーカイブ記録、そして、バンガロールのYMCA身体文化学校の資料とそこでの聞き取り調査が主な情報源である。またインドの近代的身体文化については、このほかマハラストラ州の雑誌『ヴィヤーヤン：ボディビルダー』や、K・ラマムルティのほかP・K・グプタやP・K・ゴースといった、インド人で身体文化に関する著作があった人びとの作品群も大事な資料となった。さらに、同時代のイギリスの身体文化雑誌にも手を延ばすことになり、『健康と力』『スーパーマン』といった雑誌で、国際的な身体文化の文脈でのヨガとフィットネスの関係について調べたのである。
　第6章と第9章に使った、1930年代のマイソールやバンガロールでのヨガ練習の様子については、本人が練習に参加したか、近い親戚が参加していたという人への聞き取り調査が、主な情報源となっている。それらはすべて2005年に3ヶ月現地調査をしたときに行ったものである。こうした聞き取り調査対象者は、だいたい80歳代か90歳代になっており、ひとりなどは100歳を超えていた生き証人たちであり、その後の国際的な近代ヨガの発展を見てきた人びとである。そうした人びとを探して聞き取り調査した理由は、その当時にヨガなどの身体文化を練習するのはどういう感じだったのか、当事者に聞きたかったからであり、キーパーソンとなるT・クリシュナマチャルヤやK・V・アイヤー周辺の「ボディビルディング・ヨギ」の様子を伝えてもらいたかったからである。
　研究対象となった空白時期は、かろうじて証言者が生き残っている時期にあたり、ときとして記憶は曖昧になっている。ほぼ半世紀前のことを老人に語ってもらおうというわけであるから、細部はっきりしないか、ほとんど覚えていないということも多い。しかも、近代ヨガでは派閥もあれば利害関係もある。特に、T・クリシュナマチャルヤの伝説に関しては、彼の教えから派生した、ポーズをとるヨガの各流派にとって

の大いなる関心事でもある（第9章参照）。現代の国際的なヨガの世界では、何が真の正統的な練習法であるかという正統性の議論は熱く、ときに偉人化や記憶の改竄によって権威がつくり上げられている場合すらある。そこで、背景を踏まえて聞き取り内容を解釈する必要があった。こうした難点はあるものの、聞き取り調査することによって、カルナタカの1930年代のヨガや身体文化の練習の様子について、それを行わなければ得られなかった貴重な情報が得られたし、珍しい文献に触れる機会にも繋がった。

　聞き取り調査を受けてくれた人びとのうち、主たる情報源となったのは、マイソールでのクリシュナマチャルヤの弟子であったという3人で、世界的に有名で最近亡くなったシュリ・K・パタビ・ジョイス、そこまでは有名ではないがマイソールのヨガ指導者であるB・N・S・アイアンガー、そして、T・R・S・シャーマ教授である。シャーマ教授については、かなり時間をかけ、また数回にわたり、マイソールのヨガ・シャーラについて語ってもらった。また、ポーズをとるヨガでは世界的に有名なB・K・S・アイアンガーは、何度もお願いしたにもかかわらず、この問題について聞き取り調査を受けることは拒否したが、その代わりにプネの研究所にある個人蔵書の使用を許してくれた。私が接触したクリシュナマチャルヤの弟子のうちの5番目の人物は、チェンナイでのクリシュナマチャルヤの弟子で有名な指導者であるA・G・モハンであり、聞き取り調査も受けてくれたが、マイソール時代のことについては直接の経験はない。

　ここで、マイソールのジャガンモハン宮殿の公式記録の管理をしているシュリ・M・G・ナラシムハンが、クリシュナマチャルヤのヨガ・シャーラの記録が含まれている1930年代、1940年代の年次報告を見せてくれたことにも触れておきたい。彼の妻、M・A・ジャヤシリ博士と、義兄弟のシュリ・M・A・ナラシムハンは、私のハタ・ヨガ理解を助けてくれ、サンスクリットで書かれた、『ハタ・ヨガ・プラディーピカー』に対

するブラーマナダの『ジョツナー』注釈の読解についても指導してくれた。クリシュナマチャルヤのカンナダ語で書かれたこれまで未翻訳・未公刊であった『ヨガ・マカランダ』[Krishnamacharya 1935]をシュリ・ナラシムハンが英訳したものがあり、マイソールから帰るとすぐに、私がその英訳を編集した。この書物は、パタビ・ジョイスの弟子たちの間では半ば伝説と化しているものだが、実際に見たことがあるという人は非常に少ない。この本の完訳を出版する計画はまだ実現していないが、シュリ・ナラシムハンの翻訳の一部は、どういう文脈で書かれた文献かという議論とともに私の論文[Singleton 2008b]で発表された。このほとんど知られていない大事なテキストは、同じくシュリ・ナラシムハンによるクリシュナマチャルヤのアサナ・マニュアルである『ヨガーサナガル』[Narasimhan (trans.) 2005 (1941)]とともに、1930年代から40年代にかけてのマイソール時代のクリシュナマチャルヤの教授内容についての、私の理解の主たる情報源となった。オータム・ジェイコブセンとR・V・S・サンダラムによる『ヨガーサナガル』[Jacobsen and Sundaram (trans.) 2006 (c.1941)]の部分訳も、翻訳内容を確認するのに役立った。

「国際的英語圏ヨガ」

　近代的な世界的ヨガは、もともとほぼ英語圏での現象であり、私の資料のほとんどが、一部の他のヨーロッパ言語のものを除いて、ほぼ英語で書かれている。私が研究対象としたのは英語を介してインドが欧米と関わる中で形成されて伝えられたヨガの形態だったので、「近代ヨガ」というのではなく「国際的英語圏ヨガ」という用語を使ってきたのである。また「国際的」という形容を付けたのは、概念や信念、練習法などが、国境を越えて伝わったり行われたりしているからだ。そうした理由から私の研究対象については、サンスクリットの原典を詳しく読むこと

や、一部の例外を除いてはインドでの他のマイナー言語で書かれている近代のヨガ・マニュアルを調査することは必要ないと判断した。

一次文献、二次文献

　この本では、その時代のヨガ（特にハタ・ヨガ）のありようを伝える文献であれば、それが大衆的なヨガ教科書であろうと「古典文献」の学術的翻訳であろうと、一次文献として扱っている。そのどちらもが、近代ヨガの概念を形作るのに関わったからである。双方とも、自らのことを既に存在している現象の記述であるから重要なのだと主張しているものの、実際は近代ヨガ概念の形成に関わっている。学術的業績も、実用的な近代ヨガに対して、何が「古典的」であるかとか信念の体系を与えることで関わっているのだ。こうした意味で、学術もヨガの真実を明らかにするメタな言説だというばかりにはいかず、やはり新しい時代においてのヨガの歴史的構築につながってもいるのである。例えば、私の研究では、S・C・ヴァスの翻訳を、真実を伝える文献としてではなく、ある時代におけるハタ・ヨガ解釈を構築したものとして捉えている。これは、ヴァスの文献がハタ・ヨガの真実を明らかにしていないといっているのではないし、ヴァスの翻訳家・注釈家としての業績にけちを付けようという意図もないし、その学術的一貫性を否定するものでもない。ただ、そうした文献が行った強調や解釈や、取り上げなかった内容が、近代におけるハタ・ヨガ解釈を形作ったということを指摘しているのであって、伝統に照らしてそれがどれだけ信頼に足るかを決めたいのではないということだ。

オリエンタリズム

　こうしたアプローチは、いわゆる「オリエンタリスト」の学術的業績に対しても当てはまる。ここで「オリエンタリスト」というのは、主に19世紀のイギリス、ドイツの研究者でアジアの言語を学び、文献を解釈し「オリエンタリスト」と自称していた学者たちのことである。エドワード・サイードの『オリエンタリズム』（1978年）以降のこの語の持つ含意はない。サイードは、この語を、もともとこの語がもっていた言語学者や文献学者という限定を外して東洋について書いた西洋人全般へと拡大解釈した。彼によれば、こうした著者たちは、より大きな帝国的な企てとしてオリエントのイメージを、西洋より劣った「他者」として規定し、政治的・経済的・文化的に従属したものにするのに貢献したと指摘したのである。デイヴィッド・スミスは「オリエンタリスト」とヨーロッパのインド学者の意味を混合させるサイード的な用法は、「本来のオリエンタリストが、生涯をかけて東洋の文化と文明の成果を理解しようとつとめ、翻訳や辞書作りにいそしんだことをないがしろにする、誤ったマジックだ」と批判した［Smith 2003: 46］。スミスは、特にロナルド・インデンがサイードのやり方を継承した『インドのイメージを創る』［Inden 1992］をやり玉に挙げて、その中でルイ・ルノーのようなサンスクリット学者を、帝国を作るのに貢献したと「何の根拠もなく」片付けてしまったことを批判している［Smith 2003: 46］。

　私は、自分自身の研究上の立場をはっきりさせるために、スミスによるインデンやリチャード・キング［King 1999］への批判に向かい合った。私がそうした古典学者のヨガに対する態度をとり上げたという事実は、なにも彼らの業績を否定したり、彼らのインド学への貢献を「消し去ろう」としたりするようなものではないと考えている。しかし同時に、スミスのいうところの「本来のオリエンタリスト」はもちろん生涯を学問

に捧げた人であるのは間違いないが、だからといってヨガについての当時ありがちだった否定的な見方をしていなかったと決めつけるわけにも行かない。実際、こういう学者たちの態度は、彼らの学問的業績そのものよりも、哲学的体系や実践としてのヨガの機能や地位やあるべき姿を規定することに大いに貢献したからである。

　オリエンタリスト版の古典や英語の『パンディタ』は、ヨガについて学びたいと思う人びとにとって唯一の「古典的」ヨガ文献となっており、古典学者による解説や注釈、補遺、注に残された彼らの価値観（例えばヨギンの倫理観に対する説明など）は、近代ヨガ形成に少なからざる影響があった。スミスによるインデンの業績に対する批判はここには当てはまらないし、私の意図は植民地的言説に関する学説を使ったり、それを近代ヨガに当てはめようということではない。オリエンタリスト批判とは関係なく、彼らにある種のヨガに対する共通する態度があった、という事実を指摘しているだけなのだ。しかも、古典学者としての彼らの業績にけちを付ける気はまったくないのだ。そしてこの点に関して、スミスがインデンを批判したような、知的な「悪意」は私の研究には含まれていないと信じる。

　同様に、確かにオリエンタリストが民族誌や口承に重きを置かず、文献のみを重視したことを指摘したとしても、それによって彼らをどうこう批判する意図はない。こうした文献の重視はヨガに関する学術的業績には特に当てはまっていて、そのためにインドでのヨガ実践の実態や口承を無視して、少数の「古典」テキストが古典としての地位を確立したのが、ちょうど私の研究対象とする時期に起こったことだったのだ［Singleton 2008a］。しかし、例外的にインドのヨガの実態に即した研究もあった。「現地人に溶け込んだ」ヨギンであるイギリス人、キャプテン・シーモアからの情報をもとにした、N・C・ポールがインドで行った19世紀半ばのヨガ調査などである。しかし近代の英語によるヨガは、結局多かれ少なかれ19世紀後半のオリエンタリストによる文献と英語で書かれたインド学

文献に影響されていたと考えるのが妥当なのだ。

　そこで、彼らが民族誌的なフィールドワークを無視したことを批判するよりも、彼らの書いたものがどのようにヨガの本質に関する理解に影響を与えたかを調べることが重要となる。彼らが文献に固執したのには意味がある。そもそもヨーロッパの学術的伝統では、古典学というのは基本的にギリシャ・ローマの文献に則ったものだったからだ。だから、彼らが古典に興味を持ち、同時代のハタ・ヨギンの様子などを気にかけなかったのも道理なのだ。（そのほうがよかった場合もあるものの）あやしげなヨギンのありようを顧みなかった彼らの見方が、近代ヨガの形成に影響したのには違いない。しかし、彼らの方法が誤っていたとか、「フィールド」に出たほうがよかったなどとは考えていない。また、当時は、学問領域の垣根は今よりも高く、今日の学者が行うようなフィールドワークは、文献学者や文化史家がするようなものではなかったのである。

　しかしここで、学者がヨガを理解するのに文献中心であったことで、近代のヨガ理解も文献中心主義になったということは指摘しておきたい。ヨガ教師やヨガ実践者の間で頭で理解することを否定する傾向が拡がっているにもかかわらず（そして一方で、「実用的ヨガ」の悪趣味を批判する学者も多いのにもかかわらず）、ヨガ実践者たちが自分たちの練習の源流であると考えている伝統について知るのは、結局古典学者たちのテキストを通じてなのだ。

ヨガの表象に関する研究方法について

　この本では最初の部分で、19世紀末と20世紀初頭の大衆メディアと学問の世界に見られたヨガやヨギンのイメージを取り上げた。私が注目したのは、ヨガについての視点と表象であり、そうした視点から（あるいはそうした視点への反発から）近代ヨガの練習方法やセオリーが生まれている

ということだ。ハタ・ヨガについて少数の中世の文献が伝える定義以上に、「本当の」ハタ・ヨガとは何か（あるいは何であったか）を記述することには力を注いでいない。

ここで2つのことを伝えておきたい。まず、私はいわゆる「創られたインド観」説のように、オリエンタリストや初期の英語圏ヨガのパイオニアたちが、何かの大きな思想的企図に沿って、ヨガやヨギンについての概念を作り上げたといいたいのではないということだ。植民地の為政者やオリエンタリスト学者やインド社会の一定の層の間で、いわゆるヨギンの評判が悪かった理由のひとつに、ヨギンが実際に悪意のある危険な人びとであったという、ある程度の裏付けがあったのは疑いの余地がない。しかしもちろん、ここで大事なのは、そういう悪評判そのものではなく、それがどう近代英語圏ヨガの形成に影響を与えたかだ。

次に、私は「近代ヨガ」が何かもっと正統的な古い形態のヨガに比べて劣っているというような、方法論的なアプローチを避けているということだ。近代ヨガについて研究するのに、そうした比較がもっと大衆受けするに決まっている。かくあるべき「古典」ヨガから、「近代ヨガ」がいかにかけ離れているかというような点を指摘すればいいのだ。例えば、論理的一貫性や方法や救済論の観点から、国際的な近代「ハタ」・ヨガとその淵源だとされている「古典」的テキスト（例えば『ハタ・ヨガ・プラディーピカー』や『ゲランダ・サンヒター』や『シヴァ・サンヒター』）の間の不連続を示すのは難しいことではないだろう。こうしたアプローチが含意しているのは、そのような違いは近代ヨガが古典から離れた間違いによるという価値観だ。これは下手をすると、オリエンタリスト学者が依拠したような文献原理主義になりかねない。それでは、年代的に遡る前近代のヨガの形が、もっと多様で変化しやすいものであったことや、「インドの伝統」そのものが、「近代ヨガ」がそうであったように、分派や発展や革新が起こったりするものだということを見逃すことになる。また、学者が一番偉いという考え方にも繋がる。正統的なヨガが「どういうものか

解っている」古典学者は、古典を知らない人びとより、ヨガの本質について正しいことが言えるはずと考えがちだ。こういうものの見方が、学者にヨガ実践者に欠けていると考えられがちな権威を与え、意図的にであるか否かは別に、つい近代ヨガの「正体を暴露する」のが正しいような気にさせるのだ[*7]。こうした考え方によれば、「古典的テキスト」に現れる前近代のヨガのありようこそが、近代ヨガの正統性の試金石だということになってしまう。

　しかし、こうしたヨガに関する「金科玉条」のアプローチを拒否することが、必ずしも正統性を主張する近代ヨガのすべてが「正統」だという歴史相対主義にはならないことをはっきりさせておきたい。むしろ問題なのは、そういう正統性の主張がいかに真摯に行われていたとしても、それをきちんと調べてみようとすると拒絶される場合が多いことなのだ。もし、学者としてわざと何も解っていないように振る舞うなら、思想の歴史があるということに気がつかないふりをするということになる。ジョセフ・オルターが最近論じたように、方法論的に重要なことは「民族誌的な相対主義と、歴史的視点と、知的な批判精神を同時に働かせること」[Alter 2008]だ。つまり、近代ヨガの正統性の主張について知的に批判を行いつつ、どういう状況からどういう根拠でそういう主張がなされているかを理解するのだ。この研究に即して言えば、ハタ・ヨガと国際的身体文化の融合がどのように行われたかを分析し、かつ、近代ヨガが「単なる」体操だというのではなく、ポーズをとるヨガがどのように発展してきたのかを記述するということ、そしてこうした融合を通じて出来たものに関する正統性の主張が、それほど堅固なものではないという批判精神をもちつつ、国際的ハタ・ヨガのペテンを暴くといった姿勢にならないことが必要だ。学問的批判と非難とはまったく異なることなのだ。

　例えば、ある体操的なアサナ・シークエンスが、今日欧米で人気の流派で教えられているとして、それが『ヤジュル』や『リグ・ヴェーダ』

に書かれていたものだというのは、歴史的、文献学的にみて支持出来ない。こうした主張は、K・パタビ・ジョイスが彼のアシュタンガ・ヴィンヤサ・システムの中の太陽礼拝（スーリヤナマスカーラ）シークエンスについてなされているものだ（第9章の注4参照）[*8]。この手の主張は、大衆的なヨガの世界では多く見られるものだが、これが歴史的・文献学的に正しいとはとうてい認められない。しかしだからといって、そういったヨガ実践そのものが、ヨガの世界では最近作られたものだからとか、元となった「伝統的ヨガ」とかけ離れているからといった理由で、意味がないとか正しくないといったことにはならないはずだ。ジェフリー・サミュエルは「近代ヨガは、現在欧米で、身体鍛錬として重要なものとなっている以上、それ自体として評価すべきであって、もっと正統なはずのインドでの実践と近いかどうかで評価すべきではない」と主張している［Samuel 2007: 178］。私もこうしたサミュエルの主張に与したい。つまり、国際的ヨガの中で、「伝統」からいかにかけ離れているかばかりを気にしているのは、近代的な形が持っている特質を見逃すので不毛だと考えるからだ。だから私は、この研究を、近代「ハタ」・ヨガと中世ハタ・ヨガを比較するようなものにはしたくなかった。最初の章で、古いハタ・ヨガとはどういうものだったかを短く説明しているが、それは、ハタ・ヨガの理論と実践が歴史的にはどういうものだったかを知りたい読者の参考になれば、という意味でしかない。

　これまで数年にわたって、この研究で提示した材料について、折に触れて人びとと話し合ってきた結果、この研究が一部の人びとからある種の拒絶反応をうけるであろうことは重々承知している。ポーズをとる近代ヨガが「伝統的」なものだという主張を擁護したい、偉人化が好きな人びとにとっては、この研究は不適切で、有害だということになるだろうし、私は学問によって神聖な領域を侵したということになるだろう。逆に、近代ヨガの「伝統」に辟易している人や、近代ヨガがヨガの伝統を「汚してきた」と思っている人にとっては、ここで示されたことを、

見かけ倒しの都合のいい神話が崩されたといって大いに喜ぶかもしれない。しかし、こうした反応はどちらも、私の意図を近代ヨガの正統性を「否定しよう」というものだと勘違いしたり、私が真の意味と正統なヨガ実践の観点から、今日のポーズをとるヨガを「庶出だ」とか「妥協の産物だ」とか「薄められたものだ」などというような主張をしたいと勘違いしていることから起こる。こうした反応は、私の意図を誤読しているだけではなく、いずれにしても近代ヨガに関して凝り固まった考え方をしている点で、あまりよろしくない。この本が論争を巻き起こしたくて書かれたものでもなければ、偶像破壊主義なのでもないと主張しても仕方ないかもしれないが、この本を学術的に不適切な好戦的態度だと言って批判したり、間違った偶像を破壊するものだと褒めそやしたりするよりも、もっといい読み方があることを伝えるのは意味のあることだろう。

そうした近代ヨガについて非生産的な立場をとるより、パタンジャリの哲学的体系に関係したヨガ、あるいは、シヴァ派タントラの統合的な要素としてのヨガ、または『バガヴァッド・ギーター』のヨガといったものは、みな同じ意味の言葉ではなく、むしろ同音異義語だと思えばよいのだ。つまり、「ヨガ」という語はひとつでも、その指し示す意味は多様で、淵源も異なるということだ。ヨガにもいろいろあって、信念の体系も実践も他の同じ名前のヨガとは異なる。これを認めれば、近代ヨガも、それ自体として確固たるヨガであり、他の「ヨガ」と呼ばれる伝統と比較したりする必要はないということになる。そうなれば、近代ヨガの擁護者は自分の信念の体系を曲げることなく、ヨガの実践や信念は実際に変化してきたのだと認め、歴史を振り返ることも出来るようになる。また偶像破壊主義者が、死んだ馬にむち打つこともなくなる。

だからといって、現在人気のあるヨガが一切の伝統と切り離されるべきだと言いたいわけでもない。それらの関係は対話的な同族関係とでもいうべきもので、大なり小なり構造的類似性はあるが、実践とセオリー

の関係や、そのシステムのめざすところが、かなり幅広いと考えればよい。同じヨガという名前の伝統とどう似ているかを明らかにするよりも、どうして今日のような形で練習されるようになったのかを歴史的に明らかにするほうが、ずっと意義深い。次の節で示すように、近年の研究では、ヨガは欧米で普及する間に、異なる世界観や、論理的な傾向や、近代的な人びとの希望に合わせていることで、かなり根本的な変容を遂げたことが明らかになってきている。こうした近代的な形のヨガは、欧米の文明と出会ったインドで、過去150年間にヨガ練習を作り直したり、信念の体系を変化させたりして出来たものだということだ。現在インドやその他の地域で人気のあるヨガは、西洋と東洋の対話の中から生まれたのだ。この研究で、私は現在行われているポーズをとるヨガ練習が、どうしてそのように行われているかの理由のいくつかを示そうと思う。もし、それが満足に出来たのなら、現在のように2つの極端な態度に分かれて、近代ヨガを抹殺するか、完全擁護かといった対立をするのではなく、この本で示した資料によって、将来もっと入念かつ知的に、ポーズをとるヨガについて語り合えるようになるきっかけとなると思う。

近代ヨガの研究

　近代ヨガが、人文系や社会科学系の研究対象になるようになったのは、1990年代以降のことである。初期の研究としては、クリスチャン・フックによる、ドイツにおけるヨガ受容の歴史に関する研究［Fuchs 1990］や、ノーマン・スジョーマンによるマイソール宮殿のヨガ伝統に関する研究［Sjoman 1996］や、カール・バイヤによるヨガが欧米に伝わった経路に関する研究［Baier 1998］、シルヴィー・チェッコモリのフランスのヨガ史［Ceccomori 2001］といった研究が挙げられる。そして、近代ヨガの研究のうち主要なものが2004年に2つ現れた。ジョセフ・オルターの『近代イン

ドのヨガ：科学と哲学の間の身体』［Alter 2004a］と、エリザベス・ド・ミシェリスの『近代ヨガの歴史：パタンジャリと欧米の奥義主義』［De Michelis 2004］である。オルターの本は、文化人類学的アプローチによるもので、スワミ・クヴァラヤナンダによって始まり、1920年代以降にボンベイ地区で行われた医学的・科学的実験に焦点を当てている（この本の書評を私自身が2006年に書いている）。また、ド・ミシェリスは、宗教史の研究者として、欧米における奥義主義の影響がスワミ・クヴァラヤナンダの大衆的なヨガ（1896年）の形成に働き、それがB・K・S・アイアンガーの教授法にまで至っていることを示した。ヴィヴェカナンダに関する分析において、ド・ミシェリスは「近代ヨガ」の分類を行い、それがこの分野の後の研究に大きく影響を与えた。2005年には、オルター同様、人類学者として教育を受けたサラ・ストラウスが、インドでのフィールドワークをもとにした、リシュケシュのスワミ・シヴァナンダによる国際的なヨガ教授法についての研究を出版した。ただしこの本では、オルターやド・ミシェリスが示したように伝統との対話的な関係によって近代ヨガが形成されたという側面は、あまり注目されていない。

　こうして少なからざる興味がこの分野に向けられるようになり、近代ヨガを研究する学者や学生が増えてきた。最近では2つの非常によく出来た博士論文がこの分野で受理され、出版の機会を待っている。ひとつがスザンヌ・ニューコムによる2007年の、イギリスのヨガ受容についての研究［Newcombe 2007a］で、もうひとつがクラス・ネヴリンのスウェーデンのヨガについての研究［Nevrin 近著］である。また私とジーン・ビルヌが編者となった近代ヨガに関する研究書［Singleton and Byrne (eds.) 2008］では、オルター、ド・ミシェリス、ストラウスといった有力な研究者の他、若手の業績も含んでいる。また、アメリカ宗教学会の年次総会での3年にわたる「近代ヨガ」に関する会議（2006-2008年）も、ここでは内容を繰り返さないが、この分野への学問的関心が増大していることの証であろう。

　こうした先行研究の中で、私のアプローチに近いのがノーマン・ス

ジョーマンによる『マイソール宮殿におけるヨガ伝統』[Sjoman 1996] である。スジョーマンは今日の世界的なアサナ・ブームの「ゴッド・ファーザー」であるT・クリシュナマチャルヤのスタイルが、マイソール宮殿の体操の伝統に根ざして形成されたものだということを指摘した。彼は宮殿の図書室に残されていた体操のマニュアルと、クリシュナマチャルヤの弟子たち（特にB・K・S・アイアンガーとK・パタビ・ジョイス）によって有名になったポーズの数々を比較した。こうしたスジョーマンの業績は、もっと注目されてしかるべきだと思う。これがどうして注目されてこなかったかには、おそらく2つの理由があるだろう。ひとつは、この本が流派の正統性を支える歴史観を否定するために、アシュタンガ・ヴィンヤサのようなポーズのシステムを擁護する人びとから、敵意を以て迎えられたため。もうひとつは、アカデミックとは見なしにくい形態で出版されたためである。こうしたスジョーマンの業績と、この本の特に第9章が似た対象を扱っていることから、ここではっきりさせておくべきなのは、私は近代におけるアサナの系統図を作りたかったわけではないということだ。私が研究したかったのは、近代にハタ・ヨガ再興が起こった文化的背景であり、個々のポーズの発展史ではない。

　スジョーマンに続いて、まだ出版されていないエリオット・ゴールドバーグの業績にも触れておく必要があろう。ゴールドバーグは、この本の第6章で取り上げた、インドの有名ボディビルダーでありヨガ実践者であったK・V・アイヤーについてまとめている。オルターやスジョーマンの仕事に積み上げる形で、ゴールドバーグは近代ヨガのポーズやテクニックは、近代体操やボディビルディングから来ていることを示そうとした。ゴールドバーグは親切にも、彼の構想中の研究ノートや2005年にケンブリッジで行われた会議で報告した太陽礼拝（スーリヤナマスカーラ）についての論文を見せてくれた。注につけたところ以外では、彼の論文が、この本に与えた影響は強くはなかったが、彼のK・V・アイヤーとその弟子のアナント・ラオに関する知識は、私の研究より前からのもので

あり、その深さでもしのいでいる。ゴールドバーグの身体文化とヨガの関係に関する研究はこれから出版されるはずだが、必ずやアイヤーやその関係者についての研究分野への貴重な蓄積となるだろう。

こうして、この本は数々の先行研究に書かれたこと、あるいは書かれなかったことによって、刺激を受けて出来たものなのだ。この研究は、私がケンブリッジのダーラム・ヒンデュジャ・インド研究所で、エリザベス・ド・ミシェリスのリサーチ・アシスタントをしていた2003年から2004年にかけての時期に構想され、彼女の指導のもとで博士論文にまとまったものである。そうした事情により、彼女の近代ヨガに関する理解には少なからず影響を受けたが、彼女の研究とは異なる点について述べておきたい。

まず、私は近代ヨガという用語による類型化には疑問を持っている。ド・ミシェリス以前にはこうした分類はなかったが、現在では国際的な近代ヨガについての研究者たちが使う用語はこの強い影響を受けている。こうした枠組が創られたことは有意義ではあったが、この仕事は経験則的な価値以上の意味を持ち始めてしまったように思う。もちろん、ヨガについて考えるときに「有効な」分類であることは間違いないが、歴史にとって分類というものは、その細部やバリエーションや例外を記述するのを妨げるものでもあるので、分類を前提にするのはよくないように思う。近代ヨガという用語で、私たちは本当に信念と実践の体系としてしっかりとした実体をさすことが出来るのだろうか。近代ヨガは存在論的に（つまり固有の価値も）「伝統的ヨガ」と切り離して考えられるのだろうか。これは伝統の継続よりも断絶を意味するのか。どんどん変化する今日の国際的ヨガの世界で起こる実験や新しいものの取り込みや変革を、すべて近代ヨガに属するひとつの類型として扱うことが出来るのだろうか。近代ヨガはひとつのアジェンダを共有する企てとみなされうるのだろうか。

これらにイエスと答えることによって、「古典ヨガ」はそうでないの

に、ときとして近代ヨガは再構築されるべき対象として攻撃されることがある。または、ヴィヴェカナンダによって始められたミッションが今日まで続いているものと考えることによって、概念的にも思想的にもバリエーションはあるものの根本的にはひとつのものと考えられる場合もある。しかし、こうした読み方がド・ミシェリス自身のものかといえば、そうともいえない。彼女自身は、自分の類型化が暫定的で初期的な研究段階のものであることをはっきり認めているのであって、こうした読み方は彼女の分類を固定したものとして扱った結果、生じているといえる。そこで私は近代ヨガという用語をひとつの類型をさす語として使うことを避けたのだ。この本の「近代ヨガ」は、単に、近代におけるヨガを意味するか、近代の国際的英語圏ヨガを指すのであり、ド・ミシェリスの2004年の本に現れる枠組を使っているのではない。

　また、ド・ミシェリスの研究では、『ラージャ・ヨガ』［Vivekananda 2001 (1896)］からアイアンガーの『ハタヨガの真髄』［Iyengar 1966］の間の70年間を扱っていない。いろいろな意味で、私の研究はこの時期を扱おうというところから出発している。ヴィヴェカナンダの教えた内容と、アイアンガーのポーズ中心の教え方にはかなりの開きがあり、近代ヨガの類型化では説明しきれない。アイアンガーがニューエイジと深い関係があるというド・ミシェリスの分析には説得力があるが、しかしそれだけでは、どうしてアサナ中心になるのかという点には答えられないし、ヴィヴェカナンダの教えからどのようにすればアイアンガーのような形になるのか（あるいはヴィヴェカナンダのアサナ嫌いからどのようにアイアンガーのスタイルへ至るのか）ははっきりしない。国際的に拡がる英語圏ヨガではアサナが中心になっているが、近代ヨガでは当初はヴィヴェカナンダのヨガが支配的だったことを考えると、ここが説明出来ないのは苦しい。もちろん、ヴィヴェカナンダが重要な人物ではないということでもないし、また後のアサナのパイオニアであるシュリ・ヨゲンドラなどに影響を持たなかったということでもない。そうではなく、ポーズをとるヨガの再興には関

わらなかったということが言いたいのだ。アイアンガーがヴィヴェカナンダからの影響を受けニューエイジとつながったという、ド・ミシェリスの記述では、なぜアサナ中心になるのかが説明出来ない。今日の多くのポーズ中心のヨガがそうであるように、アイアンガーでは実践においても教授法においてもポーズが中心になるが、そういうことがヴィヴェカナンダからの影響では説明出来ないのだ。

戦後の国際的ヨガの発展

　この研究は、どうして今日のヨガが、実践的にも意味的にもアサナ中心になったのかを明らかにしようというものだ。だから第二次世界大戦後に、ポーズをとるヨガがどのように発展したかは射程に入っていない。この点に関しては、かなり大部な研究が必要になるだろう。しかしこの本で扱った実験的な時期のあとに、そうした実験がどのように今日のポーズ中心のヨガのありようを形成することにつながってきたのかについて、ここでざっくりと概観しておくことにも意味があると思われる。あくまでも概観であるので、ヨガの発展に関しての重要なディテールには触れることは出来ない。詳しい記述は、「近代ヨガ」に書いた私の論考 [Singleton 2007m] や、ド・ミシェリス [De Michelis 2004] の第6章、あるいはニューコム [Newcombe 2007a] などを参照されたい。

　20世紀後半には、欧米でポーズをとるヨガへの興味が急速に高まり、いくつかの重要なポーズ中心のシステムが生まれた。1950年代には、クリシュナマチャルヤの弟子のインドラ・デヴィなどによる、かなり劇的に宗教臭を排除し医学的にした、ヨガによる健康と若さを保つための実践的マニュアル本が普及した。アメリカの身体文化推進者で元ミスター・アメリカの、ウォルト・バプティストも、ヨガを欧米のスポーツやエクササイズの一種として位置付けるのに貢献した。テオ・ベルナールの仕事

も影響力を持っており、彼の参加者／観察者の観点からのハタ・ヨガ・サーダナの本（『ハタ・ヨガ：個人的体験の報告』[Bernard 1950]）はヴィシュヌデヴァナンダのアサナ百科事典やアイアンガーの本（『ハタヨガの真髄』[Iyengar 1966]）の前身となったものだ。

　1960年代には、いわゆる「フラワー・パワー」がヨガにももたらされ、アメリカやヨーロッパの青年にヨガへの興味を起こさせることとなった。インドの哲学やヨガがカウンターカルチャーの代表的な人びとにもてはやされることにより（例えば、ビートルズとマハリシ・マヘーシュ・ヨギとの邂逅など）、大衆的な精神論の世界でヨガがしっかりと位置付けられ、多くの若者がインドへの「ヒッピーの道」をたどり、オルターナティブな哲学やライフスタイルを求めた。ヨガへのメディアの注目度も上がり、主流に近い位置付けになりつつあった1960年代、70年代には、雑誌やテレビ番組シリーズがヨガをカバーするようになった。例えば、リチャード・ヒトルマンの「健康のためのヨガ」（1961年初放送）などにより、人びとはポーズを基礎としたヨガの世界に、それぞれの家庭で取り組むようになったのである。1970年代、80年代には、欧米でヨガがしっかりと根を張り、かなりの数の流派や組織が新たに作られたり拡大したりした。この時期に、ニューエイジ運動が起こり、ヨガが100年ほど前から関わってきていた奥義主義と結びつくことによって、ヨガへの興味が増大した。これは今日にまで続いている傾向である。1990年代半ばごろまでには、ポーズを中心にしたヨガは欧米の都市部で、すっかり定着した。そして、1990年代にはヨガ・「ブーム」が訪れ、商業的な動きと結びつき、さまざまなレベルでの商品化が進み、関連商品が売れるようになったのである。

　今日隆盛しているポーズ中心のヨガは、この本が扱ったポーズ再興の動きに大きな影響を受けている。アシュタンガ・ヴィンヤサ・システムや、その派生形である「パワー・ヨガ」などを行う都市部のヨガ・スタジオのありようは、20世紀初頭のインドの体育教育機関の直系の後継である（第9章の主題）。現在商業的に成功しているビクラム・ヨガ・システ

ムも、同様に1930年代にボディビルダーのB・C・ゴーシュが発展させた身体文化の融合形から派生したものである（第6章）。しかし、これ以外にも数多くのポーズ中心のヨガのスタイルが、この本が主に扱った身体文化と奥義的身体運動の文脈から生まれている。

　こうしたつながりは、これまではっきりしておらず、この本は、歴史的に明白なことを繰り返しただけのものではない。世界中でヨガ実践者がアサナに夢中になっているのには気付いていたけれども、どうしてそうしたポーズをとるヨガがこんなに拡がったのかについて、その起源のきちんとした研究はなかったのである。ヨガと関わりのない人も実践者も、こうしたスタイルのヨガが、インドの伝統的ヨガにはなく、20世紀初頭に初めて登場したことをほとんど知らない。この研究は、今日流行っているポーズをとるヨガの基礎が出来た、およそ40年間の時期に焦点を当てたものなのだ。もちろん、今日に至るまでのヨガの歩みをすべて網羅は出来ないし、21世紀のヨガのありようを、すべてその初期のありようが規定しているとはいえない。ただ、はっきりしているのは、ヴィヴェカナンダからはこうしたポーズをとるヨガのスタイルは生まれえないし、この本が扱ったシステムの数々が、ポーズをとるヨガの最終形態というわけでもないということだ。ヨガの新しい試みは、第二次世界大戦中にも続き、今日でも新しいポーズが生まれている。しかし、私がここに集めた証拠によれば、こうしたスタイルと今日のポーズをとるヨガの基礎となっている信念の体系は、この本で扱った創造力あふれる時期に根を持つのは間違いない。

各章の概要

　第1章では、インドの伝統の中におけるヨガについてまとめた。特に、中世のテキストや近代の歴史学研究を通じて知られている、ハタ・ヨガ

を中心に扱った。こうすることで、今日のヨガがこうした古い伝統に根ざしているといわれているものの、あまり類似性がないことが確認される。

　第2章では、17世紀にヨーロッパの人びとがヨギンに出会った初期の様子を確認し、植民地でのヨギンの社会的地位が低かったことなどを分析している。19世紀のオリエンタリストの研究により、ヨギンの位置付けは確定し、最初のハタ・ヨガ文献の英訳には、彼らのヨガ実践に対して強い敵意が含まれていた。また19世紀には、近代的な医学的ヨガが兆し、それがやがて20世紀のパイオニア、クヴァラヤナンダによるハタ・ヨガ再興につながる道となったことも確認する。

　第3章では、ヨギンのパフォーマンスがどう扱われていたかを確認する。18世紀末のインドの不況と政治的な行き詰まりから、ハタ・ヨギンの多くが大道芸で糊口をしのぐようになった。ちょうど勃興した写真ジャーナリズムの技術により、曲芸的ヨギンの姿が「エキゾチックな東洋」の一部として盛んに紹介されるようにもなった。19世紀末のヴィヴェカナンダやブラヴァツキーなどによるヨガ再興では、ポーズをとるヨギンの悪趣味とは距離を置き、そうした実践をけなす傾向がみられた。これが、初期の国際的英語圏ヨガの世界でアサナが顧みられなかった理由である。

　これらの最初の3章は、どうしてヨガ再興の動きの中で、ハタ・ヨガ、特にアサナが無視されたのかということを説明するために書かれている。その後の章では、そのアサナがどうして復活し、どう形を変え、やがて国際的ヨガの中心的要素となりえたのかを、世界の身体文化運動との関わりの中で描く。

　第4章では、近代の愛国的身体文化について述べる。ここでは19世紀末から20世紀にかけてのインドに影響を与えた、重要な欧米の身体文化がどのようなものだったかを記述することになる。リンをモデルにした北欧の体操、サンドウに影響を受けたボディビルディング、H・C・バ

ックに率いられたインドYMCAで取り入れられたさまざまなメソッドについて書いている。こうしたもののすべてが、国際的ヨガの形成において、実践的にも精神的にも深い影響を与えた。

　第5章は、同時代のインドの身体文化の様子を述べたものである。植民地下の教育者たちは、ヒンドゥー教のインド人が身体的に劣っていると考えがちで、だから支配されても仕方ないとみていた。しかし、インド人によって導入されたイギリス式の身体文化が、植民地支配への愛国的な抵抗に取り入れられるようになる。この過程でアサナが近代的身体文化と結びつけられるようになり、人間形成を行う「土着の」身体文化として再興する。ここで、ヨガと身体文化を結びつける最初の実験的な動きを取り上げる。

　第6章と第7章では、20世紀初頭のヨガと身体文化を結びつける試みを取り上げた。実践的な英語圏ヨガの教科書には、アサナはまだ20世紀初頭の10年間には見られなかった。そこで、どうしてポーズをとることが近代ヨガの主流になったのかを考察した。ここで、近代のヨガ的身体観は、紛れもなく身体文化の「健康主義」や欧米の奥義主義の実践や思想に根ざしていることを明らかに出来たのではないかと思う。第6章は、体操やボディビルディングの一種としてのヨガの確立と、それが第5章でも取り上げたように、しばしば愛国的な人材育成プロジェクトと結びついたことを扱う。第7章では、近代ヨガと身体文化の関係の別の側面である、「ハーモニアル体操」との関係を取り上げる。女性向けの「精神的」運動法とダンスが、19世紀末にヒンドゥーのヨガと結びついた。21世紀の都市部で開かれているハタ・ヨガ教室は、哲学的にも実践的にも、支える層のありようも含めて、20世紀初頭の女性向け身体文化教室の再来である。

　第8章では、近代的なポーズ中心のヨガ実践が、ビジュアルな再現方法の技術と密接に結びついて発展したことを論じる。写真と印刷の技術が向上し、大衆的な身体表現としてのヨガが登場する土壌が出来、写し

取られるようになった。写真によるリアルな再現に近代ヨガが依存したことで、「伝統的」ハタ・ヨガの身体観が払拭されたのである。

　第9章では、いよいよ最後にT・クリシュナマチャルヤがマイソールのヨガ教師となった1930年代から40年代にかけての時期に、非常に影響力を持ったポーズ中心のヨガのスタイルを発展させたことを取り上げる。これまでの章を踏まえると、この非常に抜本的な改革を行い、今日隆盛を極めるいくつかの流派の元となったスタイルが、近代的な身体文化の影響のもとに生まれたことが理解出来るはずだ。また、クリシュナマチャルヤのヨガ実践スタイルが、今日考えられているほどユニークなものではなく、当時の欧米とインドの身体文化の融合形態の一種が、「伝統的」ハタ・ヨガの文脈でも起こったものと位置付けられることを示す。

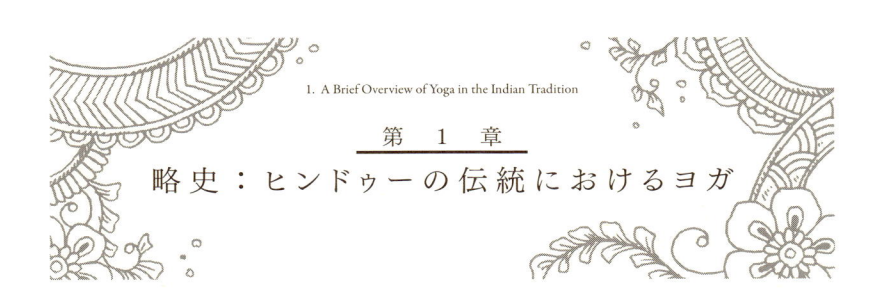

第 1 章
略史：ヒンドゥーの伝統におけるヨガ

1. A Brief Overview of Yoga in the Indian Tradition

ヒンドゥーの伝統の中のヨガ

　紀元前2500年ごろから発達したシンドのインダス文明の遺物の中に、初期のヨガに関する証拠が見つかったとする学者たちがいる。そのひとり、インド考古学調査会会長のジョン・マーシャル卿は、1921年にモヘンジョ・ダロとハラッパの遺跡を発掘し始め、高度に発達した都市文明があったことを発見した。そのとき、地中から掘り出された遺物のひとつに「パシュパティの印」と呼ばれるものがあった。マーシャル卿が、この印の動物に囲まれた角のある神を、シヴァの前身で百獣の王（パシュパティ）と解釈したのでこの名が与えられたのだが、これがヨガのポーズをとっていたのである。そこでエリアーデは、この印を「これまでのところ最古のヨギンの表象」[Eliade 1969: 355] とした。こうした印にあらわれるものが、後のヨガのアサナにつながるかどうかはかなり疑わしかったが、古代におけるヨガの起源として繰り返し引用されることになった。例えば、トマス・マクエヴィリは1981年に、こうした「シヴァ原像」印では、後に『ゲランダ・サンヒター』[2.23] で「ウトカタサナ」と呼ばれ、さらに今日のアイアンガー・ヨガ [Iyengar 1966] では「ムラバンダサナ」と呼ばれるようになった、「シャーマン的な」ハタ・ヨガのポーズをとっているとした [McEvilley 1981]。一方、ドリス・スリニヴァサン [Srinivasan 1984] は、この印はインダス文明におけるシヴァ神の起源の証明にはならない

と断じ、ヨガの源流だとする説には否定的であった。近年、こうしたインダス文明論争に終止符を打とうとしたジェフリー・サミュエルは、こうした遺物からはインダス文明を生きた人びとの宗教実践がどうであったかを知る手がかりはほとんどないとし、その時代にヨガの実践が行われていたか否かについては、「後の実践を見る目で遺物を見ているのであって、実践の歴史を再構築するにはほとんど意味がない」[Samuel 2008: 8]とした。

　文献に現れるヨガ実践の記録は、もっとずっと後の世になってのことである。タパス（熱行）実践を行っている、ムニ、ケシン、ヴラーチャなどと呼ばれる苦行者については、遠く古代サンスクリット語のヴェーダであるブラーマナにも出てくるが、「ヨガ」という言葉の初出は、紀元前3世紀のものといわれる『カタ・ウパニシャッド』とされている。この中で、ナチケータスという男の子に対して、死の神であるヤマが「世の苦楽から離れ、死を乗り越える道として、ヨガの道の存在を示した」[2.12 ff]とされる。『シヴェータシヴァタラ・ウパニシャッド』（同じく紀元前3世紀か）では、直立で息を止めることによって、心のコントロールを行う方法への言及があった[2.8-14]。さらに後になって『マーイトリ・ウパニシャッド』では、6段階のヨガの技法が紹介されていた。それは、１．息のコントロール（プラーナーヤマ）、２．感覚の沈静（プラティハラ）、３．瞑想（ディヤナ）、４．心の集中（ダラナ）、５．哲学的思考（タルカ）、６．三昧（サマディ）である。これらの用語は、タルカを除いて、パタンジャリの八肢ヨガ（アシュタンガヨガ）の8つの要素のうちの5つとして使われるようになる[*1]。

　『マハーバーラタ』の『バガヴァッド・ギーター』として知られる部分では、修行者が偉大なクリシュナに至る3つの道が示されている。ひとつが行動の道（カルマ・ヨガ）であり、クリシュナに導かれて、成した財などをもたない在家の道[*2]。2つめが、カーストの如何にかかわらず、現世的な苦から逃れクリシュナに帰依する道（バクティ・ヨガ）[*3]。そして、3

つ目が知恵の道（ジュニャーナ・ヨガ）であり、自己や自然への偏見から自由になる道である[*4]。このギーターでは、当時のヨギンによって行われていた、さまざまな日々の行のことが書かれていた。こうした行はヴェーダの儀式の内面化で、吸気を呼気に捧げる方法 [26 (4): 22-31] や、ヨガ・サダナを練習して感覚を制御する方法 [28 (6): 1-29] などが書かれていた。

パタンジャリが書いたとされる『ヨガ・スートラ』（250年頃か）は、ヨガの道についてのさまざまな方法について述べられた195のアフォリズム（スートラーニ）から成っている。これはサーンキャ哲学の強い影響を受けている [Larson 1989, 1999; Bronkhorst 1981] と指摘されているが、仏教[*5]や、出家修行者（スラマーナ）の伝統[*6]から影響を受けた部分も見受けられる。西暦500〜600年のヴィヤーサのものとされる『ヨガスートラバーシャ』は、『ヨガ・スートラ』の有名な最初の解説書であるが、しばしば、『ヨガ・スートラ』の一部と間違われてさえいる（例えば、ブロンクホースト [Bronkhorst 1981]）。このテキストは、今日の研究者たちから非常に注目されており、「ヨガの古典」とさえ扱われているが、唯一の権威ある古典というような位置付けにあるものではなく、多くの解説書のひとつと考えるのが妥当である。これを20世紀の英語圏ヨガ実践者たちが、もっとも大切な資料としてきた理由は、ひとつにはヨーロッパの学者の影響のせいであり、もうひとつには近代ヨガの初期の推進者であるヴィヴェカナンダやH・P・ブラヴァツキー夫人のような人びとが取り上げたせいである。しかしヨガ講師の多くは、この中のアシュタンガ節 [II.29-III.8] のみを取り上げて、それがパタンジャリの主張のエッセンスだとしているのに過ぎない。

『スートラ』やその解説書そのものの中には、アサナに関する記述はほとんどないにもかかわらず、この文献こそが近代ヨガ実践の原典だというのがおきまりになっている [例えば、Iyenger 1993a; Maehle 2006]。これは、近代ヨガの権威付けとして、パタンジャリとのつながりを強調しようとするからに他ならない。しかし、この点については、この本ではこれ以上深入りするつもりはないが、こうした近代のパタンジャリ回帰こそ、国際

的ヨガの立ち位置の特徴なのである [Singleton 2008a 参照]。

　一方、シヴァ派タントラなどの阿含教典類には、しばしばヨガ実践の詳細が記されている。例えば、8世紀のシヴァ・アーガマのひとつ『ヴィジュニャーナバイラヴァ』には、シヴァと合一するための112のヨガが取り上げられている [Singh 1979参照]。また、シヴァ派のトリカ部のタントラである、『マーリニーヴィジャヨッタラタントラ』は、「さまざまなヨガ・システムの統合を目指し」ており、どの方法をとったとしてもヨギンが通るべき「ゴール（ラクシャ）」に至る共通の「道（アドヴァン）」を示したものとされている [Vasudeva 2004, xi-xii]*7。ここでいう「さまざまなヨガ・システム」では、アサナの練習には重きが置かれていなかった。むしろ、ヴァスデヴァが研究した初期のタントラ行においては、一握りの座り方が示されていた程度に過ぎない [Vasudeva 2004: 397-402]。つまり、現在世界中に広がるポーズをとるタイプのヨガは、広く信じられているようには、インドのヨガの伝統につながっているわけでもなさそうなのだ。

ハタ・ヨガ

　シヴァ派タントラの技術と哲学は、13世紀から盛んになり18世紀には廃れたハタ・ヨガの基礎となったものである [Gonda 1965: 268; Bouy 1994: 5]。「ハタ」とは「力強い」あるいは「生き生きとした」という意味であるが、内面の陽（ha）と陰（tha）の統一という目標を意味するとも言われている [Eliade 1969: 229]。マリンソンが2005年の著書 [Mallinson 2005: 113] で述べているように、ハタ・ヨガの体系は教義的ではなく、インドの特定の宗教と「のみ結びつく」ものではなかった。しかしながらハタ・ヨガは、ゴーラクシャ・ナータとその師であるシヴァ派ナータ・サンプラダーヤ（12世紀か）の開祖マツエンドラ・ナータの名前と結びつけられることが多い*8。そして実際のところ、ナータ（「裂け耳」を意味するカーンパタとも呼ばれ

た）とヨガ実践者のグループとの間には、かなり濃厚な交流があった。例えば、ヨガ実践を行っていたヴィシュヌ派ラーマナンディのチャギたちは、儀式のやり方や宗教活動のあり方において、他のラーマナンディたちより、むしろナータに近かった［van der Veer 1987: 688］。このように、ナータ、スフィ・ファキール、ダシュナーミ・サニヤシンの間には深い交流があり、これらのグループ間ではさまざまなやりとりが行われていたのである［Dasgupta 1992: 18; Bouiller 1997: 9 ; Green 2008］。少なくとも1800年代末までは、ナータのヨギンたちは、カーストや宗教にこだわらず、弟子を獲得しており、イスラム教のヨギンたちも取り込んでいた［Pinch 2006: 10］。このおかげで、ハタ・ヨガ実践は広がっていったのである。

　ハタ・ヨガの有名なテキストのうち、最古のものはおそらくゴーラクシャ・ナータが書いたとされる『ゴーラクシャ・シャタカ（以後GŚ）』であろう。これに次ぐのが15世紀の『シヴァ・サンヒター（以後ŚS）』、15-16世紀の『ハタ・ヨガ・プラディーピカー（以後HYP）』、17世紀の『ハタ・ラトナーヴァリー（以後HR）』17-18世紀の『ゲランダ・サンヒター（以後GhS）』、それに18世紀の『ヨガ・プラディーピカー（以後JP）』である[*9]。ボイの著書（Bouy 1994）が示すように、ハタ・ヨガには、シャンカラのアドヴァイタ・ヴェーダーンタ哲学の信奉者たちが強い関心を向けたために、18世紀前半に数多くのナータ文献のテキストが108のウパニシャッドとして南インドで編纂されたのである[*10]。しかし、マリンソン［Mallinson 2007: 10］に書かれているように、この過程で彼らのヴェーダーンタ哲学のバイアスがかかったために、ケーチャリー・ムードラの実践といったナータ的なハタ・ヨガの重要なポイントが省かれてしまった[*11]。実は、これと同じようなことが近代ハタ・ヨガ再発見においても起こったのであるが、それには後に触れることとする。この本で扱うアサナ実践の流れはハタ・ヨガに起源があるということになっているため、ここでハタ・ヨガの基本について触れておかざるを得ない。以下の記述はおもに英訳があるために広く知られているHYP、GhS、ŚSをもとに行う。

ハタ・ヨガでは、人間の身体を永遠の命の器に変えることが最大の関心事である。GhSによれば、身体はまだ焼かれていない陶器であり、ヨガの火で焼かれて完成すべきものだ、という。そして、このハタ・ヨガという名前の代わりに「窯ヨガ」（ガタスタヨガ）と呼んだりもしていた[*12]。ハタ・ヨガの基本は、6つの浄化法（シャトカルマ）で、テキストにより多少のバリエーションはあるものの、だいたい以下のとおりである。1．ダーウティ＝長く細い布を呑み込むことによる内臓の浄化、2．バスティ（ヨガ式浣腸）＝腹筋（ウディヤナバンダ）を使って結腸に水を吸い込んでの浄化、3．ネティ＝水か細い布による鼻腔の浄化、4．トラータカ＝小さい標的やろうそくを見つめて出涙　5．ナウリ、またはラーウリキ＝腹の直筋を強くぐるぐると回すように動かすことによる、腹部のマッサージ　6．カパーラバーティ＝腹筋と連動して息を鼻から強く吐き出す。　以上の6つの浄化はHYP IIとGŚ Iに記述されている。そこには、これらを鍛錬すれば、病気にならず老化しないという、凄い効果があると書かれている。

　HYPでは、アサナはハタ・ヨガの第一部門（アンガ）であるとされ、それにより、剛健さ（スタイルヤ）と健康（アーロギャ）、身体の軽さ（アンガラーガヴァ）が得られる [I.19] という。このテキストには、15種類のアサナが説明されており、その中のいくつかには、例えば（マユラサナが）毒消し効果がある [I.33] というように、どういう治療効果があるのか書かれていた。GhSでは、アサナは浄化の次に大事なものと位置付けられ、32種類が紹介されている。ŚSでは、84のアサナがあると述べているが、実際に説明があるのは4種類の座位だけであった。こうしたハタ・ヨガ実践の中でももっとも中心にあるのがプラーナーヤーマ（あるいはHYPではクンバカと呼ばれる息を止めること）だ。プラーナーヤーマは、身体の栓（あるいはムードラ）を使って[*13]、プラーナ（生気）をスシュムナーあるいはブラマナディと呼ばれる中心的な管に強く吹き込むことにより、身体の脈管（ナーディ）を浄化し調整すると考えられていた。これが背骨の基底部に眠って

いる蛇のイメージで表現される、クンダリニーと呼ばれるエネルギーを興すのである。

　ここで、もうすこしハタ・ヨガの「身体観」を補足しておこう。古典テキストによれば、人間の身体は、ナーディとよばれる管が網の目になったようなものである。ŚSによれば、この管は30万ほど［II.14］とされ、HYPでは7万2000ほど［IV.8］とされている。シャトカルマニ、アサナ、プラーナーヤーマ、ムードラのすべては、このナーディの浄化と調整のために行われるのである。このナーディのうちでも中心的なイダーとピンガラーの2つは、中心管（スシュムナー）の左右に位置するとされており、身体という小宇宙の月（陰）と太陽（陽）だとされていた。そして有名なチャクラ（車輪）、あるいはハタ・ヨガやタントラでいうところのパドマ（蓮華）は、背骨上に6つか7つ並んでいるとされていた［HYP III.2; ŚS V.56-131］。これらはイダーとピンガラーとが交差する場所である。シャクティ女神の化身であるクンダリニーの蛇が、すべてのナーディが束ねられている背骨の基底部（アードハーラ）でとぐろを巻いて寝ているのであるが、これが目覚めてスシュムナーを上がっていくときにチャクラを貫いていくのだ。こうして気（プラーナ）が空（スーニャ）に吸収されていき、実践者は三昧（サマディ）［HYP IV.9-10］状態になり、解脱（モクシャ）を得られるとされていた。

世界に広がるハタ・ヨガ

　今、世界に広がるハタ・ヨガが、これらのテキストに書かれたモデルからいかに離れているかは、なかなか興味深い。もっとも違うのは、健康・フィットネス・長生きのためのシステムといった観点から、アサナにもっとも重点が置かれている点であり、ハタ・ヨガにとって重要であったシャトカルマ（6つの浄化）、ムードラ、あるいは（程度はもっとも軽いが）

プラーナーヤーマはほとんど取り上げられていないことである。一部のヨガ流派は、その一端を伝えているが*14、近代ヨガではアサナが主となっているため副次的な要素となっている。結局、そのためにGŚ、GhS、ŚS、HYPといった古典に書かれたハタ・ヨガと近代ヨガは別物になっていると言えるのだ。

　ハタ・ヨガの基礎になっていたタントラ的世界観も、近代ヨガではかなり小さな意味合いしか持っていない。もっとも、エリアーデが「もっとも正統的なチャクラに関する思想をつたえるもの」[Eliade 1969: 241n, 142]と評価した、1924年のジョン・ウッドルーフ卿の『シャトカルマニルパナ』の翻訳 [Woodroofe 1924] が広がっている例をみてもわかるように、世界中の人びとがその世界観に興味をもってきた。ナーディやチャクラの解説にしても、C・W・リードビータの『チャクラ』[Leadbeater 1927] も、欧米的な観点からの理解ではあるが、興味をもつ人びとの理解を促進してきたと言える。一方、N・C・ポールやD・バス少佐、数十年時代は下るがスワミ・クヴァラヤナンダ (1883-1966年)、シュリ・ヨゲンドラ (1897-1989年) らによる、医学的な近代ハタ・ヨガの分野では、ハタ・ヨガの身体観は吟味されてきたし*15、キャロライン・ミスのベストセラーなどのニューエイジ系「スピリチュアル解剖学」に関する書籍の世界では、チャクラの話題などが多くの人びとの関心を集めている。

　しかし、近代ヨガへの伝承という観点からすると、古典的なハタ・ヨガの身体観は、ナーディ、チャクラ、そしてそれらのクンダリニーに関する働きについての部分のみが多少取り入れられている程度に過ぎない。しかも、それらへの言及は、今日のヨガ実践者の間で読まれているファッショナブルな本などでもみられたり、なにか深遠なものがあるようだという感覚には結びついているものの、ハタ・ヨガ的身体観の全体像やそれに関連する実践は最低限に抑えられており、実際にヨガを教える場でそれが取りざたされることはあまり多くない。むしろ、今日の平均的な英語圏ヨガの教室では、もっぱらアサナの練習という面に重点が置か

れていて、ハタ・ヨガ的身体観はほとんど顧みられていないと考えてよいだろう。ヨガ教師たちは、そのトレーニングの過程で一応ナーディやチャクラについて学びはするものの、読むものといえば近代的解説や翻訳を通じてのHYPであって、そうした知識が古典テキストに書かれているような、あるいはテオ・ベルナールがインドで伝統的ハタ・ヨガ実践を行いながら書いた書物［Bernard 1950］に書かれているような、実際のヨガ実践に結びついている例はほとんど見られないのが実情だ。一方、ボンやヴァジラヤーナ仏教実践からきているチベット・ヨガが、欧米でも教えられるようになってきているが、こちらのほうが古典的なハタ・ヨガ的色彩を残しており、現在のアサナ中心の英語圏ヨガよりもよっぽどハタ・ヨガ的身体観の理解を実践に結びつけている［Chaoul 2007］。こうしたチベット・ヨガは、国際的になったインドのハタ・ヨガが、どれだけ文脈から離れても成り立ちうるかを示しているといえよう[*16]。要するに、インドの伝統は、ポーズ中心の英語圏ヨガには正統に伝わっていないということが、ここで押さえておきたいポイントだ。しかし蓮華座（パドマサナ）や達人座（シッダーサナ）の2つは、ヨガの歴史の中で、実践的にも象徴的にも代表的なポーズで、これらだけは少し別扱いではある。今日の広告でもこれらの足を組んだヨガ・ポーズは、リラクゼーション、セルフ・コントロール、自己啓

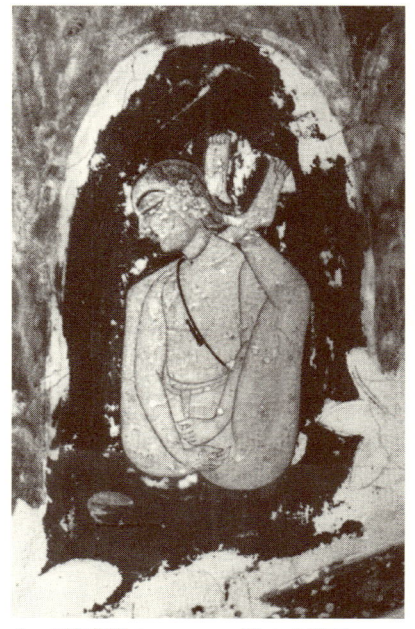

ナータ派寺院のマハーマンディルの壁画
（写真提供 James Mallinson）

第1章　略史：ヒンドゥーの伝統におけるヨガ

発、バランスのとれた生活スタイル、健康、フィットネス、都会的でかっこいい精神生活といったものの象徴となっているのである。

　グドラン・ブーネマンが84の古典的アサナを取り上げた書物［Bühnemann 2007a］では、アサナを取り上げたインドの図解がまとめられ、また『ヨガ・プラディーピカー』(1737)やジョードプルのナータ派寺院のマハーマンディル（1810?）からの挿絵を含む古典からの図像が模写されている。もちろん、こうした挿絵の存在はハタ・ヨガの伝統に20世紀のポーズ中心のヨガで再興したアサナが実在したことの証明にはなっているものの、ブーネマンはむしろ今日のヨガ各流派が、直接的に古典的テキストに書かれたハタ・ヨガを基礎にしたものではない点を強調して、次のように記している。

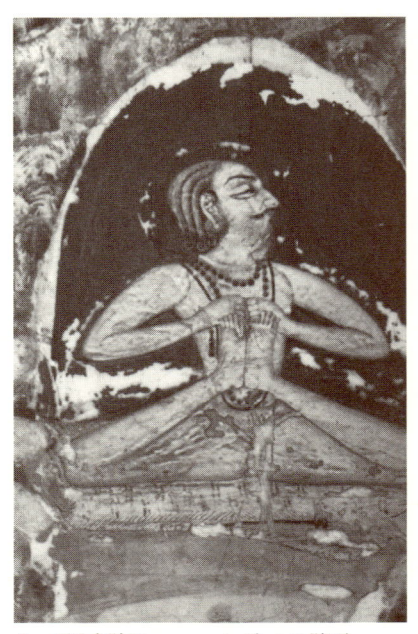

ナータ派寺院のマハーマンディルの壁画
（写真提供 James Mallinson）

> 古典的ヨガの各流派では、主に輪廻からの解脱を目的としており、アサナには副次的位置しか与えていなかった。『ヨガ・スートラ』もウパニシャッドもアサナを強調してはいない。ナータやハタの伝統的テキストですら、扱われているアサナの種類は限られている。こうしたアサナは副次的であるというとらえ方は、明らかに今日のヨガとは異なっている　［Bühnemann 2007a: 20-21］。

　果たして、今日世界的に流行しているアサナ中心の英語圏ヨガはハタ・

ヨガの伝統の直系ではないことがわかった。だからといって、インドの伝統的なアサナ練習とはまったく無関係だというと言い過ぎになるが、要するに、アサナ中心への移行は、ヨガの歴史においては、かなりラディカルな転換・試みであったと言える。これは、インドが近代と出会った結果生じた、新しい身体観のために起こったものだと言えるだろう。この本が明らかにしたいのは、そのような近代的な身体技法としての新しいスタイルはいったいどこから来たのかということである。これに続く2つの章で、まずはアサナを周辺に追いやっていた、ハタ・ヨガへの反感と、それが原動力になって身体技法としてハタ・ヨガが生まれ変わったのだということを描き出したい。ハタ・ヨガそのものへのもっと深い理解やタントラ的ハタ・ヨガの歴史について知りたい人のためには、読書ガイドを設けておいたので、そちらを参照されたい[*17]。

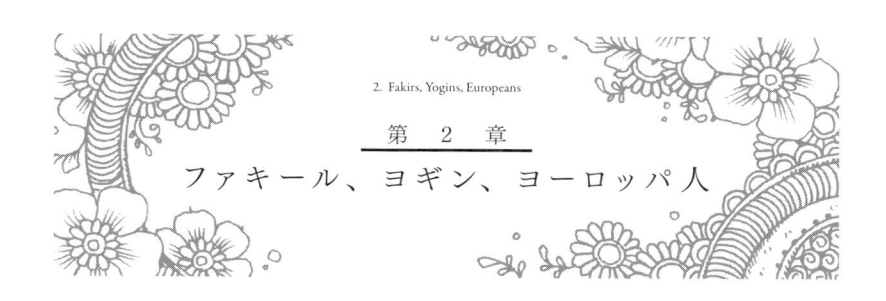

第 2 章
ファキール、ヨギン、ヨーロッパ人

2. Fakirs, Yogins, Europeans

> ヒンドゥー教のヨギンの激しさや、中国の仏教徒の不敬やらに、宗教の名前をつけることは宗教を汚すことになると思われる向きもあるだろう。しかし、私たちは、ちょうど暗い牢獄の中を抜けていくとやがて目が慣れてくるように、最初は真っ暗闇に思った中にもかすかな光を感じることが出来るようになる［Müller 1881: 16, vol.2］。

　この章で、私はまずインドを旅したヨーロッパ人からみたヨギンのイメージについて軽く触れる。その後、19世紀末のヨーロッパでの研究のありように言及したい。そして、S・C・ヴァスによる初期のハタ・ヨガ文献の翻訳について触れる。この重要な翻訳には、ハタのヨギンたちの図像が含まれていることに注目しよう。私がここで確かめたいのは、重要なヨガ再興の第一期と言える時期に、ヨーロッパの研究者からはハタ・ヨガ実践者たちがネガティブに描かれていたということなのである。つまり、初期の英語でのヴィヴェカナンダらによるヨガ関係の研究においては、ヨギン、とくにハタ・ヨガ実践者をなにやら胡散臭いものだとする風潮があったということだ。ヨギンらは伝統的な「ヨガ」との関連性で語られるよりも、インド国内やヨーロッパの批判者の目には、黒魔術や性的倒錯、食生活上の不衛生と結びついた存在だった［White 1996: 8］。この時期の研究者たちは、ヨガの合理的、哲学的、思索的要素に興味があったのであり、当時のヨギンの極端な行動や奇妙な苦行を嫌っていたのである。このため、ヨーロッパで研究者らがヨガを取り上げ始めた頃には、ハタ・ヨガは排除されていた。

初期のヨーロッパ人研究者が見たもの

　ヨーロッパでインドの賢者への興味が起こったのは、おそらく古代ギリシャ人がインドの裸行苦行者の存在を知ったときからであろうが [Halbfass 1988: 3, 7, 11]、ここでは、ヨーロッパの植民地支配の時期のヨギンに関するまなざしを検討するところから始めることとしよう。ヨギというのは、ナータ派とカーンパタ派のハタ・ヨガ実践者を指す言葉であった [Lorenzen 1978: 68] が、植民地インドにおいてはもっと別の意味合いを持っていた。当時のヨーロッパからの旅行者の目には、苦行者たちにいろいろな宗派があることがわかりにくく、ヒンドゥー教のヨギンと、イスラム教のファキールを見分けるのは容易ではなかった。実際17世紀以降のヨーロッパからの旅行者の中では、その二者の「教義や行動様式の違い」を見抜いた人びとはほとんどなかった [Siegel 1991: 149]。そうした旅行者にとっては「ヨギ」とは、ときどき暴力をふるう乞食僧たちのことであり、風変わりな耐乏生活をしている世捨て人集団のことだったのである。18世紀に入ると、イギリスの為政者らによって、サンニヤーシ（あるいは「サンニヤーシ・ファキール」）という言葉が使われ始め、東インド会社の貿易の邪魔立てをすることがある苦行者への総称として使われていた [Ghosh 1930: 9-11]。こうしたヨーロッパ商人らによる不正確な理解と、混乱した誤用により、ヨギンたちの宗教上、民族上のアイデンティティは一向に理解されなかった。またヨギンやファキールのほうでも相手が混乱しているのをいいことに、自分たちが目立たずに行動するのに都合がいいとばかりに、間違われてもわざと知らんぷりを決め込んでいたのである [Pinch 2006: 6]。今後のこの本の筋にとって大事なのは、つまり、こうしたヨーロッパ人の意識が、しばしば苦行者への敵対心や疑念に結びついてしまっていたということだ。

　フランソワ・ベルニエが、1659年から1669年にかけてインドから書いた

手紙が、以後のヨギンに関する記述のあり方の方向性を定めた。ベルニエは「風変わりで、悟りを開いた聖人と見られることを喜んでいるような苦行者が、いわゆる完璧なヨギで、神に帰依した人たちだ」と表現したのである［Bernier 1968 (1670): 318-19］。このようなヨギンたちは、ヨーロッパの修道僧と同じように、一生を瞑想と祈りに捧げていた。ベルニエからすれば、彼らが「幸福」に思うことは幻想でしかないのではあったが、ベルニエはヨギンに対して一定の尊敬の念を持っていたといえる。ベルニエは同時に、ヨーロッパのオカルト的な占星術師のジャン゠バプティスト・モリンやジロラモ・カルダノが行っていた行のようなものと、ヨギンの苦行を結びつけてネガティブに批判もしていた［Dew 2009: 第3章］。18年後の死の直前になっても、ベルニエはフランスの神秘主義思想の人びととヨギンに言及し、どちらも「精神の病」つまり狂気を持っており、そういったものは人類共通だとしていた［Bernier 1688: 47-52］。

　ベルニエは、また別のタイプのヨギンについても記録していた。裸で

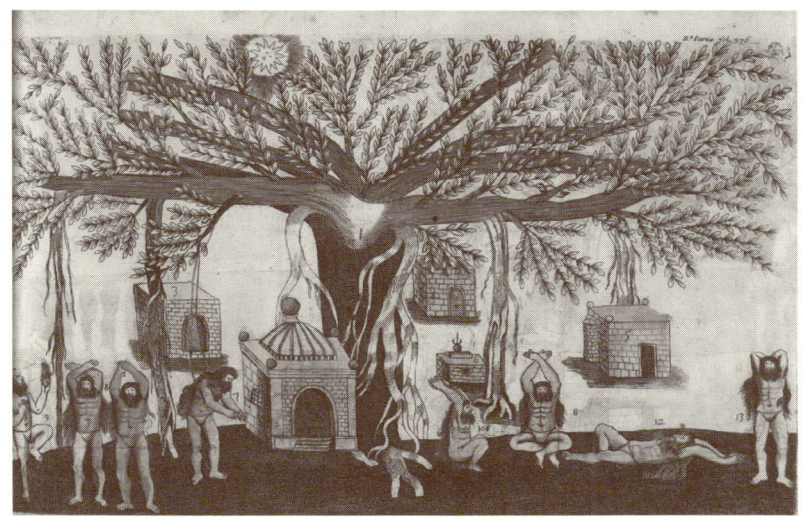

タヴェルニエの描いたスラットのファキール、1687年（図版提供 Philippe Nicolet）

灰をかぶっており長髪の苦行者で、しばしば樹下で苦行をしていた［Bernier 1968 (1670): 316］という。このタイプのヨギンについて、ベルニエは次のように書いている。

> この黒っぽい肌をした、裸で長髪の、腕におもりをつけ、蔓が伸びたように爪が伸びているヨギが、前述の（頭の上に腕をあげたままにしている）姿勢でいるのは、さながら地獄絵以上の恐ろしさだ［Bernier 1968 (1670): 316-17］。

このタイプのヨギンの中には、象につけるような鎖を垂らしている者や、何時間も逆立ちしている者、あるいは他の「私たちにはとうてい真似出来ないような、あまりにあり得ない苦しい姿勢」を続けている者があった［Bernier 1968 (1670): 317］[*1]。こうした人びとは、アリストテレスの言葉を借りれば「理性を持って生きているというより植物のよう」であり、怠惰な浮浪生活やこだわりに身を任せているように映ったのである［Ibid.: 318］。

そのほかのヨーロッパ人も似たような感想を残している。ジャン＝バプティスト・タヴェルニエは、1676年に「ファキール」たちは、『ラーマーヤナ』にでてくる、ラーマの軍隊に国を追われてから放浪生活をしている悪魔のラーヴァナをまねていると書いている。彼は、インドには80万人のイスラム教のファキールたちと、120万人のヒンドゥー教の放浪者がいると

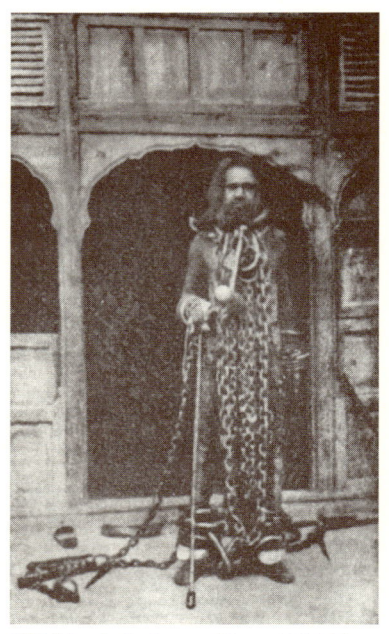

鎖をまとったファキール（Oman 1903より）

YOGA BODY

48

推計していた［Tavernier 1925 (1676): 139］。タヴェルニエのスケッチには、ベルニエが書き残したのとほぼ同じような様子の、スラットのベンガル菩提樹の下にいるファキール・ヨギンたちが描かれている。タヴェルニエによれば、「ずっと懺悔し続ける人」のようで、「一部の人たちは人間の身体の自然な形に反するような姿勢」をとり続けていたという［Tavernier 1925 (1676): 154］。

　1689年にスラットを旅したジョン・オヴィントンが見たファキールの様子は、タヴェルニエのものとよく似ており、ラーヴァナについては「こうした苦行者の原型だ」と断定までしている［Ovington 1696: 360］。そしてヒンドゥーにもイスラムにも、それぞれ「汚点がある」ものだ［Ibid.: 363］と書いている。「悪魔の幻想」に取り憑かれて、「大まじめにひれ伏して、ずっとポーズをとったまま」［Ibid.: 363］であり、その「不自然な姿勢」［Ibid.: 367］はベルニエが書いていたのとほぼ同じ内容だった。1684年に残されたジャン・ド・テヴノの記述も、ほぼベルニエやオヴィントンのものと呼応している。彼は、「ファキール」や「ヨギ」をフランスのボヘミア人になぞらえており、どちらも「流浪の民」［Thevenot 1684: 192］であるとした。もしかすると、3人の記録があまりにもよく似ているのは、ほぼ同時期にスラットを訪れたせいかもしれないし、他のヨーロッパ人旅行者と同じようにオヴィントンとド・テヴノが、タヴェルニエの報告を読んでいたせいかもしれない。

　最後に、1698年に東インドとペルシャを旅したジョン・フライヤの記録を見てみよう。それによれば、ファキールは宗教上の敬虔な行をしているように見せかけつつ、実は「単なる国家の禍である放浪者」に過ぎない［Fryer 1967 (1698) vol.1: 241］と断じていた。そして、彼らの物乞いがあまりに激しいので市民から恐れられていて、「施政者ですら、そういう困った振る舞いを取り締まることが出来ずにいる」［Ibid.: 242］と書いている。ベルニエ、タヴェルニエ、ド・テヴノと同じように、フライヤも、手の肉に食い込むまでに伸びた爪や、不自然な姿勢をとり続けたために痩せ

さらばえて固くなりしなびた四肢など、今日でも奇抜で目を引く苦行者らの風貌を記述していた。中には、「不意の尿意を阻止するためにペニスを金の輪で締め付けているヨギもいた」[Ibid.: 35] とも記されている[*2]。

以上のように、こうした人びとは、初期に訪れたヨーロッパ人の目からすると、放蕩で自堕落で不衛生に映っており、理解しがたく、反感を覚える対象だったのである。こうした苦行者らのヨガ・ポーズは、インドの宗教上の狂信の一種と受け止められており、ヨギンが生きるためにこうした姿をさらしていることで、こうしたイメージが醸成され続けていったのである[*3]。

戦うヨギとバクティの支配

フライヤの記述からうかがえるように、ヨーロッパの人びとにとって、ヨギンは単に感覚的に受け入れがたいというだけではなく、秩序にそって支配しにくい人びとだった。実際、15世紀以降19世紀初頭まで、武装したヨギン集団が北インドの貿易ルートを支配しており、18世紀には東インド会社の覇権を脅かすほどになっていた [Farquhar 1925b; Ghosh 1930; Ghurye 1953; Lorenzen 1978; Dasgupta 1992; Pinch 2006]。YMCAの文学主事で歴史研究者であったJ・N・ファクハーによれば、彼らによる被害のために「ベンガル地区のイギリス政府の収入は、幾度もかなりの打撃を受けた」[Farquhar 1925b: 448] という。こうした苦行者兵は、さまざまな宗教集団からかり出されていた。彼らは宗教的な背景を隠すことによって、追跡されたり罰せられたりしないようにしており、必要とあらば改宗したりさえもした [Ghosh 1930: 11, 12, 20; Pinch 2006]。ハタ・ヨガを行ずるナータ派ヨギンたちは（ときに単にヨギと呼ばれていたが）、軍隊を組織した最初の宗教グループのひとつである [Lorenzen 1978: 68; Ghurye 1953: 108]。ヨギンたちはあまりに力を持ち、まるで中世インドの超越的な力を持つ政治的黒幕のようだったので、王を担ぐ

ことも引きずり降ろすことも出来たのである［White 1996: 7 - 8］。そして、イギリスへの経済的脅威であり続けたので、東インド会社の人びとにとって、ヨギとは、ヒマラヤに住んでいる隠遁者のイメージではなく、放浪する略奪者といったものであった。イギリス人からは、（特に厳密な意味でのハタ・ヨガ実践者だけではない）暴力的な苦行者たち全般が恐れられていたのだが、やはり宗教的な武闘派ヨギンといえば、ハタ・ヨガ実践を行うナータ派の人びとを指すことが多かった。

　こうした略奪ヨギンたちの生活のありようは、ムガル帝国あるいは初期のイギリス統治下のインドにおいて、自由な生き方の可能性を示すものでもあった。武装したヨギンたちは交易路を持ち、社会的機会を得て、カースト制に縛られない平等を得ていたのである。しかし、イギリスの力が増すにつれ、そうした機会は縮小していった。1773年にワレン・ヘイスティングがベンガル地方の放浪ヨギンに対して規制をかけ、そのころ流行始めていた定着型の（とくにヴィシュヌ派の）宗教生活を勧めるようになった[*4]。ヴィシュヌ派の商業エリートとイギリスの利害関係は、放浪するシヴァ派ヨギンを取り締まることで一致したのである[*5]。

　いくつかの紛争地や「犯罪者の部族」は、結局20世紀に至るまで残されたものの、インドの警察権力の浸透により、ヨギンたちは徐々に非武装化され都市や村に定着させられるようになっていった［Briggs 1989(1938): 59］。ナーガの隠遁者たちの特徴である、裸で歩き回ることや武装することが、イギリスの統治の風紀を乱し、軍事的・商業的統治を脅かすものとして違法行為とされた［Farquhar 1925b: 449］。こうして略奪行為が出来なくなったヨギンたちの多くが、ヨガ的行為を見世物にし始めたのだが、このためにヒンドゥー社会のあらゆる階層からのさげすみの対象となり、ヨーロッパからの旅行者たちの好奇の目にさらされつつ嫌悪の対象ともなっていった。このことについては第3章で詳しく扱う。ヨギンたちは、商売という観点からは、恐れられ嘲られている一方、お金を求めて身体をよじったり肉感的なポーズをしたりしているために、正統的なヒンド

ゥー教徒たちからは、むしろ社会の寄生虫として蔑まれていたのである [Bose 1884b: 191-92]。純粋なものと不純なものの二極構造による社会秩序の考え方が浸透したヒンドゥーの社会 [Flood 1998: 57] では、どのカーストにも属さないヨギンは宗教的秩序における不純物であり、近代のヒンドゥー教徒たちがそこから逃れようとしてきた野蛮さや遅れた社会の象徴なのであった。オーソドックスなヒンドゥー教徒たちは、ヨギンを見下し、インドに住むイギリス人たちは「汚いヨギンたち」[Dane 1933: 224] に関わる人びとを白眼視していた。つまり、(ハタ) ヨギンたちは、植民地インドの最下層民とみなされていたのである。

　ここで注目しておかないとならないのは、武闘派ヨギンたちが、流浪の厳しい環境や戦いに備えて、身体を鍛錬していたことである。これにより、ギューレ [Ghurye 1953: 108] によれば「今日の欧米にもみられる、軍隊的な引き締まった身体を維持するための身体訓練とよく似ていた」。ダスグプタも、ダシャナーミ・アクハラのナーガ・サンニヤーシンは、武器を使った戦闘訓練に加えて「身体的に辛く難しいポーズ」を練習していた [Dasgupta 1992: 14] と記している。マシュー・クラーク [Clark 2006] も、こうしたアクハラは、17世紀までに北部・中部インドで勢力を伸ばしてきたスーフィーの武闘派組織の影響を受けていたと考えている。またヴィジェイ・ピンチ [Pinch 2006] は、ヒンドゥーの軍事組織の一部がスーフィーと通じていたかどうかについて論じている。ハタ・ヨガの身体鍛錬と、スーフィーなどの軍事鍛錬の間に関係があったという証拠ははっきりとは見つけることが出来ないが、すくなくとも、ヨガをする人（それが厳密な意味でのハタ・ヨギンであれ流浪の商人たちであれ）という意味のヨギという言葉に、ヨガそのものとは関係なくても、とにかく身体鍛錬をする人びとをさすという、意味のずれが生じて語の意味する幅が広がったことに注目したい。この語の意味の広がりが、後に第5章で扱うマニック・ラオらが、身体鍛錬とヨガを結びつける由来となったのである。つまり、中世のハタ・ヨガ文献と、近代的なハタ・ヨガとの間のポーズの違いを

説明するには、このようにアサナには、ヨガと武術の両方の要素と、さらに新しい身体技法が混ざり合っていると考える必要があるのだ。

19 世紀の研究

　後のヴィヴェカナンダのヨガ改革前後の時代は、ヨーロッパの学者の間では、ヨギンを危険な苦行者と位置付け、「真のヨガ実践者」とは異なる人たちとすることもしばしばだった。こうした解釈により、ハタ・ヨギンが宗教的に従順に行をしている域を超えてしまっているという見方が一般的になった。例えば、アメリカのサンスクリット学者のE・W・ホプキンスは『インドの宗教』の中で、当時の「ヨギ曲芸師」たちは、イスラムのファキールたちと同じように「単に浮浪者というだけではなく悪党たち」だと考えられていると書き残している［Hopkins 1970 (1885): 486 n.1］。二年後のW・J・ウィルキンスによる『近代ヒンドゥー教』［Wilkins 1887］では、ヨギンは単なる「占い師や手品師や曲芸師」と受け取られていると書かれている。どちらの著者もヨギンを正統なヒンドゥー教徒としていなかったし、その宗教観や行についてまじめに取り合うことはなかった。興味深いことに、ホプキンスの「偉大な時代」におけるヨガのテクニックについて書いた1901年の論考では、古典的なヴェーダに現れる先行例は、苦行者の原型となっているとはしたものの、現在の「ほとんど愚か」［Hopkins 1901: 370 n.1］で考える力がないとしか思えない苦行者のことはほぼ無視した。そして、苦行者のばかげたポーズ（アイアンガーの1966年の著作でエカパダシルシャサナと名付けられた、首の後ろに片足をかけておく有名なポーズなど）をやっている本人が、自分はヨギンだと言っていたとしても、それをヨガとするのは間違っていると述べている。つまり、ハタ・ヨガ的なポーズの練習は、こうした学者にはあまり関心事ではなかったわけである。

M・モニエ゠ウィリアムスの1891年の研究『ブラーマニズムとヒンドゥー教』[Monier-Williams 1891] では、ヴィシュヌ派的な信仰と行のほうが、明らかに悪趣味なシヴァ派のヨギンの信仰のあり方よりも、間違いなくよいとされた。オックスフォード大学のサンスクリットの栄えあるボーデン講座教授の地位についていたモニエ゠ウィリアムスといえば、マックス・ミュラーと並んで、同時代においてもっとも力があり影響力のあるインド学者であったので、彼にこのように書かれたことで、シヴァ派のヨギンたちの印象はますます悪くなった。彼によれば、ヨギンたちの「自らを抑圧するような苦行者としてのありよう」は「ヨーロッパ人にとっては不快極まりない」[Ibid.: 87] と断じられ、彼らの不道徳さや「不潔な習慣」[Ibid.: 88] によって、ますます受け入れがたくなっているとされたのである。次の引用は、シヴァ派の儀式を見せてもらった後に書かれたものだが、彼の意見が典型的に現れている箇所である。

　　　私は、実に胸が悪くなった。誰でもこのようなものを見せられたら、教育や知識を広めようとしている私たちの努力にもかかわらず、妄信や迷信が人びとにはびこっているのをまったく変えることが出来ていないということを思い知らされて、暗い気持ちにならざるをえないだろう [Ibid.: 93]。

　彼は、この著作において、ヒンドゥー教とはどういうものかを、英語を読む人びとに向けて伝えようとしただけではなく、自分たちの信仰のありようについて明確に把握出来ないでいる、英語が理解出来るインドの人びとのためにわかりやすく説明しようとしたのであった [Ibid.: vi]。そうした目的であれば、シヴァ派のヨギンに関する記述が上記のようになったのも頷ける。また、モニエ゠ウィリアムスは「成就」主義者として影響力があり、その考え方では、インドの宗教上の概念は発展途上の真理であり、正しく導けば、現在の限界を超えてキリスト教の真理に近づくであろうものであった [Halbfass 1988: 52]。このようなパラダイムの中で

は、インド人（特にシヴァ派の信者たち）は、自分たちの聖典をしっかり読み込むことが出来ない人びとであり、キリスト教的ヨーロッパの優れた知性と精神の助けが必要だということになるのだった。このような、インドの宗教への見方や、こうした解釈に対するインド人の反応では、シヴァ派のヨギンのしていることは正しく位置付けられようはずもなく、常に非難の対象でしかなかった。実際、モニエ゠ウィリアムスは、1879年の著作『近代インドとインド人』で、自らを生け贄として捧げる行為や、人身御供を出すことに加えて、ヨガの自虐行為を禁止することは、「イギリスの支配によるインドへの恩恵のひとつ」だとされていたのである［Monier-Williams 1879: 79］。インドの宗教の中でヴィシュヌ派のほうを持ち上げる解釈は、モニエ゠ウィリアムスの見方の中では筋が通っていることになる。

　マックス・ミュラーは、最初の「セレブ学者」であり「オリエンタリストの親玉」［Girardot 2002: 215, 221］であったが、その彼もまた、ハタ・ヨガ実践についてはいい印象を持ってはいなかった。1899年のヒンドゥーの6つの正統派についての著作において、ハタ・ヨガの「ポーズや苦行」をよしとせず、あくまでもヨガを、最高の哲学体系としてのヴェーダーンタの一部を成す「サーンキャに有益なも」のとしてのみ扱う姿勢をとっていた［Müller 1899: 407］。そして、低俗なヨガの横行について、歴史的経過の中でインドの宗教が崩壊・変容してきたことによると憎々しげに記述していたのである。「初期」のヨガは「実に哲学的」［Ibid.: 465］だったものが、徐々に実用的なハタ・ヨガのようなシステムが形成されてしまった、と。さらにミュラーは、パタンジャリの『ヨガ・スートラ』の中にさえ、理性的な初期の状態からすれば、非合理的な誇張などが見られ、それが、後にヨガが知的なものから実用的なものへと変化してしまったのと同根だとも指摘している［Ibid.: 465］。

　こうしたヨギンの実践への否定的な見方と、サーンキャの「知的」な体系とヴェーダーンタに対する賞賛は、ミュラーに限ったものではなか

った。また、宗教的な堕落としての「実用的なヨガ」に言及するときには、しばしば、ヒンドゥーの宗教的・理論的体系の中でのハタ・ヨガ実践者の地位の低さの理由と結びつけられて語られていた。例えばホプキンスは、ブラーフマナ時代に、バラモン主義の素晴らしい神との合一を破壊し始めたのが、粗野で無節操なヨガ実践者たちだったと記している [Hopkins 1970 (1885): 351]。こうした「悪者」ヨガ実践者たちは、宗教者としての評判をいいことに、バラモン社会に浸透し、宗教的堕落を招いたという [Ibid.: 351]。こうしてミュラーと同じように、ホプキンスもサーンキャとヴェーダーンタ、それに『バガヴァッド・ギーター』に現れるヨガを尊敬していたが、ハタ・ヨガのようなヨガは、劣っているだけでなく、他の素晴らしいヨガに寄生した獅子身中の虫だとしていたのである[*6]。

これに似た表現は、マックス・ヴェーバーの1909年の著作『インドの宗教』[Weber 1958 (1909)] にも見られる。この中で、魔術的な禁欲生活のもとで行われるハタ・ヨガはキリスト教の瞑想にも匹敵する「神聖なバラモン的テクニックである古典的ヨガに、ゆくゆくは取って代わられる非合理的な苦行」だとされていた [Ibid.: 164]。おそらくホプキンスやミュラーの書いたものを参考にしていたと思われるヴェーバーもまた、ハタ・ヨガが、「古典的」で正統なヴィシュヌ派的なインドの宗教の中にあって、鬼っ子であると捉えていた [Singleton 2008b 参照]。

ジラルドは、ミュラーやホプキンスのような学者たちの発言に端を発して、「宗教的・道徳的に純粋なものと堕落したものが、古典テキストの中に同居している」ことを指摘することが始まったとした。こうした指摘の傾向は、無意識的にヨーロッパのプロテスタント的な物言いとよく似ており、もともと純粋だった宗教が何かしらの勢力によって堕落せしめられ、それがやがてかつての栄光をとりもどす、といった見方が一致しているという [Girardot 2002: 238]。こうした歴史観がどの程度正しいと判断するかは措いておくとしても、ミュラーやホプキンスの見方が、この時代の学者たちのハタ・ヨガに対するマイナスイメージを代表するもの

であったことは間違いない。

ハタ・ヨガ文献の翻訳

　古典的なハタ・ヨガ文献の翻訳や注釈においても、しばしば、その文献に書かれている内容を実践している者に対しては敵意が向けられていた。そのよい例がリチャード・シュミットが翻訳した、水彩画の挿絵のついた1908年の『ゲランダ・サンヒター』で、ヨガ実践者に関する記述については、J・C・オマーンが1903年に書いた「インドの不思議な人びと、隠遁生活者、聖者」についての記述［Oman 1903］を引用している［Schmidt 1908: iii］。同書では、ベルニエやフライヤのようなヨーロッパ人から見たヨガ実践者に関する記録も取り入れており、当然シュミット自身もそれらに影響されて、ヨガ実践者に悪い印象しか持っていなかった。そして、「インドに広がるファキールや、ヨーロッパやアメリカに伝わったファキールのようなものに、個人的には出来るだけ抵抗」したい［Ibid.: i］とし、ヨガ実践者やファキールのことを「略奪者や詐欺師」［Ibid.: iv］であると断じていた[*7]。ここでおもしろいのは、まさに自分が時間をかけて翻訳している文献の実践者たちを悪し様に言い、彼らを不道徳で侮辱的な存在と考えていたことである。しかも、例のごとく、ヨガ実践者をイスラム教のファキールの人びとと混同していた。しかし、もっとも注目に値するのは、シュミットがヨーロッパへのヨガを紹介するにあたり、こうしたヨガ実践をハタ・ヨガのひとつのあり方と考えていたからこそ憤慨していたということである。次章でみるように、欧米にヨガ実践を伝えたとして有名なスワミ・ヴィヴェカナンダやH・P・ブラヴァツキー夫人は、彼らの教え方の中にハタ・ヨガ的な要素があったにもかかわらず、それぞれに、自分たちをハタ・ヨガ実践者と結びつけて考えられることを極度に嫌っていたからだ。シュミットが、当時の欧米へのヨガの紹介のあ

り方をハタ・ヨガ的なものと捉えていたことは、ヨガはどうしても実際のヨガ実践者やファキールに結びつけられがちだったということを示している。しかし、まさにこの結びつきこそが、近代ヨガの改革者たちが避けようとしたものだったのである。

ヴァスとヒンドゥーの聖典

　その他の翻訳本でも、同様にハタ・ヨガの教えについて微妙な態度が見られた。もし、古典テキストそのものが英語に翻訳する価値があるとしても、ヨガ実践者は胡散臭いというわけである。ここで、初期のハタ・ヨガ文献の英訳として広く読まれた、ライ・バハドゥー・シリサ・チャンドラ・ヴァスの翻訳に光を当ててみよう。1884年の『ラホール・アルヤ』に掲載された『シヴァ・サンヒター』の翻訳は、1893年にはヒーヤラル・ドールのヴェーダーンタ・シリーズの一冊『タントラの秘義と哲学』に再録された。このシリーズは、ヴェーダーンタの主要文献の翻訳や、ヒンドゥーの宗教・医学・神智学に関する新しい研究書の翻訳も含まれたものだった。この1893年版の『シヴァ・サンヒター』はドールによってカルカッタで出版され、さらにジャイシュタラン・ムクンディによってボンベイでも、また神智学協会によってマドラスとロンドンでも出版された。同書の33ページに載っている全面広告によると、シカゴでも、『オープン・コート』という週刊誌を発行している誌名と同じ名前の会社によって出版された。ちなみにこの雑誌は、ポール・カラスが編集していた「宗教と科学の融合に資する」雑誌ということだった。この例にも見られるように、ヴァスの翻訳は、その頃の世界的潮流だった医学と宗教の融合という流れに与するものと受け取られていたのである。このシカゴ版には、「アルヤン宗教と古代哲学の再興への尽力」があった、神智学協会の設立者のひとり、H・S・オルコット大佐に捧げられて

いた。

　2年後の1895年には、ヴァスの『ゲランダ・サンヒター：ハタ・ヨガ論』[Vasu 1895] が、ボンベイの神智学協会から出版された。そして1914年には、ヴァスの『シヴァ・サンヒター』が、広く読まれていた「ヒンドゥーの聖典」シリーズの一冊として再版され、1915年には『ゲランダ・サンヒター』と併せて二巻本扱いになり、『ヨガ・シャーストラ』[Vasu 1915] の名前で出版されるようになった。同書には、大部なヨガ哲学の解説と注釈がヴァス自身によってつけられた。この版はヴァスの兄弟で聖典シリーズ編者のひとりB・D・バス少佐によって編まれ、やはり家族の一員であるスディンドラナタ・ヴァスによって出版された。

　ハタ・ヨガ文献の翻訳の他、S・C・ヴァスは、近代的なヒンドゥー教を定義することに熱心で目立っており、聖典シリーズの翻訳全般を旺盛にこなしていた。例えば『ヒンドゥーのダルマ教理問答』（初版1899年）は、1919年版のバス少佐による序によれば「進歩的に広くテキストの解釈を行い、ヒンドゥーの教養人の家庭が望んでいる自由のための思想と実践のために」[Vidyārṇava 1919: i] 統一的ヒンドゥー教のありようを示さんとの意図が、最高潮になったものであった[*8]。1904年の『ヒンドゥー教徒のための日々の行』は、世界中のヒンドゥー教徒が行うべき儀式の手引きであったが、これなどはまさに、意図的に宗教的統一を目して伝統の再定義をしようというものだった。だから、ヴァスのハタ・ヨガ文献の翻訳は彼の、伝統を解釈し直して今日的なニーズに応えた再定義をしようという、そうした文脈において理解する必要がある。

　「ヒンドゥーの聖典」シリーズは、マックス・ミュラーの55巻に及ぶ「東洋の聖典」シリーズ（1879-1910年）のインド版だったと位置付けられるだろう。シリーズタイトルが（「ヒンドゥーの」が「東洋の」に置き換えられているが）ほぼ同じというだけでなく、見た目も似ており、ヒンドゥー教の中で何を聖典として取り上げるかという選択もよく似ている。しかも、双方ともインドで使われている現地語ではなく英語で書かれている点も共

通する。これはインドで発行された、ヒンドゥー教徒によるヒンドゥー教の良質な学術的文献という意味でヒンドゥー教にとって重要な聖典であり、キリスト教徒によるヒンドゥー的「実践」に対抗して、インド側の知的、宗教的自立を示そうというものだったのである。ヨーロッパで生まれた聖典シリーズと同様に、バス少佐の聖典シリーズは、時代の要請に合致した、選ばれた「聖典」を基礎においたヒンドゥー教の伝統の再構築としての金字塔であった。

　ヴァスのハタ・ヨガ文献の英語訳は、これについて深く知りたいと考える英語を読むことのできる人びとにとってかけがえのないものとなった。この時期の他の文献といえば、アヤンガーの『ハタ・ヨガ・プラディーピカー』[Ayangar 1893] と、アヤンガーとアイヤーの『オカルト哲学：ハタ・ヨガについて』[Ayangar and Iyer 1893]、B・N・バネルジェの『実践的ヨガ哲学：英語で読めるシヴァ・サンヒター』[Bannerjee 1894]、パンチャム・シンの『ハタ・ヨガ・プラディーピカー』[Sinh 1915] くらいのものだった。つまり、これらの初期のハタ・ヨガ英語文献の中では、ヴァス版が以後のハタ・ヨガの古典文献選択において基準となっただけではなく、ハタ・ヨガの英語圏ヨガにとっての位置付けとともに、バス少佐が定義していた「自由な」近代ヒンドゥー教内での位置付けを行う上で、非常に影響力をもった。実際この後、何十年にも及んで、これらの文献がハタ・ヨガの一次文献として扱われることとなり、現在でもこれらの文献が再版されたりしているのである。例えば、次章で取り上げるヴァサン・G・レルの有名な「クンダリニー現象」についての科学的理解も [Rele 1927]、これらの文献に依拠して行われているし、テオ・ベルナールの1946年の有名な「ハタ・ヨガ・サーダナ（練習）」論もこれらの文献を基礎としている。今でも、まったく当時のままの文献がペーパーバックで安く手に入るくらい出回っているのだ [例えば、Vasu 1996a, 1996b, 2005]。

ヴァスとハタ・ヨギン

それにしても、それまですっかり嫌われ者だったハタ・ヨギンのイメージにもかかわらず、何故ヴァスはハタ・ヨガの一次文献を翻訳する気になったのであろうか。1915年版の『ヨガ・シャーストラ』（『シヴァ・サンヒター』と『ゲランダ・サンヒター』を合冊にした本）［Vasu 1915］の序文「ヨガ哲学入門」にヴァスが記しているところによれば、「灰や泥を身体に塗りたくった、道をうろうろしている人間性を疑うような輩は、子どもたちを怖がらせ、人びとに物乞いをしている」［Ibid.: 2］として嫌悪している。そして「インドの人びとは、ヨギと言えばこうした輩だと思い込んでいる」が、「真のヨギは、そんな輩と似ても似つかない者なのである」［Ibid.: 2］としたのである。ヴァスはこのように、現存する不気味な苦行者を取り上げて否定的に序を書くことで、当時「ヨガ」「ヨギ」という言葉が意味しているものと、本来意味すべきものの違いを際立たせ、本来の意味に立ち戻ろうとのメッセージを込めたのである。

「偏狭で無知な」ハタ・ヨギは、ヴァスから見れば真のヨギの敵であり、科学的ヨガの進展を妨げる障害物であった［Ibid.: 2］。こうした本来の語義と理想を語るヴァスの態度は、まさにナラヤンが「もし、苦行者たちがそのありようによって批判されるとすれば、彼らは文献に書かれた理想を体現していないからだ」［Narayan 1993: 490］と指摘したのと軌を一にする。つまり、聖典の翻訳でヴァスが試みたのは、ヨガ実践者の再定義であり、当時のハタ・ヨギンは蚊帳の外に置かれたのである。彼の理想とする近代ヨギ実践者は、当時のハタ・ヨギンとは一線を画して科学的になるべきだったのだ。

ヴァスは、ヨガ実践に鋭い警告を発し、彼が訳している文献の、ある種の「オカルト的」な部分だけに熱心になると、「ハタ・ヨガのように堕落してしまう」［Vasu 1915: 42　強調筆者］としていた。こういう書き方を見る

と、ヴァスのしていることは、ミュラーがハタ・ヨギンによってハタ・ヨガが貶められていると言明したことや、硬派の神智学ではハタ・ヨガを否定することと同じように見える。さらにヴァスは、伝統的なハタ・ヨガのある種のテクニックについての記述を翻訳しない、というところにまで踏み込んでいた。例えば、実践者が性行為する際に、膣液や精液をペニスに吸い戻す技術のヴァジロリー・ムードラ［シヴァ・サンヒターIV; ハタ・ヨガ・プラディーピカー III.82-89, IV.14］などである。ヴァスは、ヴァジロリーは「低級なタントラ教信者が耽っているわいせつな技法」であるために訳さないとしたのである［Vasu 1915: 51］。ここで注目しておくべきなのは、以後、今日に至るまで、ハタ・ヨガの文献からはヴァジロリーが消されているということだ。ヴィシュヌデヴァナンダも、『ハタ・ヨガ・プラディーピカー』の翻訳から、ヴァジロリーや類似のアマロリーといった技術が、実践体系（サットヴィック・サダナ）から逸れているという理由で、それらを外しているし［Vishnudevananda 1999: 138］、B・K・S・アイアンガーの弟子のリーカも、そのような3種類の技術を「わいせつで汚らわしい」ため除外している［Rieker 1989: 27］[*9]。

　こうしたヴァスによる概説は、自分の訳している文献が記述している実践を丸ごと否定しているようにも受け取れる。もし、そうした実践や、それを行う者が、道義的に怪しいのであれば、どうしてそんなものをわざわざ英語に訳す必要があるのだろう。どうしてミュラーのように、そんなものの翻訳そのものを止めなかったのだろう。実は、驚くべきことに、1895年の『ゲランダ・サンヒター』の翻訳のオリジナル版では、まず最初に、ハタ・ヨガの師ハリダスへの「弟子」ヴァスからの献辞があったのである。ハリダスの「実践的な図や教えが、翻訳者がハタ・ヨガの素晴らしさを実感出来るようにしてくれた」というのだ。この初期版では、つまりヴァスが有名なハタ・ヨギンの「敬虔なる僕（つまり、弟子であり追従者であるということ）」とされており、それゆえ、中立的、批判的に訳したのではなく、ハタ・ヨガの内容をよくわかって訳したのだとさ

れていたのである。ここには1915年版に見られたような否定的なコメントは一切なく、むしろ、実践がいかによいかが語られ、有名な紀行文学のJ・M・ホニヒバーガーの1852年の『35年間の東洋での生活』［Honigberger 1852: 129］からの引用により、マハラジャ・ランジェート・シンハの御殿で、科学的な検証付きで、師が40日も生き埋めになった奇跡などが長々と綴られてもいたのである。

　ここでこの生き埋めの話が、20世紀初頭に驚異のハタ・ヨガ実践の姿として頻繁に引用されていた

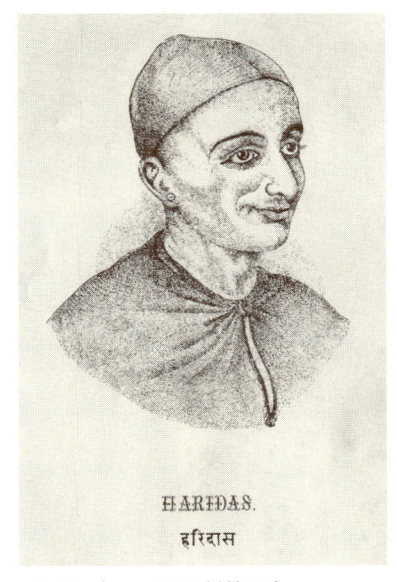

ハリダス（Vasu 1895の挿絵より）

ことに触れておくのがよかろう。例えば、キャリントン［Carrington 1909: 41］では、ハリダスに触れるにあたり「例の有名な話でよく知られているように」と書かれているのである。なんと、ミルチア・エリアーデですら、1963年になっても『パタンジャリとヨガ』の中で、否定的にではあるがこの生き埋めの話をヨガ的な詐欺として引用している。ただしこの場合は、ハリダスは悪名高いペテン師で、「ヨガが出来ることがまったく精神的な崇高さに結びついていない」「モラルの低い人間」とされていた［Eliade 1963: 3］。そして、靴下にサンダルをはいたヨギンが釘のベッドの上に寝ている図が、ハリダスがファキールのよくやる安っぽいトリックを使う輩であったとの証拠として示されていた。ナラヤン［Narayan 1993］が指摘するように、この釘の上のヨギの図は、当時、インドのモラルと精神の後進性を表すシンボルとして、正統な人類学からポピュラーな異国趣味に至るまで、盛んに使われていたので、エリアーデはそれを引用し

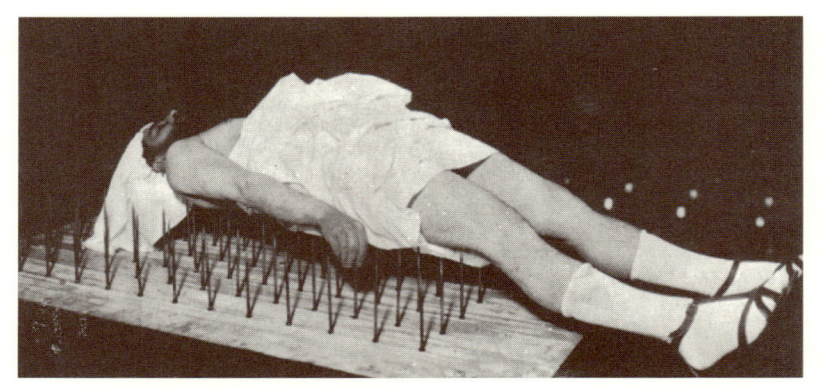

釘のベッドに横たわるヨギン（Eliade 1963より）

てハリダスの生き埋めの話と結びつけて語ったのだろう。

　ヴァスが1895年から1915年の間に方針を変えて、ハタ・ヨガを否定する立場をとるようになったのは、おそらく新しいヒンドゥー教のありようがその20年の間に定着したことを反映しているのではないだろうか。聖典シリーズが、学者やヒンドゥー教の新世代に支持されるものであるためには、怪しいハタ指導者への献辞などが含まれてよいはずがなかった。初期版の刊行は、ヴィヴェカナンダの『ラージャ・ヨガ』［Vivekananda 2001(1896)］刊行の前年のことであった。『ラージャ・ヨガ』は新時代のヨガの姿を描いたもので、そこにはハタ・ヨギンの入る余地はなかったのである。だから1915年までには、ヴァスと、その兄弟の編集者には、もし新しいヒンドゥーのあり方を示そうとする聖典シリーズにハタ・ヨガ文献を収めるのだとすれば、ハタ・ヨギンは邪魔者であり都合が悪い存在となってしまい、新しいヒンドゥーの晩餐には招かれざる客となってしまったのに違いない。そこで、ハタ・ヨガはヨギンと切り離されざるをえなくなり、近代科学と医学に結びつけられることなどによって、ようやく命脈をつなぐことになったのである。

バス、ダヤナンダ、ポール：医学的ハタ・ヨガの始まり

　ヴァスの1915年版の意図は、単にハタ・ヨギンをけなすことにあったのではなく、むしろ、真のハタ・ヨガ実践者とはいかなるものかを示すことにあり、その理想の姿は、当時の科学的・合理的・「伝統」的な価値によってはかられるものなのであった。ヴァスは、ヨガは科学的な見方に合致するべきで、欧米の科学コミュニティに馬鹿にされないようなものでなければならないと考えた［Vasu 1915: 4］[*10]。S・C・ヴァスの兄弟で編集者であるバス少佐は、実は、ヨガの科学的見方を進めようとした先駆者のひとりであり、その流れはシュリ・ヨゲンドラやスワミ・クヴァラヤナンダによって、1920年代から30年代のインドで大いに花開くことになる。ここで、ひとつ指摘しておきたいのは、最近のヨガ研究では、クヴァラヤナンダとヨゲンドラの実験を以て「科学的」な医学的ハタ・ヨガが始まったとすることが多く、こうした初期の事例を見逃しているということだ。例えば、ジョセフ・オルター［Alter 2004a］は、この「医学的」ハタ・ヨガの流れをもっとも詳しく研究しているが、こうした初期の例については触れていない。またド・ミシェリスも1920年代以降の、インドでのヨガの「医学化」や科学的見方を扱っているが、シュリ・ヨゲンドラやスワミ・クヴァラヤナンダの業績を嚆矢としている［De Michelis 2007: 12］。しかしながらここで、ヴァスやバスによる初期の事例が示していた方向性をざっと眺めておくことで、通説で考えられているより数十年早く、その流れが出来始めていたことがわかるだろう。この初期の事例が形作ったモデルは、国際的に広がっていったヨガのありようの形成に大いに影響があった。では、その初期の例とはどのようなものだったのか、それを確認してみることとしよう。

　1889年のロンドンの『ガイ病院新聞』に載った「ヒンドゥーの医学システムについての受賞エッセイ」において、バス少佐は「ヒンドゥー医

術よりも、むしろタントラの中に深い解剖学的知識が残されている」ことに触れていた。このくだりは、ヴァスの1915年版の『シヴァ・サンヒター』への序文にも引用されている部分 [Vasu 1915: i] であり、タントラ的ヨガの科学的・医学的ありようについて述べた国際的に公刊された最初期の事例である。これによれば、『シヴァ・サンヒター』が「神経系の節や叢の存在に触れている」[Ibid.: i] ことを例として挙げ、ヒンドゥー教徒が脊髄や脳や中央神経系の存在を知っていた証拠だというのだ。このエッセイや、前年に『神智学』に発表された「タントラの解剖学」(1888年3月) という論文で、バスはタントラで使う身体シンボルが、西洋医学の解剖図上でどこにあたるかを示しており、まさに数十年後の「科学的」ハタ・ヨガ推進者たちの先駆となる仕事をしていたのである。クヴァラヤナンダもバスの『神智学』に発表された論文を「ヨガ解剖学を科学的に示そうとした最初の試み」だったと評価しているのだ [Kuvalayananda 1935: 3]。さらに、これはナーディ、チャクラ、パドマといったハタ・ヨガの概念を、脊椎の中の神経叢に結びつけて、「科学的」に説明しようとした最初の試みだったとすら言えるかもしれない。この見方は今でも国際的に広まった大衆的なハタ・ヨガでよく使われている。バス少佐の探究はもっぱら経験的に行われていたわけだが、合理主義的に「果たして (パドマやチャクラは) 本当に存在するのか、それともタントラ主義者の想像の産物なのか」と考えたわけである [Vasu 1915: ii]。「蓮華」や「車輪」といったハタ・ヨガの概念が読者にまじめに受け入れられるためには、それが単なる (非合理な) 幻想によるものではなく、古代の科学的な観察から得られた概念であったということでなければならなかったからだ。そこでバス少佐は「おそらくタントラ主義者たちは解剖を行って知識を得たのではないか」[Ibid.: ii] と主張するに至った。

　バス少佐の主張に反して、「タントラ教信者」などのインドの人びとが解剖を行ったという記録は見つかっていない。ヒンドゥー教徒による最初の解剖は、おそらく、1836年のカルカッタのマドハスーダナ・グプタ

によって行われたものだろう［Wujastyk 2002: 74］。バラティが書いているように、「古代インド人は器官を調べようとして死体を解剖することはなかった。インドでは、穢れや儀式への悪い影響を恐れる気持ちがあまりに強く、解剖学や生理学の興味で実験を行うというようなことは、近年までまったく考えられなかった」［Bharati 1976: 165］と言えよう。1670年に、ベルニエがそういったインド人の解剖への恐れについて記している［Bernier 1968 (1670): 339］。となると、バス少佐の主張は当時の科学的な見方を歴史にあてはめようとしたものであり、ハタ・ヨガの身体観を解剖学的で事実に基づいたものであったとしたい近代的な意図によるものだった、と考えた方がいいだろう。そして、こういう意図こそが、20世紀のハタ・ヨガの勢いや合理性を作り上げてきたといえる。

　こうした点をうまく表した逸話が残っている。それは、ヒンドゥーの活動家でアルヤ・サマジの創設者、ダヤナンダ・サラスワティ（1824-1883年）の話として伝わる。1855年にインド国内を移動中に、ダヤナンダは川に浮かんでいた死体を解剖し、タントラ文献のいうところのチャクラなるものが本当にあるのか確かめることにした。そして何も見つからなかったとき、彼は怒って（『ハタ・ヨガ・プラディーピカー』を含む）ヨガ文献を川に投げ捨てたというのである［Yadav 2003 (1976): 46］。ダヤナンダは実証によって「ヴェーダ、パタンジャリ、サーンキャ以外には、ヨガ文献は科学的ではない」［Ibid.: 41］との結論に達した。こうしたヨガ文献の真正性に関する態度は、ヴァスが楽観的なのに対し、ダヤナンダは悲観的と両極端であるが、2人ともヨガの世界に合理的な経験主義を加えようとしていたのには変わりなかった。

　1855年のダヤナンダの、解剖によるチャクラ発見の失敗と、1888年のバスによるタントラの解剖学に関する文献公刊の2つの事例は、伝統的なタントラの身体観と科学の関係をどう見るかという結論においては逆ではあるものの、どちらも近代的な試みだったといえる。タントラの身体観は、「文献の中で形作られた」もので、その身体観は、「儀式の中で

はある種のリアリティがあった」[Flood 2006: 6]。タントラの立場からすれば、チャクラは観察可能な物理的存在ではなく、儀式の過程に組み込まれた現象であった。しかし、こうした考え方は、バス少佐以降のハタ・ヨガ文献について書く人びとには採用されなかったのである。バラティが述べるように、ヨガ的身体は「想像力の産物」[Bharati 1976: 164] ということになっていった[*11]。だからといって、チャクラがリアルであることが否定されたわけではない。ただ、それは解剖用メスやカメラによって捉えることが出来ないということだ。言い換えれば、それは実験的・医学的方法で神経節が見つかるようには見つからないということである。ウジャスティクが指摘するように、ダヤナンダやバス少佐のように、神経系の中にチャクラを見つけようというような試みは、真実はひとつで、伝統的な知識と近代的な知識がちょうど同じ内容を指しているのではないかという考え方に裏打ちされていた [Wujastyk 2002: 75]。この考え方は20世紀のヨガ研究の基礎となっていたものでもあり、「科学と哲学を結びつけよう」[Alter 2004a] とする1920年代から30年代のクヴァラヤナンダの生理学的実験や、1970年代から80年代にかけての本山博のチャクラ追跡装置までの試みにも通底している[*12]。

こうした科学と伝統を結びつけようとする初期の試みとしては、N・C・ポール博士（ナヴィナ・チャンドラ・パラ）が1850年に発表した『ヨガ哲学について』[Paul 1888 (1850)] も重要である。この著作は、1888年に神智学協会から再版されたことで現在に伝わっている。バス少佐の仕事よりも、ハタ・ヨガ実践に近代医学理論を結びつけるという意味では、より貢献が大きかったと言えよう。ポールは、ハタ・ヨガで呼吸や血液の循環を止めることを西洋医学的に説明し、ヴァスと同じように、ハリダスの事例をヨガによる生理学的コントロールの例としたのである [Ibid.: 49-50]。ブラヴァツキーが述べているように、この1850年の著作は、インドの医学界で大いに話題になり、インド在住のイギリス人とインド人ジャーナリストの間で活発な論争となっていた [Neff and Blavatsky 1937: 94-95]。そのため、

「生理学や病理学を愚弄している」という理由でポールの本が焼かれたりした［Ibid.: 95］。しかし、神智学協会誌にヴァスの重要論考が掲載されたのと同じ年に、その神智学協会から再版されたことにより、ハタ・ヨガを科学的に考えるという新しい潮流の火付け役として再生することになり、ヨーロッパの学者によってハタ・ヨガの権威ある研究として扱われることになったのである。例えば、ヘルマン・ウォルターの1893年の『ハタ・ヨガ・プラディーピカー』についてのミュンヘン大学の学位論文も、「チャクラが近代医学でどのように説明出来るか」に大いに関心を向けていた［Walter 1893: xv］。彼はチャクラの癒し効果に注目していたのである。そしてポールの著作を「ハタ・ヨガを解剖学的に詳しく検討した唯一の本」［Ibid.: i］とし、そこで示されていた、ハタ・ヨガが医学的に利用可能であるという考えを踏襲していた。

　おもしろいことに、ポールは実際にインドのハタ・ヨギンに会ったのではなく、文献の解釈と、イギリスで軍隊や精神病院を抜け出しヨギになろうとしたというシーモア大佐なる人物から得た情報で考察を行っていた［Neff and Blavatsky 1937: 95］。こうして、ハタ・ヨガのもっとも初期の医学的検討が、インド人になりたかったイギリス人の情報を使って、英領インドで活動したイギリス人によってなされたことは、皮肉なことではあったが、初期にはこうした異なる文化的フィルターを通して、実際のインド人ヨガ実践者との接触が何もないままに、英語圏へのヨガの紹介が行われるのはよくあることだった。シーモアを通じてのポールのヨガ経験を除いて、この時代のハタ・ヨガ実践の知識というのは、主に文献ベースだったのだ。

　こうして、S・C・ヴァス、バス少佐、N・C・ポール、そして（反対方向ではあるが）ダヤナンダによる科学的検討は、ヨガやタントラを科学的・合理的に理解しようとする20世紀のヨガ研究の流れの先駆けだった。1920年代に行われた有名なヴァサン・レルによるクンダリニーの生理学的研究も、ヴァスのハタ・ヨガ文献の翻訳を基に行われていた。ヴァスの翻

訳には、(例えば呼吸訓練の効用を伝えた『イギリス医学雑誌』の抄訳が付けられていたように)医学や科学の関連文献が示される[Vasu 1915: 46-48]など、医学的実践としてのハタ・ヨガという見方を大いに促進したのである[*13]。ジェフリー・サミュエル[Samuel 2006]は、チベット医学が西洋と出会ったとき、物質主義的な目から理解出来る部分だけが伝わり、「よく理解出来ない部分」は忘れ去られたか無視されたのだと書いている。まさに、欧米で科学的に理解されることを目指したハタ・ヨガの英語圏への紹介も同じような運命をたどったといえよう。こうして今日では、1400万人のアメリカ人が、セラピストや医者からヨガを勧められるという事態に至っている[*Yoga Journal* 2008]のは、まさにこうした19世紀半ばに端を発する、ヨガの医学的理解を促進しようという流れがもたらした成果なのである。

3. Popular Portrayals of the Yogin

第 3 章
ヨガの大衆的イメージ

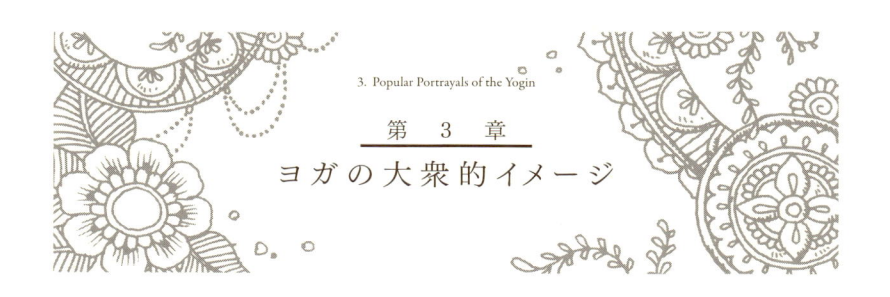

> ヨガは、インドでは4000年以上昔から、精密に作られ、規格化され、伝承されてきた……そして、古い文献ほど合理的に書かれている [Vivekananda 2001(1896): 134]。

ヨガ実践者の位置付け

　19世紀に市民権を奪われたナーガ語を話す人びとが、大挙して大道ヨガ芸人となり、新聞や大衆的人類学者の格好の被写体となった。こうした芸人的なヨギの登場は、19世紀以降に、武闘派ヨギンをイギリスが弾圧した結果であった。こうして生きるために多くの人びとが乞食となり大道ヨガ芸人化したことにより、ヨガ実践者とはこういうものだというイメージが固定化された。つまり、

> 耐乏生活もきわまって、ナーガの人びとは生き残るために、インド人やイギリス人の中流階級が持っているミステリアスなヨギのイメージに忠実であろうとして、前近代的な苦行者のように振る舞ったのである [Pinch 2006: 237]。

　このようなナーガの人びとの社会的・経済的な苦境が、19世紀にもっとも目立つヨギンの大衆的イメージを欧米のジャーナリストや紀行作家にたっぷり提供することになった。こうした苦行者の欧米でのイメージ

は、聖なる不思議な隠遁生活といった面もあったが、一方で「後進的で文明化されていない危険なもの」[Urban 2003: 277] といった面もあった。そして、この時期の苦行者の歪曲された姿は、それまでのイメージそのものなのであった。大道芸をする苦行者といえば、それまでハタ・ヨギンだったが、ウィルが「カーニバル『スワミ』あるいは『ファキール』」[Will 1996: 384] とうまく名付けた。1628年から34年にかけてのピーター・ムンディの紀行文にすら、既に書き残されていて、「バジガーと呼ばれる流浪の民が、歌を歌ったりタンバリンなどを使ったり、芸事をした」[Mundy 1914: 254] とされ、アクロバットやバランスをとる芸（例えば、胡座から逆立ちをするなど）[Ibid.: 254] をしていたという。こうした人びとの様子が、近代にヨギンと結びつくようになり、現在の世界に広がるヨガのアサナ練習の特徴にまでつながったのである。こうして、ヨギンの写真が多く出回ったことにより、インドの宗教の中でもっともエキセントリックなハタ・ヨギンといったイメージが固定化していった。

「今もっとも凄い驚異の人」：ヨギのバヴァ・ラチマン・ダス

ヨギのバヴァ・ラチマン・ダスの例を挙げよう[*1]。彼は1897年にロンドンに着いて、ロンドンのウエストミンスター水族館の余興で48のポーズを披露した。彼の芸は、既にイギリス人が200年来培ってきたイメージにぴったりの苦行者ファキールが、ヨーロッパの曲芸師のようにショーに出演しているものとして理解された。「報道ネタに格好の」ダスのパフォーマンスは、フラムリー・スティールクロフトによって、当時イギリスでもっとも人気があったグラフ誌のひとつ『ストランド』で報じられた。ここに載った写真は、ヨーロッパでハタ・ヨガ・アサナが披露された記録として最初のものだろう。そして恐らく、インド人がイギリスに来て、「ヨガと考えられているポーズ」をデモンストレーションし

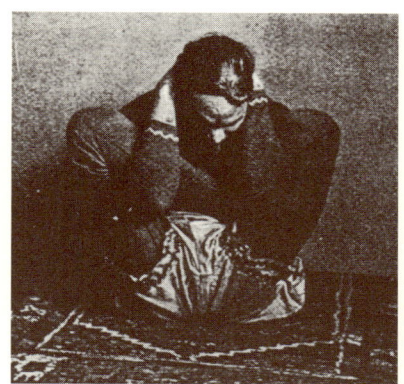

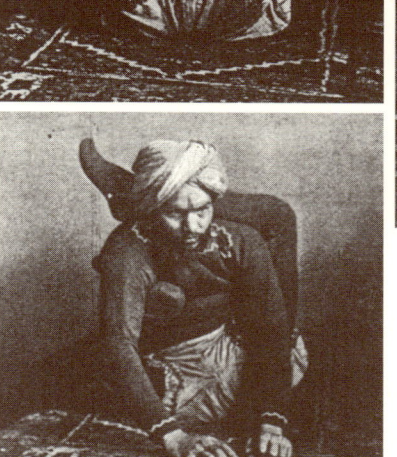

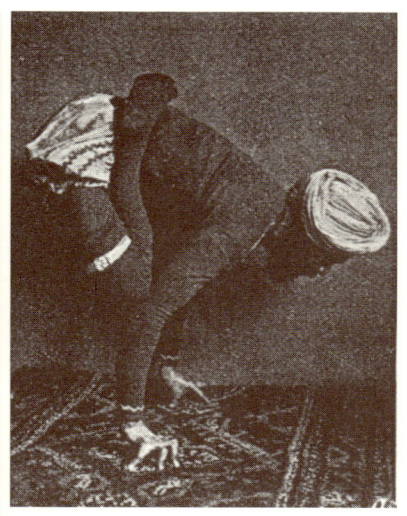

バヴァ・ラチマン・ダス（Steelcroft 1897より）

た最初の例ではないかと考えられる。記事の書き方は、当時のインドの苦行者に関する一般的な態度を反映したものだった。スティールクロフトは、ダスのアサナを、単なる金のために行う曲芸として紹介し、インドの「ぞっとする」宗教的行為のひとつとしていた [Steelcroft 1897: 176]。記事によれば、ダスは宗教上の禁を破り海を渡って「イギリスの金を稼ぎに」きたのであり、イギリス人は気前がいいという噂どおりだと考えながら、瞑想するかわりに夜な夜なもうけを数えている [Ibid.: 176] というのだった。こうした記事の内容は、実に皮肉なことに、スティールクロフ

トが抱いているヨギンの聖者性への畏れを反映している一方で、彼をインドのタルチュフ（ペテン師）とでもいうべき、インドにたくさん棲息する評判の悪い嘘つきや放浪苦行者のひとりが密かにやってきたものとして扱っていた。ダスは、要するに芸をして金を稼ぐサーカス芸人のひとりとしてふるまったが、そんなことでインド人はだませても、賢いロンドン市民はだませない [Ibid.: 178] と記事は伝えていた。

　ところで当時の『ストランド』の読者にとっては、曲芸はなにもインドに行かなくても楽しめる娯楽のひとつとして定着していた。当のスティールクロフトもそうした風変わりな人びとの記録者として知られており、前年に欧米人のウォルター・ウェントワースという曲芸師や、「骨なし人間、アメス」や、刀飲みのクリコ、鉄の皮膚を持つスリランカ人曲芸師ラニンなどのたくさんの驚異の人びとを紹介する記事を書いていた [Steelcroft 1896]。また、ダスの記事が載った年に、『ストランド』の記者、ウィリアム・G・フィッツジェラルドも、女曲芸師のノテラとレオノーラの記事と、「一流曲芸師の蛇人間マリネリ」の記事を発表していた [Fitzgerald 1897a, 1897b]。このほか、その他のイギリスで人気のグラフ誌、『ピアソンズ・マガジン』でも、曲芸師の記事が載せられることがままあり、例えば「『曲芸の王』パブロ・ディアス」[Carnac 1897] などが報じられた。こうしたイメージは、当時のアメリカの大衆雑誌にも現れており、トーマス・ドワイトの「曲芸師の身体はどうなっているのか」が1889年の『スクリブナー・マガジン』に載ったのなどはその例である。つまりこの時期、英米で大衆雑誌を読んでいた層は、ダスの様子を、東洋の不思議な光を帯びた、一種の曲芸師のそれとして理解したと考えられる。

ポーズの達人とヨーロッパの曲芸師

　こうして1890年代に雑誌に登場していた風変わりな人びとや曲芸師は、

決して急に現れたものではなかった。要するに、何世紀も前から伝統的にヨーロッパにいた「ポーズの達人」は、縁日や農神祭や、宮廷の芸人だったのであり、彼らはその同時代版に過ぎなかったのである。こうした曲芸師の歴史はまとめれば一冊の本になるくらいのもので、ここで詳しく触れるわけにもいかないが、イギリスのジョセフ・クラーク（1697年没）や、フォークス一座（1729年から31年にかけて、ロンドンのジェームス通りに劇場を持っていた）の芸人たちのようなポーズの達人には、ダスのような外国の芸人が海を渡ってくる以前に、既に何世紀にもわたる伝統があったということだ[*2]。

19世紀になって写真が登場しグラフ誌が現れたために、超人技のポーズが広く報じられるようになっただけのことであり、芸人としての曲芸師の社会的位置付けは定着していたために、イギリス人を始めとするヨーロッパの人びとの目には、ヨギンやファキールをどう理解するかの素地があったといえる。だからこそ、ハタ・ヨガのアサナが即座に欧米での余興を行う曲芸師のそれと同じようなものだと、簡単に理解されたのである。1800年代半ば以降にインドで大道ヨガ芸人が珍しくなくなっていたことも、そうした理解を促進していた。

こうして、ポーズの達人の伝統や『ストランド』に紹介された新手の芸人たちによって、そうしたポーズを記述する語彙も用意されていた。身体の制約からどうしても似たようになってしまうともいえようが、おもしろいことにそうした曲芸ポーズの多くが、今日の上級ヨガ・ポーズに一致している。エルキンスが指摘するように「骨がないなどということはなく、普通の人間の身体の可能性の範囲を逸脱することはありえない」［Elkins 1999: 105］のであり、こうして曲芸師のポーズとヨガの上級アサナが似ているということは、そうした身体の制約が存在することを表しているわけだが、ここに考察の糸口がある。この類似性はイメージで因果関係ではないというのが重要。こうしたポーズの中で、よく見られるのは、アイアンガーの1966年の本［Iyengar 1966］で使われた用語を使うと、

ガンダベルンダサナ、ナタラジャーサナ、ハヌマーン・アーサナ、ティティバサナ、サマコナーサナ、パダングスタ・ダヌラサナなどである。例えば、フォークスの広告にでてくる図に見られるポーズは、左から右に順に、アイアンガー本のウルドヴァ・ダヌラサナ、アドムカヴァルコナサナ、ガンダベルンダサナにあたる。この形態上の類似をわかりやすく示すために、典型的な19世紀末のヨーロッパの曲芸師の図とB・K・S・アイアンガー自身によるポーズの組み写真を提示しておこう。

　この類似性は、ヨーロッパの曲芸とヨガの間に因果関係があると言いたいのではない。ただ、ダスのデモンストレーションをみたヨーロッパ人が、「ああ、あれか」と思うような前例が既に心の中にあったということに、ここでは注目してもらいたいのである。今日のヨガライターのひとりが書いているように、欧米の紀行ジャーナリズムがアサナのことを「その安っぽさと下品さのために笑いものにしていた」［Sondhi 1962］とするならば、それはヨーロッパの大道芸との類似性によるものだったといえるのではないか。スティールクロフトの記事などが、ポーズをとるヨギンの姿を、大道芸の一変種として位置付けた。アサナにはこうした下品なイメージがつきまとっていたため、1893年以降になるまでは、ヨ

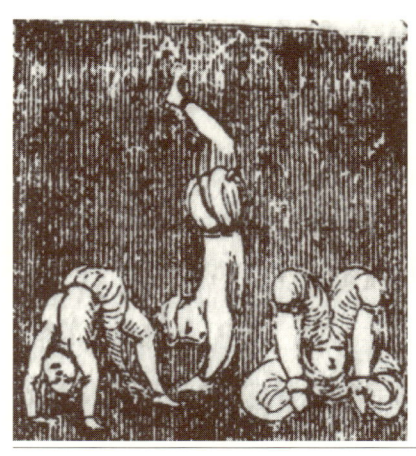

「バーソロミュー祭のフォークス一座」の部分
（Chambers (ed.) 1862-64, 2: 265より）

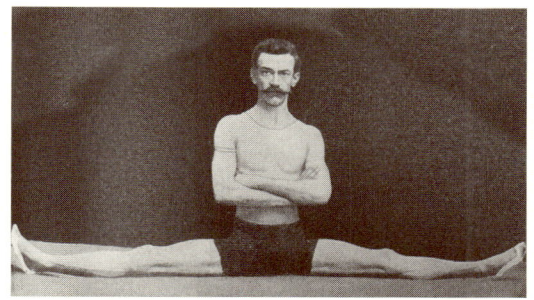

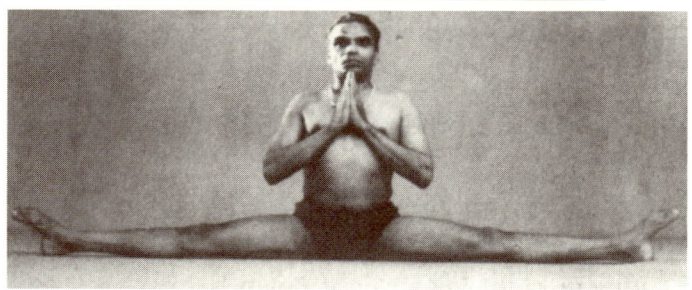

トーマス・ドワイトの「曲芸師の身体はどうなっているのか」(*Scribner's Magazine,* April 1889) と、B.K.S. アイアンガーの『ハタヨガの真髄』(1966年) の図の比較 (Harper Collins Publishers Ltd. と George Allen & Unwin Publishers Ltd. の許諾の上、作成)

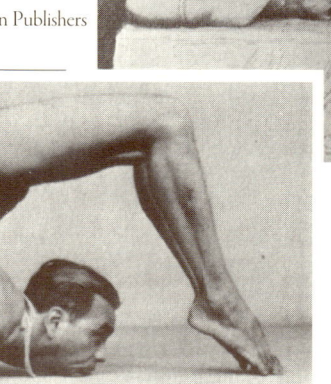

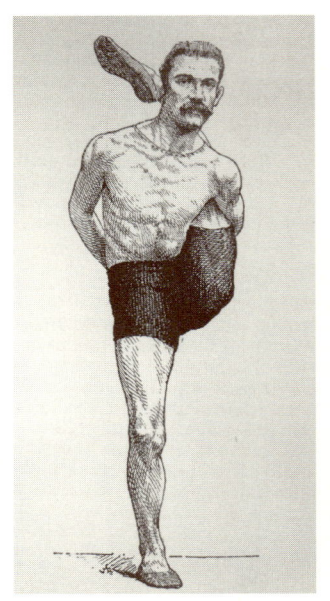

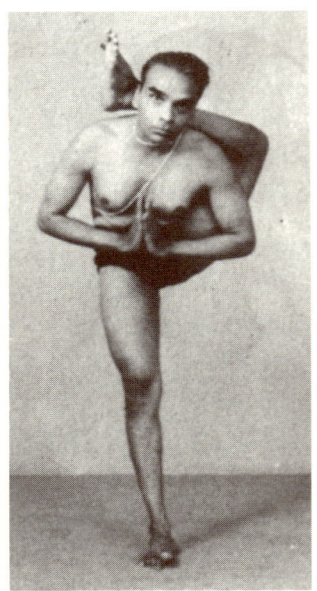

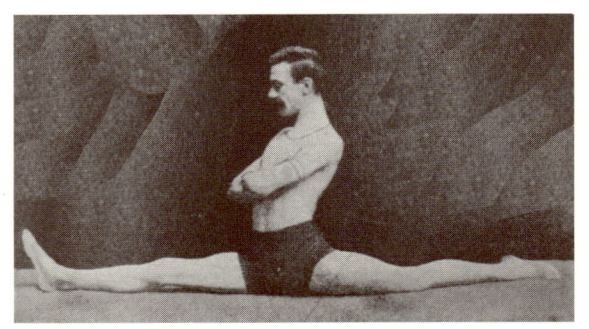

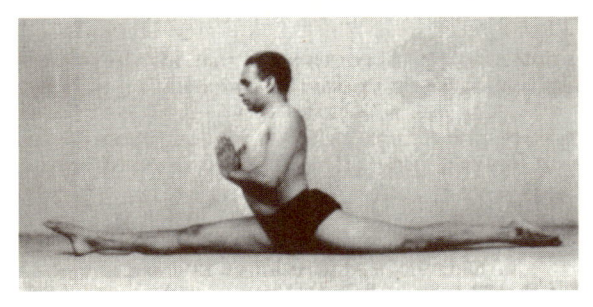

YOGA BODY

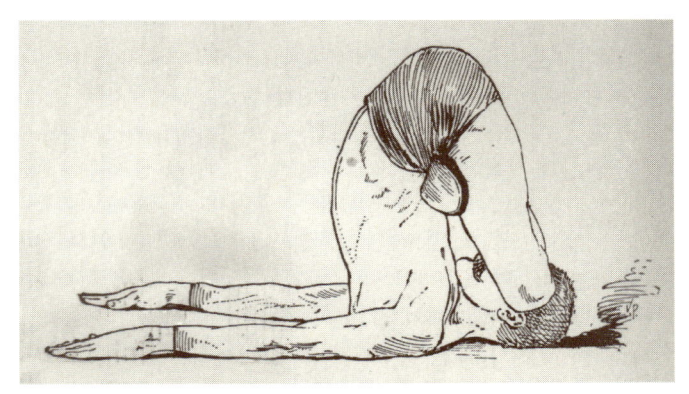

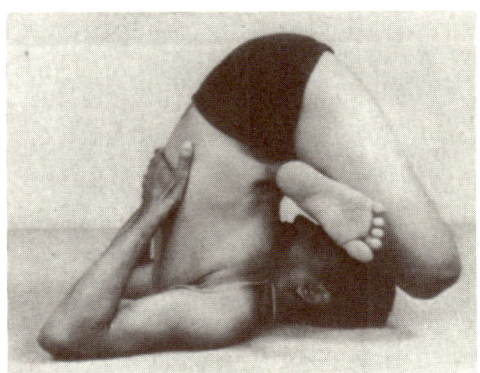

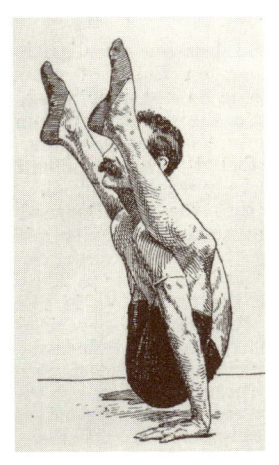

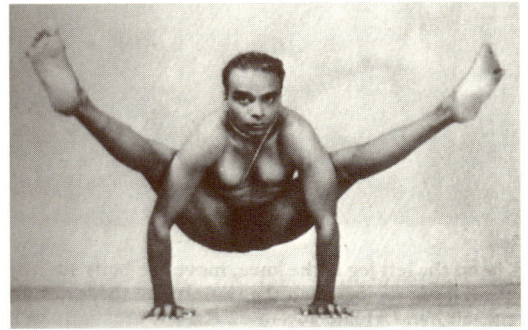

第3章 ヨガの大衆的イメージ

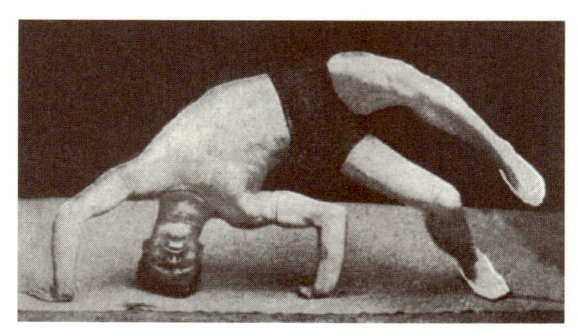

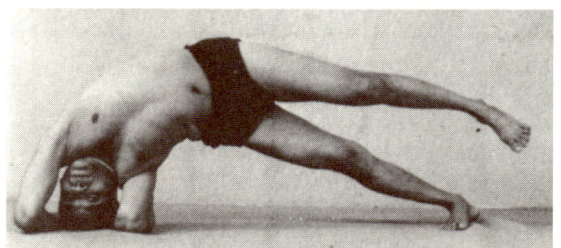

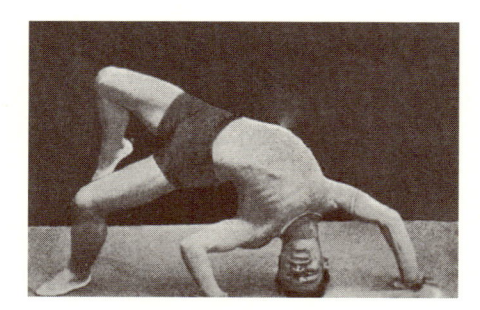

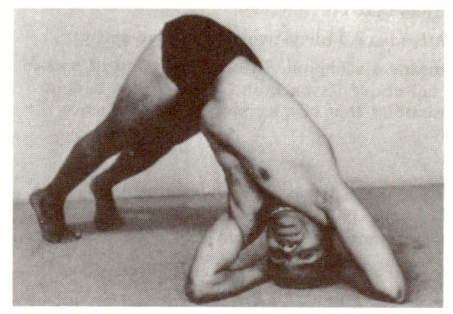

YOGA BODY

ガは国外に売り出すような代物ではなかったのである。

魔術師としてのヨギ

　一方、ファキール・ヨギは、ヨガの体験と技術習得のおかげで不思議な魔力をたたえていると考えられており、ヨーロッパのオカルト好きの人びとにとっては、非常に魅力的な存在だった。この流れでの有名な例は、パリのオカルト科学叢書から1906年に発行されたポール・セディル（イヴ・ラ・ループ）の『インドのファキール主義』［Sédir 1906］、同年発行でひとつの章がペルシアの魔術にあてられている、O・ハシュヌ・ハラの『実用ヨガ』［Hara 1906］、フェアファックス・アスチュエルらによる『インドのファキールの不思議』［Asturel et al 1912］（ベルリン）、エルンスト・ボス『インドのヨギとファキール』［Bosc 1913］（国際新知識シリーズ、パリ）、マックス・ウィルク『ハタ・ヨガ：人間の神業を磨くためのインドのファキール教義』［Wilke 1926］（ドレスデン）などであろう。

　こうした本は、占い師、魔術師、奇跡を起こす人びとなどの話が満載で、明らかに人びとを怖がらせ楽しませる目的で書かれており、これまでのファキールの扱いのような学術的記述とはかけ離れている。これらは神秘に満ちた東洋のヨガ的魔術師たちの秘儀について知りたいと願う読者の心を捉えたが、肝心のヨギンの技術や信仰の構造の部分になると頼りない内容となっていた。一方、ヨガのトリックを暴くといった類の本も出されており、ヘヤワール・キャリントンの『ヒンドゥー奇術：インドのヨギとファキールのトリックを暴く』［Carrington 1909］などがそれである。こうした本のおかげで、ヨガは大道芸の一種であり、インドの似非宗教的な幻影術体系のひとつという位置付けが定着した。実際、キャリントンの本のアメリカ版は、彼の他の本2冊との合冊になり、『手錠トリック、余興芸、動物芸』という本として出版された。

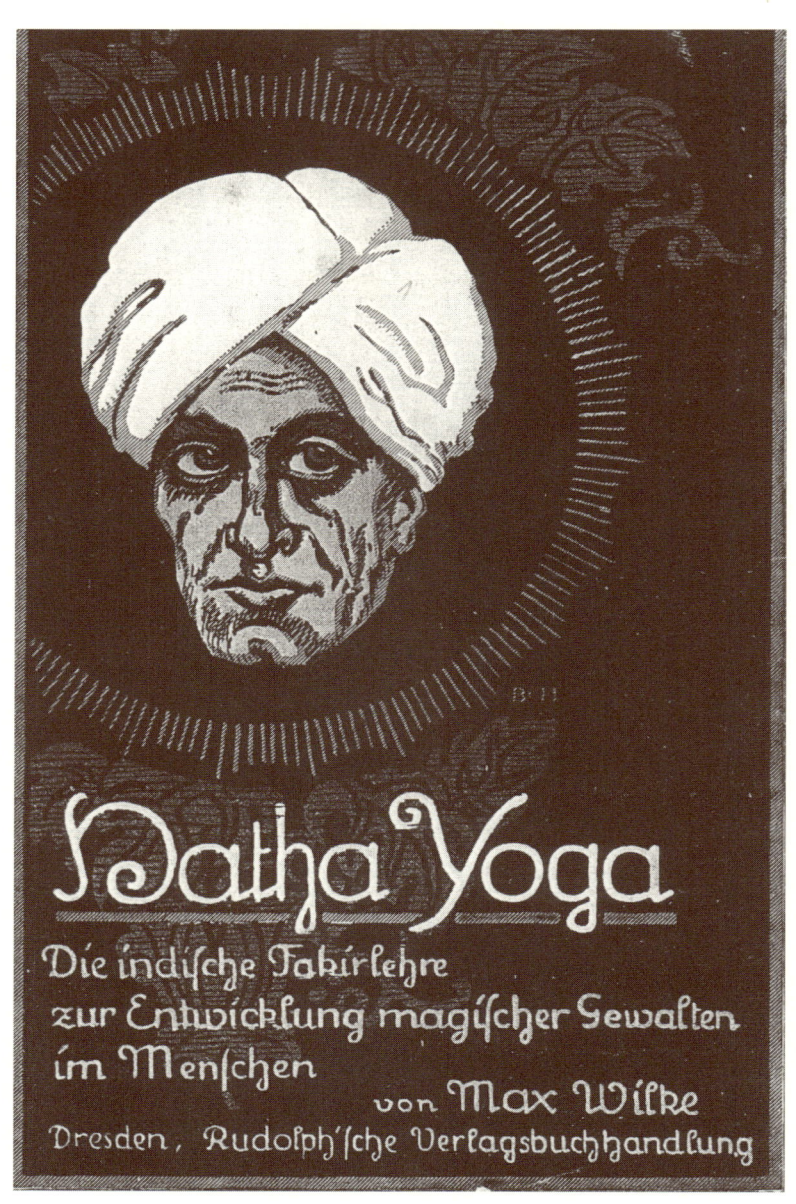

『ナータ・ヨガ』表紙（Wilke 1926）

ここで、ルイス・ジャコリオットの幻想的なインドの「オカルト科学」についての本［Jacolliot and Felt 1884］（特に第11章「ヨギ」）にも触れるべきだろう。デイヴィド・スミスが示したように、ジャコリオットの本は、学術的にはでたらめな記述に満ちていたにもかかわらず［Smith 2004］、インドやヒンドゥー教文献についての情報源として使われており、（ヨギンを含む）インドについてのオカルト魔術的なイメージの醸成におおいに貢献した。

　また、ヘミングウェイの『移動祝祭日』に世界一邪悪な男として描かれていることで知られる、イギリスの黒魔術師アレイスター・クロウリーの担った役割も大きかった。J・ゴードン・メルトンは「1913年に出版した『第四の巻』に8つのヨガへの道に触れ、ヨガを紹介した」ことにより、クロウリーがヨガとオカルト訓練を結びつけたと書いている［Melton 1990: 503］。クロウリーの『ヨガについての8つの講義』は、もっともらしい筆名マハトマ・グル・シュリ・パラマハンサ・シヴァジの名前で、1939年に出版されている。この本は、まさにヨガがオカルトの中でどのような位置を占めていたのかを如実に示すものだ。このような、ヨガを扱ったクロウリーのような著者たちにより、ヨギンは魔術師と同列に扱われるようになった。ヒュー・アーバンによれば、クロウリーは、実際にパタンジャリをよく理解しており、ハタ・ヨガのポーズのいくつかを知っていたという［Urban 2006: 123］。しかしクロウリーは、19世紀的な東洋イメージに満ちた筆致で描かれた、安っぽく、歪んだ二次文献を元に、タントラ的ヨガを西洋の性の秘儀と結びつけたことで知られている［Ibid.: 111］。そのおかげで、「以後、タントラといえば、クロウリー的な性の秘儀と結びつく大衆的イメージが抜けにくくなった」［Ibid.: 111］という。

　このため、反インド論客のウィリアム・アーチャーが、ヨガは「あきらかに魔術の一種」［Archer 1918: 79］としたのも理解出来る。バラティが指摘するように、19世紀後半にはハタ・ヨガにはシディス（超能力）を身につけんとする技術という否定的なイメージがつきまとい、「精神の救済よりもオカルトを支えるもの」と捉えられていた［Bharati 1976: 163］。また、近

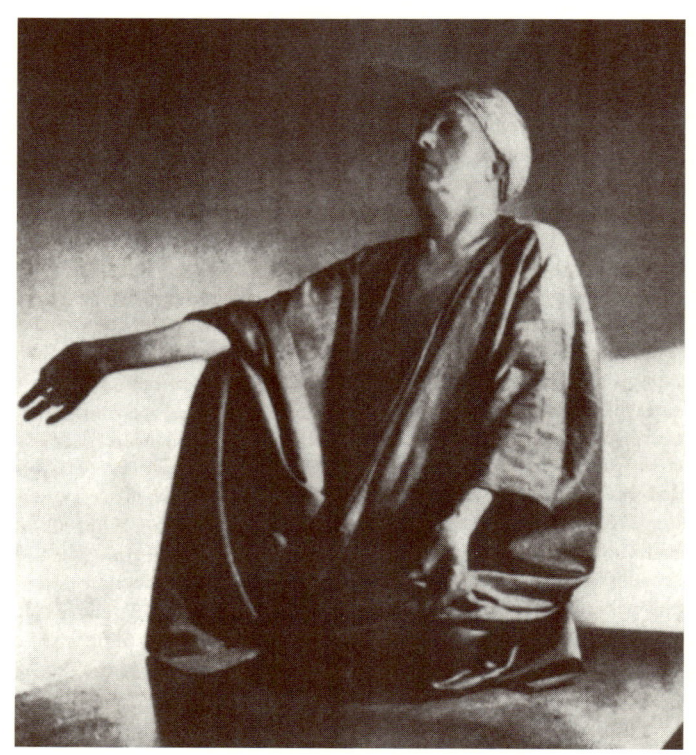

アレイスター・クロウリーがパラマハンザ・シヴァジに扮している様子
（©2009 Ordo Templi Orientis）

代のヒンドゥー教においても、アサナ練習だけを行うと「オカルト的力がついてしまう」とされていて、そういうことは避ける傾向がある［Ibid.: 163］という。こうした状況を考慮すると、第５章以降で取り上げる、ポーズ練習を行う近代ヨガ体系が、そのような力を得ることと切り離されている理由が、非常によく理解出来る。

　ここで、さらにヨギ・ファキールがインドについての映画にしばしば登場することにも触れておこう。インドを題材にした最初のアメリカ映画は、エジソンの『ヒンドゥーのファキール』(1902年)であるという［Narayan

1993: 487]。そして類似のファキールの様子を題材にした映画が20世紀初頭に一定数存在する*3。例えば、1921年のジョー・メイ監督の『インドの墓』は脚本がフリッツ・ラングとテア・フォン・ハーボによって書かれた作品だが、ここに興味深い物語上のヨギンが登場する。これはベルナルド・ゲツキが演じるヨギ、ラミガニが墓からよみがえる話で、マハラジャからの要請でヨーロッパまで奇跡的に瞬間移動し、建築家のハーバート・ローランドを連れてくるという筋なのである。マハラジャは、妻が白人に寝取られたときに失った愛を葬るための墓を、ローランドに建ててもらいたかった。このマハラジャの「妃」（実は、寺院の踊り子シータ）と白人ハロルド・ベーガーとの恋愛物語は、脚本を担当したラングの前作『エシュナプールの虎』が描いており、『インドの墓』はその続編だったのである。その『インドの墓』の大切なシーンのひとつが、ハーバートの婚約者とハーバートが、マハラジャの宮殿の洞窟のような部屋に飛び込んだときの様子だ。そこには、苦行をするヨギ・ファキールが大勢いて、逆さづりになっていたり、釘（くぎ）のベッドに寝ていたり、岩の向こうにのけぞっていたり、腕を持ち上げて立っていたりしたのである。ハーバートは首まで埋まり込んでいるヨギンの頭を危うく踏みつけそうになると、そのヨギンが呪いの言葉を吐いた。「おまえの白い皮膚をハンセン病が食い尽くす」と。おわかりのように、ヨガの苦行をする人びとは、力強く、恐ろしく、短気に見え、なにやら超自然的な力を持ち、ヨーロッパ人に呪いをかけてくるような人びとに映っていたのである。

　こうしたヨーロッパのヨギ・ファキールものの作品は、20世紀にはいっても続いた。例えば、ヴィクター・デインの『裸の苦行者』［Dane 1933］やエドモン・ドメートルの『インドのファキールとヨギ』［Demaître 1936］である。デインの本は、毒を食べても平気で、弾丸で撃たれても大丈夫なハタ指導者のナラ・シン［Dane 1933: 32］などの神秘的なヨギや魔術師が大勢登場した。デイン自身も「ハタ・ヨガとラージャ・ヨガを修めた」熟達者であり［Ibid.: 17］、自分の経験から書いていると主張していた。実際、

デインはイギリスでは催眠術の名手として知られており、『サンデー・グラフィック』や『デイリー・ミラー』などの全国紙で「唯一の白人ヨギ」として取り上げられていた[*4]。秘術を行う者として20世紀初頭に有名になった他の人びとと同様に、デインの神秘性はヨギ・ファキールのイメージから来ていた。ここで注目に値するのは、デインは同時に熱心な身体鍛錬者だったということである。彼は『現代フィットネス』[Dane 1934年]を著し、『運動アリーナ』誌の編集長でもあった。彼のヨガのイメージは、もちろん東洋の奥義に影響を受けていたのは間違いないが、同時代の身体文化の影響を深く受けており、ヨガについて書かれたものには理想的健康法への関心で裏打ちされていた（第5章の冒頭の引用参照）。

ドメートルの1936年の半学術的な民族誌は、ヨーロッパ人がインドの苦行者に魅了されていたことを物語る記録となっている。デインとは異なり、ドメートルはあくまでも客観的に記述を行っており、インド宗教の周縁を冷静に見る態度でありながらも好意的に扱っていた。こうした彼の本はヨギ・ファキールものとしては、ほどよい感じで書かれていた

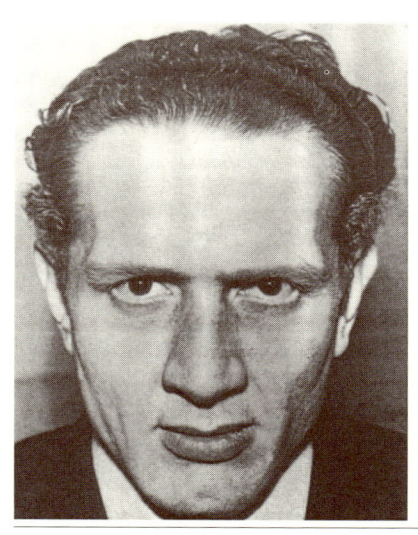

「唯一の白人ヨギ」ヴィクター・デイン
（Dane 1933より）

といえる。前書きとして書いた「ヨギへの手紙」では、「恐ろしい儀式」や「行き過ぎ」「恐怖」「倒錯」を嫌いつつも [Demàitre 1936: 14-16]、ヨガに魅せられ熱心に記述していた。彼のお気に入りのヨギは、ヴィヴェカナンダも引用しているバクティ・ヨガ修行者で、ベナレスの黄金寺院の近くで静かに経を読み勉学にいそしんでおり、彼に「恐らくイエスもバクティ・ヨギだったろう」と述べたという [Ibid.: 35]。本の大半をしめる物珍しい苦行者の目に付く様子と、このヨギとはよい意味で対照的であった。

そして、もうひとつ注目しておかなければならないエピソードがある。ドメートルが、ベナレスのアッシ・ガートで「逆立ちしていた苦行者」のひとりを観察していると、ヨーロッパ風の身なりをした、「知識人」とおぼしきヒンドゥーの青年に止められたというのである [Ibid.: 40]。そしてこの青年は、ドメートルに対して「どうしてこのような道化者たちの写真を撮るのか」尋ねた [Ibid.: 47]。そして、青年はドメートルが「反ヒンドゥーのプロパガンダ」のためにこんな写真をとるのだと勘ぐり、こんな狂信的な行為は、今日のインド人、特に自分のような「知識人」には何の影響力も持たないと言ったというのである [Ibid.: 48]。この構図、つまり、ヒンドゥーの知識人が、センセーショナルな苦行者のありようは真のインドの宗教とは何の関係もないと主張し、一方、ヨーロッパの観察者は、個人的にはファキールのありようをよいとは思っていないにもかかわらず、母国の読者のために記録にとろうとし、また苦行をしているサドゥー自身は、観光客の多い広場でお金のために苦行を披露しているという構図は、ヨギをめぐる、あるいはヨギ（広く言えばファキール）に対するいくつかの動きをうまく表していた。この青年の怒りは、賢いドメートルによってフランス人らしく軽くいなされたのであるが、ドメートルがおもしろ半分に関わっていた点が異なるものの、青年とドメートルとは、ある意味、苦行者に対して似た感情を持っていたといえる。こうして、ドメートルの本は、カスリーン・マヨの本 [Mayo 1927, 1928] が反ファキール（そして、しばしば反インド）のプロパガンダに満ちていたのに比べ

れば、必ずしもそうした意図だけで出来ていたのではなかったが、それでも結果として、放浪の苦行者のイメージを持続する一助となったのは間違いなかった。

　アッシ・ガートでの、ドメートルと青年の口論は、ヨーロッパ人の興味を強く引いていたシヴァ派の苦行者やヨギンに対する、近代的なヒンドゥーの人びととの批判的な距離感を物語っている。ヒンドゥーの人びとにとって、自分たち自身や宗教の尊厳を守るためには、そんな曲芸まがいの苦行をしている者たちと関わりがないことは大事なことだった。ジョン・キャンベル・オーマンが『インドの神秘家、苦行者、聖人』［Oman 1903］というおもしろい研究の中で触れているように、ヨギは「欧米ではある種のインドの宗教的苦行者として認められていた」［Ibid.: 168］が、彼自身も書いているような「無節操な怠惰や物乞い」や「うろうろと放浪すること」［Ibid.: 36］や、彼の本で詳しく書かれているヨギ・ファキールが行っている苦行とヨガを切り離すことは、ヴィヴェカナンダ以降の英語圏で紹介される近代ヨガにとって、とても重要であった。それから、ここで触れておかなければならない少しわかりにくい記述がある。オマ

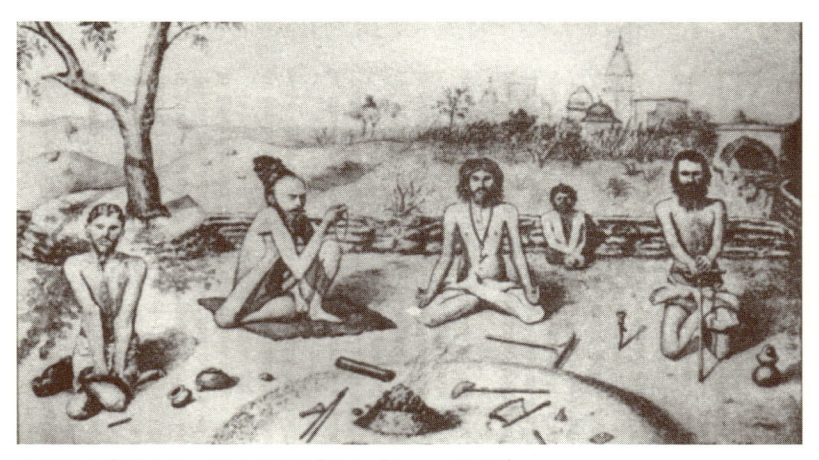

さまざまな定番のポーズをとる苦行者たち（Oman 1903より）

ーンは「インドには、サディズムとも宗教的行為とも関係ないアサンがある。むしろ苦痛とは反対のものだ。そうしたものについて書いた本があるが、多分、インドの警察の発禁本リストに載っているはずだ」[Ibid.: 51 n.2]。このアサナについての発禁本とは、恐らくオマーン（や裁判官）が宗教活動とは異なるとみなしたタントラ的セックス練習に関するものだったのではないかと考えられる。もしくは、オマーンは、カーマスートラの性体位とヨガのポーズを区別出来なかったのかもしれない。いずれにしても、ヨガのポーズとみだらな行為のイメージが結びつけられていたのは明らかといえよう。

ヴィヴェカナンダの反ハタ感情

　研究書や大衆メディアに見られるヨギンの表象を見てくると、ハタ・ヨギンは放浪苦行者や曲芸ファキールに結びつけられており、近代的なヒンドゥー教のありようには、間違いなく邪魔な存在だったのがわかる。これを理解しておくと、初期の国際的舞台に出たハタ・ヨガが、なぜある種の表現をとったかがよくわかる。初期のヨガ・ルネサンスを担ったのは、スワミ・ヴィヴェカナンダとその後継者たちだった[De Michelis 2004]。ド・ミシェリスが指摘するように、ヴィヴェカナンダの『ラージャ・ヨガ』[Vivekananda 2001 (1896)]は大変影響力を持った本で、「近代ヨガ」の方法論と信条の枠組作りに大きな役割を演じた。ここで重要なことは、ヴィヴェカナンダが『ラージャ・ヨガ』の中でハタ・ヨガの身体訓練を全否定して、「ハタ・ヨガは練習が大変難しく、一日で学ぶことは困難であり、精神の成長とはほとんど無関係であるため、私たちのヨガとは何の関係もない」[Ibid.: 20]と述べていたことである。ただ、「ハタ・ヨガの練習のいくつか（頭痛に効くネティ・クリーヤ〔鼻うがい〕など）は非常に役に立つ」と渋々認めていた。それでも、こうしたハタ・ヨガの主たる目的は

長生きするためであり、健康維持に役立つということであって、精神的鍛錬を求める者にとっては、それほど大事な意味を持たないとしていたのである [Ibid.: 20]。ヴィヴェカナンダは、ハタ・ヨガの単に身体的な鍛錬と、ラージャ・ヨガの精神的鍛錬をはっきり切り分けており、この区別は今日にまで影響を持っている。これまでに見てきたことから明らかなように、これは、彼が単に身体訓練が嫌いだったというのではなく、ハタ・ヨギンに対する反感が存在したせいだといえよう。そしてさらに彼は、「いろいろなポーズをとって身体訓練する」ことは「デルサルトなどの体操教師」のやり方にも見られることであって、つまり宗教とは関係のないエクササイズだ [Ibid.: 20] と述べていた。ところが第7章でとりあげるが、ハーモニアル体操システム（例えば、ヴィヴェカナンダが言及していたと思われるジュヌヴィエーヴ・ステビンスによる、アメリカのデルサルト主義など）と近代ハタ・ヨガとの互恵関係は、実際に非常に大きかったのである。しかしここでは、ヴィヴェカナンダが『ラージャ・ヨガ』を執筆していた時代に既に、ポーズをとるヨガと欧米の体操システムの深い関係が認識されていたということに注目するにとどめておこう。

ヴィヴェカナンダは、1900年3月16日にサンフランシスコのワシントンホールで行った講演会でも、似たような否定的感情を吐露していた。「ハタ・ヨガと呼ばれる派があります。彼らは不死の身体を得られると主張しているのですが……身体鍛錬を要し、実に12年もトレーニングをしなければならないのです。彼らは子どもの時分に訓練を始めます。そうでないとものにならないからです」 [Vivekananda 1992 (1900): 225]、そして500年生きたという有名なハタ・ヨギの例を持ち出し、「だから何だというのです。私はそんなに長生きしたいとは思いません。『一日の苦労はその日一日だけで十分である』（マタイによる福音書6.34）と言うではありませんか。私はダメなところも限界もある、ひとりの普通の人間でかまいません」 [Ibid.: 225] と述べた。皮肉なことに、あるいは予言的だったというべきか、この講演の2年後にヴィヴェカナンダは40歳で亡くなってしま

ったのであった。この引用部分はヴィヴェカナンダの書いたものに現れる来世観であるが、『ラージャ・ヨガ』に現れる、個人の力を強くし自然を支配するといった考え方とは矛盾している。「智慧は力である」から「この力を得よう」［Vivekananda 2001 (1896): 145］とヴィヴェカナンダは書いていた。ところで、このハタ・ヨギンの話に出てくるヨガの力が大きく取り上げられているのは、おそらくヴィヴェカナンダがアメリカのニューソート（新思考）の用語である「パーソナルパワー」を取り入れて書いていたことと関係があると思われる（第 6 章参照）。

　ヴィヴェカナンダは1895年に『ヨガ・スートラ』の研究に没頭し、やがてそれが『ラージャ・ヨガ』へとつながる講義シリーズへと結実するのだが、この時期に彼はニューヨークに住むE・T・スターディにヨガについてのいくつかの本の「オリジナル」を入手してくれるように頼んでいた。伝統的なハタ・ヨガの古典とされる『ハタ・ヨガ・プラディーピカー』や『シヴァ・サンヒター』などである［Vivekananda 1992 (1895): 361］。明らかにヴィヴェカナンダは、ヨガの近代的再構築の過程で、ハタ・ヨガの伝統は重要でありハタ・ヨガの文献を取り込む必要があると考えたが、結局、ハタ・ヨガ実践者の目的や方法は、心と精神の鍛錬のためにはむしろ障害となり気を散らせることになると考え、取り入れなかったのである。つまりパタンジャリの『ヨガ・スートラ』を研究するにあたり、中世のハタ・ヨガ文献をも検討しようとした熱意は、この近代ヨガの基本を再構築するという大切な時期に、ハタ・ヨギンと歩調を合わせることにはつながらなかったといえる。むしろ『ラージャ・ヨガ』執筆前後から、ヴィヴェカナンダは、ハタ・ヨガ実践者を真のヨガの目的からはずれた人びととして扱うようになった。

　ヴィヴェカナンダとハタ・ヨガの関係については、彼が死の直前、1902年のラマクリシュナ師の命日の行事の際に、インド人の弟子に話した逸話が残っている。それによれば、後のハタ・ヨガに対する態度を決めただけではなく、ヨガ普及を行う人生の道を決める重要な出来事があった

ようである。弟子が、ラマクリシュナの死後、彼が心に現れたことはありましたかと聞いたときのことである。ヴィヴェカナンダはそれに答えて、ラマクリシュナの死後、ヴィシュヌ派の聖人、ガジプールのパヴァリ・ババと近しい関係になったことがあり、「私も彼が好きだったし、彼も大変大事にしてくれた」と答えた [Vivekananda 1992 (1902): 242]。『スワミ・ヴィヴェカナンダとその後継者たち』(1979年) によれば、この出会いは、1890年1月の3週目のことだったという。マックス・ミュラーはラマクリシュナの生涯と言葉をまとめた研究の中で、ババに触れ、彼の名前は「パヴァナハリ (つまり空気に住む人)」の略語であるとし、パヴァリが1898年前後にガジプールの家で焼身自殺したとの報は「インド中に伝えられ悲しみが広がった」と記している [Müller 1974 (1898): 10-11]。

ヴィヴェカナンダは、パヴァリのもとで2ヶ月の修行生活を行った [Disciples 1979: 230]。その際ひどい腰痛に悩まされ健康を損なってしまっていたが、ラマクリシュナから受け継いだものに加えてハタ・ヴィドヤーの修業をしようと決意していたというのである。

> 私は、シュリ・ラマクリシュナと何年も一緒に暮らしてきたが、こうした弱い身体を強くする技術は何一つ学んでいなかったと思った。パヴァリ・ババはハタ・ヨガの科学を知っていると聞いたので、彼からハタ・ヨガを学んで身体を強くしようと考えた [Ibid.: 230]。

しかし、弟子入りしようという日の前日、瞑想中にラマクリシュナが現れて「あたかも非常に悲しんでいるかのように、私をじっと見つめて」、そのまま2、3時間もいたというのである [Ibid.: 243]。ヴィヴェカナンダは彼を見つめ返し、無言で恥じ入り、弟子入りを延期した。しかし数日のうちに、やはりパヴァリ・ババのもとでハタ・ヨガを学ぼうという気持ちがわき起こったが、おなじように悲しそうなラマクリシュナが現れたというのだ。これが何度も繰り返されたので、ヴィヴェカナンダは「いつも決心するたびに、おなじヴィジョンを得たので、これはよく

ないことが起こるに違いない」[Ibid.: 230] と考え、とうとう秘術を学ぶことをあきらめたのだという。

　この逸話はいくつかの点で非常に興味深い。ヴィヴェカナンダが唯一得た亡くなった師の幻は、別の指導者からの「生きた」ハタ・ヨガの伝授を受けることを阻止した。ヴィヴェカナンダは、これは師が死後も自分と特別な師弟関係を続けるよう、嫉妬したと受け止め、ハタ・ヨガの道に入らなかった。しかもおもしろいことに、当初数ヶ月にもわたってパヴァリ・ババとの親しい関係が続いていた間には、師の幻は出てこなかったのに、いよいよハタ・ヨガを学ぼうということになったところで出てきたということは、つまり（少なくともヴィヴェカナンダの中では）ハタ・ヨガを学ぶなという師の教えであったと解釈された。こうして師の夢のお告げを受けてからほどなく、ヴィヴェカナンダがガジプールからアカンダナンダに宛てて書いた手紙の中には、ハタ・ヨガに対するまったく異なる態度が書き残されている。

> 　私たちのベンガル地方は、バクティとジュナーナの地である。ヨガはほとんど顧みられない。そこにあるのは、変な呼吸を行うハタ・ヨガのみで、それは体操の一種に過ぎない。そこで、私は素晴らしいラージャ・ヨギ（パヴァリ・ババのこと）とともに生活してきたのである [Ibid.: 236]。

　身体を癒し鍛えるという幻想を抱いていたハタ・ヨガに対し、ヴィヴェカナンダがここに至って急に全否定に転じ、「変な呼吸練習」の「体操」と言い出したのである。また、ベンガル地方が「バクティとジュナーナの地」であるにもかかわらず、実際に行われているのは奇妙で粗野なハタ・ヨガだけだ、という。ヴィヴェカナンダの聖なるベンガルのイメージは現実と違っており、それを悲しい事実と受け取ったのである。これより後、ヴィヴェカナンダは、一貫してハタ・ヨガを、ヨガのうちでももっとも劣ったものとして否定し無視した。このことは、必ずしも

ハタの方法論や理論がまったく使いものにならないということを意味するわけではない。ハタの象徴的精神生理学とでもいうべきものは、『ラージャ・ヨガ』では経験的認識論として、科学的で固有受容的な探究の対象となっている [De Michelis 2004: 166]。しかし、こうしたハタ・ヨガの要素は、ヴィヴェカナンダの、より大きなプロジェクトにうまく関わる範囲でしか使われていないといえよう。

　ただ、ここで気になる点は、ハタ・ヨガに対する態度を変えたヴィヴェカナンダの中で、(見方は変化したものの) パヴァリ・ババが色あせていなかったということだろう。数ヶ月の困った経験の最後にも、この指導者はハタ・ヨガの熟達者であったにもかかわらず「素晴らしいラージャ・ヨギ」と位置付けられていた。バラティは、かつては実際のヨガにはハタ・ヨガの要素がいろいろ含まれていたが、「今世紀への転換期にディヤナ (瞑想) 中心の者と、ハタ、またはアサナ中心の身体中心の者とに二極化する傾向がでてきた」と指摘している [Bharati 1976: 163]。19世紀末に起きたパヴァリ・ババとヴィヴェカナンダの出会いは、まさにこの転換期の始まりに当たっていたと言えよう。パヴァリ自身はハタとハタ以外のヨガを、何の問題もなく組み合わせることが出来たが、ヴィヴェカナンダにとってはそうした方法が彼の「ラージャ・ヨガ」の思想と相容れなかった。この微妙な感じが、ヴィヴェカナンダの手紙に現れる「そこで」の使い方に表れているのではないだろうか (「そこで、私は素晴らしいラージャ・ヨギと暮らした」)。つまり、記憶の中で言わば思い出の理想化が起こり、都合の悪い部分をなかったことにしてしまったのではないか。ヴィヴェカナンダは、師のラマクリシュナがタントラ実践に近かったことをなかったことにしているという指摘が、アーバン [Urban 2003]、クリパル [Kripal 1995] などからなされているが、それと同じだったのかもしれない。とにかくパヴァリ・ババが実際はハタ・ヨガの達人であったのに「ラージャ・ヨギ」の一例であることにされて受け入れられ、まるでハタ・ヨガには何の関わりもない風情に記録されているわけである。この後、ヴ

ィヴェカナンダは「ラージャ・ヨガ」とハタ・ヨガを対極に扱うようになってゆき、そうした新しい見方に合わせて、それぞれの師がその両極のいずれかに属していたかのように書くようになっていった。

1894年の『メンフィス・コマーシャル』のインタヴューが、ヴィヴェカナンダのハタ・ヨガに対する態度の最後の記録である。地元の女性が、あなたも、驚くほど長生きであったハタ・ヨガ実践者のようにロープを使ったトリックをしたり、生き埋めになったりといったことが出来るのですかと質問してきた［Vivekananda 1992 (1894): 184］[*5]のに対して、ヴィヴェカナンダはレポーターに向かって「それが何か宗教と関係あるのですか？」と怒り、「そんなことが精神をより純粋にすることになるんですか？聖書にでてくる悪魔にも力があります。しかし純粋ではないので神様とは違うでしょう？」［Ibid.: 184］と言ったというのである。このヴィヴェカナンダの怒りは、いくつもの観点から非常に彼らしいといえる。まず、北米やヨーロッパで大衆的な紀行記事やオリエンタリストの学者による本などによって、曲芸的ファキール・ヨギはよく知られていたが、そのようなものは悪のなせる技だとしたことである[*6]。この例は直接的にハタ・ヨギを「悪魔的なものと結びつけて」語ったものであるが、このような近代ヨガの形成期にあって、ヴィヴェカナンダとその後継者たちにとっては、ヨガとトリックや黒魔術を結びつける大衆的イメージは払拭しなければならないものであった。次に、自己矛盾が含まれている点である。例えば、クリスチャンからみれば、悪魔はまさに宗教と関わりがある。つまりこの答え方には、何が宗教的であって何がそうでないかが反映している。これは近代ヨガが形作られるにあたって、基本となっていた考え方であり、ハタ・ヨギはいつもその周縁にあった。これまでにもみてきたように、ヴィヴェカナンダが反ハタ・ヨガの喩えにマタイの福音書を引用したのは2回目である。イエスが人びとに、神の国のことを思い明日のことを思い煩わないようにせよ（マタイによる福音書 6.33-34）と述べた、山上の垂訓を使って、聴衆の注意をハタの（恐らくアサナも含

む）長寿になる練習から逸らせようとしたのである*7。

ヴィヴェカナンダとミュラー

　ミュラーは1898年に、ラマクリシュナの小伝を出版した。ラマクリシュナをインドの聖人の例として扱う一方、ミュラーは、

> 曲芸師かハタ・ヨギンと変わらない、サンニヤーシンなどとはとても呼べそうにない輩が自らに課している苦行、そんな修行によって欲を絶ち、神経を高揚させトランス状態に入ったり、失神発作をおこして神経を高揚させている［Müller 1974 (1898): vii］

苦行者に対しては軽蔑の念を持っていた。しかし、さらに注目すべきは、そんな苦行者も「ハタ・ヨギン」そのものに比べればまだましだと思われていたということである。つまり、ハタ・ヨギンは最低の部類だということになる。これまでも見てきたように、ミュラーはヨガそのものを否定していたわけではなく、むしろ彼が大変高く評価しているヴェーダーンタやサーンキャのシステムから外れた人びとを毛嫌いしていたのであった。実は、同書の中でも「ある範囲のうちなら、ヨガは優れた修行法であり、われわれみながヨギンになるべきだ」［Ibid.: 6］とすら書いている。もちろん、ハタ・ヨギンはこの「範囲」を大きく逸脱しているというわけなのだが、ここで誰でもヨギンになるべきだ、と書いていたことの意味は大きい。ミュラーは、ヴィヴェカナンダと同じように、ラマクリシュナを聖人視しており、彼の宗教生活のむしろ中心的な部分を占めていた非正統的なタントラ的要素については目をつぶっていた。ヴィヴェカナンダも師の生涯について語るとき、そのことには触れなかった［Kripal 1995］。それでも、そのミュラーがヨガのある側面を、誰にでも素晴らしい生き方を示すものとしていたとは驚くべきことだ。

ヴィヴェカナンダは、同書の書評を書き、ミュラー教授を「インドを温かく見守ってくれる、インド哲学と宗教に造詣の深い方」と褒めた［Müller 1974 (1898): 139］。そしてミュラーは、

> 文明的な欧米が、インドのことを、裸同然で、赤子の間引きを平気でやってのける、無知で、おどおどした人種で満ちた国と勘違いし、そんな人びとは、食人習慣があり、動物と大差なく、未亡人を焼き殺し、あらゆる罪や悪いことに浸りきった人びとだと思い込んでいる［Ibid.: 141］

のを正してくれたとした。

ヴィヴェカナンダにとって、ミュラーは世界でもっとも権威あるインド宗教学者だったので、彼にヨガを認めてもらえば道が開けるようなものだった。ミュラーがインドは哲学的に洗練されていると主張していることと、ハタ・ヨギンのように「罪や悪いこと」に染まった輩を一貫して拒絶していることは、ヴィヴェカナンダにとって、インド人やインドの宗教についての思い込みを払拭する上で大変都合がよく、そのおかげで多いに仕事がしやすくなったといえよう。

しかしだからといって、これを以てミュラーがヴィヴェカナンダのヨガの近代化プロジェクトを認めたということではなかった。実際ミュラーは、実用的ヨガ（つまり哲学的でないヨガ）を軽蔑していたし、ヴィヴェカナンダ自身が鮮烈なアメリカデビューをしたシカゴで行われた1893年の世界宗教会議では、ヨガをある種の「尊敬に値する忍耐」だが「文献学的には何の価値もない宗教的合一にむかっての誤った情熱によるもの」としていた［Girardot 2002: 234 n.42］。まさにミュラーが、ヨガが「純粋に実用的でもっとも堕落した形態」に陥ったことを嘆いているときには、暗にヴィヴェカナンダの新しいヨガに対する批判も含まれていたとみることが出来るだろう［Müller 1899: xx］。ミュラーは、ヴィヴェカナンダに対して、ラマクリシュナをあまりに理想化しすぎていると、直接手紙を書いて批

判したこともあるのである [Müller 1974(1898): 22]。ミュラーからみれば、ヴィヴェカナンダの教義や例は、彼のいう受け入れやすく適切なヨガの姿とうまくかみ合っているとはいえなかった。しかしいずれにしても、この教授とスワミは、ハタ・ヨギンが本来のヨギンの「あるべき姿」から大きく逸脱しているという点では、まったく一致していたといえる。

ファキールの道：ブラヴァツキーとハタ・ヨガ

> ジャバルプールでは、もっと凄いものをみました。川辺を歩いていると、ファキールの道というところについたのです。そしてタクルに誘われてパゴダの庭にはいったのでした。……この在家の人びとによる「もっとも聖なる場所」を後にしたとき、私たちの心は以前にも増して複雑になっていました（1852-1853年の最初のインド訪問についてのブラヴァツキー夫人の弁 [Neff and Blavatsky 1937: 92-94]）。

神智学のヨガ体系は、同時代的な概念の形成に大いに影響があった。ブラヴァツキーが1881年に「今日のヨーロッパやアメリカでは」「神智学が取り上げるまでは」ヨガのことをほとんど聞かなかったと主張したことは、誇張はあるものの、根拠のない主張ではない [Blavatsky 1982b: 104]。ブラヴァツキーには「お抱えの」ヨガについての書き手、ラム・プラサドがおり、1907年に出版した神智学協会版の『ヨガ・スートラ』の中で、「協会内でヒンドゥー教の教えが使われているとすれば、それは欧米との接触から生み出されたものだ」[Prasad 1907: 11] とすら述べていたのである。ブラヴァツキーの書いた文章の中にも、ハタ・ヨガやハタ・ヨギンに対する軽蔑は随所に現れており、それが神智学の解釈による真のヨガとの対比のために使われたりもしていた。ブラヴァツキーによれば、ハタ・ヨギンは、いわゆる無知な魔術師で「3回も蒸留したほど純粋な身

勝手」［Blavatsky 1982d: 160］を体現しているのだった。そしてハタ・ヨギンは悪魔と関わり、苦行をすることが「根っからすり込まれている」［Blavatsky 1982e: 51］ような輩だとしていた。協会内で奥義を行う域に達している者たち（つまり秘密教義を修行している者たち）は、「ハタ・ヨガの練習は決してしないこと」と強く言われており、さもなければ彼女の知り合いの無謀な弟子たちの何人かがそうなったように死に至るとされていた［Blavatsky 1982f: 604, 615］*8。19世紀末のアジアの奥義についての、こうした不吉なプロパガンダは、ハタ・ヨガ文献翻訳を行っている同時代人の態度に影響をもたらし、ヴァスのようなハタ・ヨガ解説者もこのために解釈にぶれが生じたと考えられる。

初期のヨガ指導者にみる反ハタの態度

『ラージャ・ヨガ』の刊行から少なくとも30年ほどは、インドでも欧米でも、大衆的なヨガ文献では、ハタ・ヨガを疑問視するか無視することが続いた。クリシュナン・ラル・ソンディが、シュリ・ヨゲンドラが始めたヨガ協会の雑誌に書いたところによれば、

> インドの近年の傾向として、ハタ・ヨガを望ましくないもの、さらには危険なものとして避けてきた。スワミ・ヴィヴェカナンダやシュリ・オーロビンド、スワミ・ダヤナンダ・サラスワティ、ラマン・マハルシといった偉大な指導者たちは、ラージャ・ヨガやバクティ・ヨガ、ジェナーナ・ヨガなどについてのみ語ってきた。つまり、高度に精神的な働きや鍛錬のことをのみ取り上げてきたのであり、ハタ・ヨガは危険か浅薄なものと扱われてきたのである［Sondhi 1962: 63］。

ということだった。

こうして武闘派ヨギの危険と、苦行者ファキールによる曲芸に結びつ

けられたために、ハタ・ヨガ（特にアサナ）はヴィヴェカナンダのヨガ再興の際に排除されてしまった。「それまで出家者にしか開かれていなかった道を一般の人びとに開く」[Chowdhury-Sengupta 1996: 135] 著名なサンニヤーシンとして、ヴィヴェカナンダは体面を保とうと躍起だった。だからこそ「脅威のサンニヤーシ・ファキール」[Ibid.: 128] のイメージは「精神的ヒロイズム」の再構築には不要のものだった。自分自身は、一度はハタ・ヨガに魅せられたこともあり、インドの身体文化の前に変節はあったものの、ヴィヴェカナンダのヨガはハタ・サンニヤーシンや荒々しいカパリカスのようなタントラ派とは一線を画したのである。そうしたヨガの要素は近代ヨガの再興まであと何年も、いわば内々の秘密として隠される運命にあった[*9]。そのようにヴィヴェカナンダは、自分をそのようなものと切り離そうと努力したにもかかわらず、カスリーン・マヨのようにヴィヴェカナンダをそれと結びつけてみようとする人びとは無くならなかった。またヴィヴェカナンダに続いて、ヨーロッパや北米を訪れた、英語を話す指導者たちのなかには、インドに帰る前にヨギ・ファキールとして振る舞い、世間知らずの女性客を騙すような、ヨギの悪いイメージを上塗りした人びともあった。

　後に、ある種のハタ・ヨガが科学的エクササイズあるいは動くセラピーとして、再度国際的に広まる際には、この時期にヴィヴェカナンダによってヨガの純粋化が行われ強化されていたことが幸いして、評判の悪いハタ・ヨギと切り離されることが出来た。グリーンが指摘するように、ハタの方法と精神を秩序だって清潔なものにすることは、「実際にヨガ実践をしている多くの人びとのやっていることを無視して」[Green 2008: 312]、かつての文献に書かれていた「古典的な」正統性を求めたまじめで控えめな「ヨガ」にすることだった。これには、非常に異なった形に整えたハタ・ヨガの実践方法を取り込んで、ヨガの伝統を塗り替える必要があった。

　ヴィヴェカナンダの『ラージャ・ヨガ』に影響された欧米のヨガの系

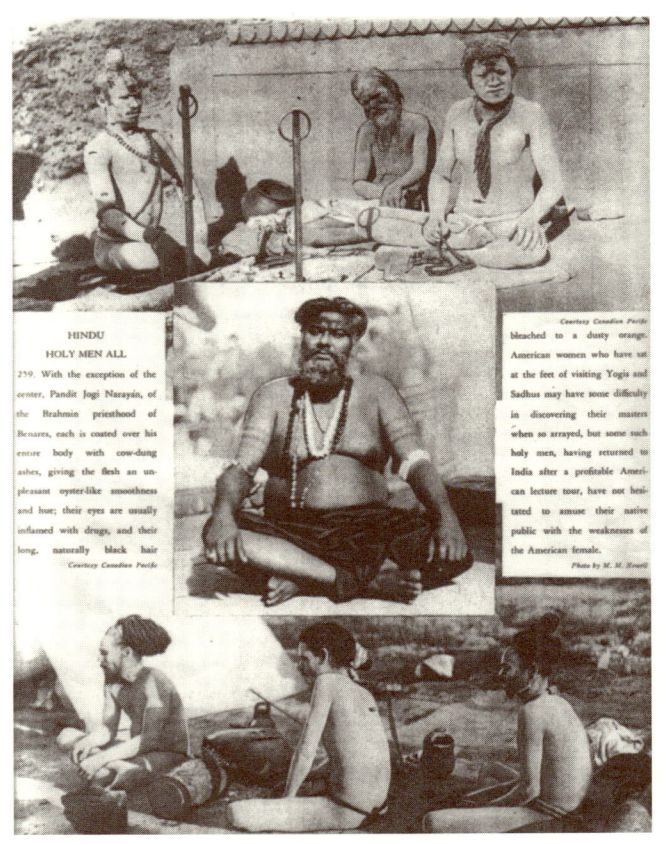

「アメリカ女性の弱み」を話して「地元の人びと」をおもしろがらせているヨギの様子（Mayo 1928より）

譜は、彼のハタ・ヨガへの反感を共有した。（どうしてもハタ・ヨガ実践者に結びつけられる）身体的なポーズをとるヨガは、悪く言われたり無視されたり過小評価されたりする傾向にあったことは、想像に難くない。例えば、O・ハシュヌ・ハラの『ペルシャの魔法を使った実践的ヨガ』[Hara 1906]では、「ポーズや曲芸をする」ハタ・ヨガは「吐き気がする不快な」[Ibid.: vi]もので「ほとんど不可能でばかげて」[Ibid.: 6]いて「胸が悪くなる」

[Ibid.: 10] ようなものだと書かれており、まさにヨギ・ファキールのポーズをとる苦行を一掃しようという流れにぴったりとはまった表現がなされていた。同年に発表されたR・ディムスデール・ストーカの『ヨガの技法』では、ハタ・ヨガ実践者には一切触れず、「食習慣に気を遣い、食事や睡眠を規則的にして、リラックスし、清潔に暮らし、呼吸をしっかりすることが、ハタ・ヨガあるいは身体的再生の意味するものであろう」とのみ書かれていた [Stocker 1906: 29]。ハラとストーカの本は、いわゆる安っぽい実用入門書の類で、ヨガについての事実やイメージの中から役に立つ部分をまとめたような本だった。こうした出版物は、20世紀初頭に秘術に関する書籍の市場に入ってきたものである。1920年代に入って、ヨゲンドラやクヴァラヤナンダの本が出るようになるまで、人びとはポーズ実践のことを書いた本を見ることは、ほぼ無かったのである。ハラのような著者はアサナの存在に触れはしたものの、ほとんど取り扱わず、ヴィヴェカナンダやブラヴァツキーの、アサナなどのハタ・ヨガに対する否定的な態度を継承していたからである。

人気作家のシカゴ在住の指導者、スワミ・バクタ・ヴィシタは、この傾向を次のようにまとめている。

> 欧米でのアサナ（ポーズ）に対する偏見は、インドでの狂信的な実践者が異常に極端なハタ・ヨガ実践をしていたことと、そのためにヨーロッパやアメリカを旅したヒンドゥーのヨギたちがこうしたヨガ実践に触れたがらなかったことによる [Bhakta Vishita 1918: 48]。

こうしてハタ実践（特にアサナ）は、ヴィヴェカナンダ以降の英語を話しヨガをインド文化と宗教の精華として広めようとする、国際的に活躍する指導者たちの間でのタブーとなった。そして彼らの後継者たちも、このハタ・ヨガ評価をひきずったのである。そして、後継者たちの中には、バクタ・ヴィシタのように、アサナを教義の中から排除したり選択的に再構築したり、それを単なる健康維持のツール、あるいは精神修養

の前段階として使う人たちも出てきた。こうして、いずれにしても初期の国際的な近代ヨガの歴史では、後にむしろ主流となって世界的に広まることになる、ポーズ練習のヨガには、インドでも欧米でもあまり興味が向けられていなかった。後に隆盛をみるアサナの復活が始まっていた1930年代になってすら、「ポーズをとるヨガは少数の人びとが行うのみで、たいへんばかにされていた」［Iyengar 2000: 60］のである。つまり近代ハタ・ヨガのパイオニアたちは、こうした身体訓練に対する根強い偏見や恐れを乗り越えなければならなかった。

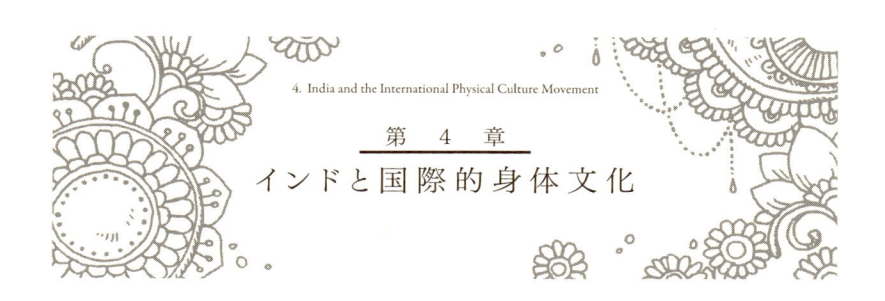

4. India and the International Physical Culture Movement

第 4 章
インドと国際的身体文化

格好良く剛健な健康体にならなければならない。神様は醜い不健康な弱いぶよぶよした身体はお好きでない。立派な引き締まった健康な身体を持たないことは神への冒瀆だ。脆弱な身体を持っていることは、自分自身に対するあるいは国家に対する罪なのだ。私たち自身のそして国家の未来は、健康と十分な強さを手に入れるか否かにかかっている（『インドの身体文化辞典』[Mujumdar 1950: ii]）。

　大衆的なポーズをとるヨガは、20世紀の前半に植民地インドが、世界で起こっていた身体文化運動と接したことから始まったと言ってよい。現在、世界的に広まっている身体訓練型のヨガは、この時期にインド人の心と体にとってもっともよい健康生活はどういうものかについて熱心に実験、研究する中で、育てられてきたものだった。新しく興った国家的な身体文化運動の中で、「ヨガ」と言えばヒンドゥーの身体文化の最たるものだと言われるまでになったのである。ヨガの長い歴史の転換点ともなったヴィヴェカナンダの『ラージャ・ヨガ』が出版された1896年、奇しくも自分で行う身体文化が流行し始め、最初の近代オリンピックが開催された[De Michelis 2004]。また、まさにヴィヴェカナンダが欧米に最初に降り立った1893年の8月1日に最初の近代ボディビルディング大会が開かれたのである[Dutton 1995: 9]。つまり、英語圏で広まるヨガが生まれたときは、まさにそれまでにないほどの身体文化の隆盛の時期であり、ヨガの意味も身体文化の中で変化せざるを得ない状況にあったというこ

とである。

　ここで、近代的なポーズ型のヨガの歴史をたどるために、まず、19世紀末から1930年代にかけてのインドの身体文化の流れをおさえておこう。イギリスとヨーロッパ大陸で非常に熱心に運動をするようになったのは、19世紀のことであった。こうした運動とそれを支える価値観は、イギリス支配下のインドにも伝わってきて、ひ弱なインド人のステレオタイプを強めたが、同時にそのようなイメージを払拭する方法として広まったのである。このときに流入した欧米型の体操や身体文化（リン、サンドウ、YMCA）は、同時代のインドの身体観に深く影響を与え、そうした輸入文化をコピーするばかりではなく自前の「土着の」エクササイズを探そうという動きにつながった。こうした自国の身体文化を強調する動きはナショナリズムと結びついており、植民地支配に対抗する武闘的な抵抗を意識したキャンペーンは、地域の体操教室や身体文化クラブで興った。この際、インドで生まれたエクササイズは、しばしば「ヨガ」と呼ばれたのである。

イギリスやヨーロッパ大陸でのナショナリズム身体文化の幕開け

　それにしても、世紀の変わり目という時点で振り返ってみると、身体的なナショナリズムがこうも素早く広がって、地域ごとにかなりの違いがあったにもかかわらず、近代性のひとつの特徴として世界的に定着したことがわかる［Uberoi 2006］。

　インドの青年は、精神的、道徳的、宗教的にのみならず、身体的にも教育しなければならない。パブリックスクールの男らしさを、インドの神学校にも拡げなければならない［Monier-Williams 1879: 329］。

19世紀のヨーロッパでは、国家の道徳的、身体的気概を再び盛り上げるために、国民の身体を鍛えようという動きが活発化した。例えば、J・F・C・グツミスの『青年のための体操』（1793年）はドイツの体育復興の基本文献となり、後に同時代の若く影響力のある指導者F・L・ターンベイタ・ジャンの文献も続いた。彼らの体操は「単に、よい心を反映した健康で美しい身体をつくるというだけではなく、新しいドイツ人を育成するためのもの」［Mosse 1996: 42］であった。19世紀になると、ヨーロッパではこのドイツモデルをもとに、各国で愛国的な「人材育成」としての体育が広がり、特にフランス、プロイセン、スカンジナビアで盛んになった。1830年代から1840年代にかけて、イギリスでも、そうした大陸の体操のいろいろを融合して、やはり国民の身体を鍛えて国力とするという動きが起こった。ドナルド・ウォーカーの『イギリスの男らしいエクササイズ』［Walker et al. 1834］はこうした動きの初期に出された本の例である。ウォーカーの本は「これまでにもあった、ウォーキング、バランシング、レスリング、陸上、スケート、ボクシング、跳躍、登山、トレーニング、棒高跳び、水泳」の他に、ボート、ヨット、自転車、運転といった新しい競技も含んでいた。こうして、体力をつけるエクササイズやスポーツがこの時期から人気となり、1860年頃までには、「試合やスポーツに関する協会組織などを持つ」「新しい運動主義」がイギリスで確立することになる［Budd 1997: 17］。こうした鍛錬は、経済的にも愛国的にも時代にぴったりだった。弱々しい身体では新しい産業の時代に職に就くことは出来ないと思われていたからである。

しかし、こうしたフィットネスや健康的な生活法が「身体文化」というキャッチフレーズで呼ばれるようになるのは、19世紀末になってから［Ibid.: 43］であるという。エドモン・デボネが1896年に創刊した『アスリート』に始まる、ヨーロッパ全域に流通した健康とフィットネス分野の雑誌は、身体文化の大衆的人気を集め、体操やウェイトトレーニングによる身体鍛錬のよさを賞揚した。まさに、最初の体操競技大会が近代オリ

ンピック最初のアテネ大会で行われた年のことである。

　20世紀に入ると「雑誌の花盛り」[Dutton 1995: 125]となり、中流階級の健康管理といったこれまでにない身体文化への興味と、労働階級の「身体を鍛えたいという欲求」を引き起こした[Ibid.: 125]。イギリスでは1830年代のパブリックスクールの改革により授業で運動競技やスポーツが取り入れられるようになり、陸軍・海軍がリン・システムなどの大陸の体操の影響を受けたトレーニングを始めるようになると、身体鍛錬に関する理想に「健全な身体に健全な精神が宿る」が使われるようになった。こうして19世紀に興った身体文化は、男らしさ、道徳性、愛国心、フェアプレイ、忠誠などのさまざまな理想と結びつけられて発展し「完璧なイギリス紳士を育成する」ためのものと考えられるようになった[Collingham 2001: 124]。

　こうして身体文化がパブリックスクールやオックスフォード大学やケンブリッジ大学といった名門大学で涵養されたために、この価値観が「男らしいキリスト教精神」と呼ばれるようになった。この用語が最初に使われたのは、1857年のチャールズ・キングスリーの小説『二年前』であり、さらに友人のトマス・ヒューズが『オックスフォードのトム・ブラウン』(1860年)で、正義や神の御心に従うために身体を鍛えるという意味で再利用した。こうして「男らしいキリスト教精神」は「健康な男」というだけではなく「罪深い者たちと戦い、イギリスの偉大さに立ちはだかるものを粉砕する」[Mosse 1996: 49]ことへとつながっていたのである。こうした運動に関する新しい考え方は、パブリックスクールにとどまらず、救世軍や（このヨガの研究にとって重要な）YMCAなどの組織を通じて市民にも広がっていった。身体は、精神が実生活の中で世界と関わる文化的な力を備えたものとして、国民として、あるいは宗教人として、あるいは帝国の民としての肉体的義務につなげられて理解されるようになった。その一方、そうした理想を理解しない人びとは見下されるようになったのである。

19世紀後半以降20世紀にかけて、個人は国と同じように「身体を常に鍛えていなければならないという強迫観念にとらわれるようになり、さらには、国として民族として国民総体の身体を鍛えなければならないという観念にとらわれるようになった」[Ross 2005: 5]。こうしたよりよい人類にならなければならないという強迫的な考え方は、しばしば知識偏重により、精神活動や身体を大事にしないといった「身体―心―魂」のアンバランスが生じているという問題意識から来ていた。今日の近代ヨガのように、初期の身体文化は知識偏重への警鐘の意味合いを持っており、人間の3つの要素のバランスを取り戻そうという動きが基礎となっていた。つまり、身体文化は単なる身体の強さを追求しているのではなく、人間の全き生を取り戻すためのものと考えられていたのである。20世紀初頭になると、

> 身体が、人間の強さや能力・忍耐の象徴である驚きや自尊心の源泉だと考えられるようになった。そして、1890年代に始まった近代オリンピックにより、19世紀のスポーツ文化が育ち、運動競技やエキシビションを通じて、ますます身体が関心の的になり、今にいたるのである [Ibid.: 7]。

　こうして身体が、個人や国家にとっての完全性実現の場として大事な関心事となったことが、ハタ・ヨガ再興の基礎になった。こうして、新しいハタ・ヨガは、まさにこの時期に、欧米でナショナリズム身体文化が興隆したのと同じように、自己実現の夢を叶えたいという願いに応えるように形作られていったのである。

スカンジナビアの体操

　身体文化の中で、もっとも欧米で影響を持ったシステムをひとつだけ

挙げるなら、おそらくリン（1766-1839年）の先駆的な業績の上に創られたスウェーデンの体操だろう。そして、これは現在世界に広がっているポーズをとるヨガのスタイルにも影響があった。リンの方法は、C・J・ティソらの「医学的体操」の流れに属し、基本的には治療的で、動きを通じて病気を克服することを狙っていたので、一般的には「動きによる治療」として知られていた［Dixon and McIntoch 1957: 88］。リンの後継者、L・G・ブランティングは「医学的体操を効果的にし、20世紀にまで使われ続けるような体操用語を整備」［Ibid.: 94; Branting 1882も参照］した。こうしたリンの体系を基礎にしたトレーニングは、「全人的」育成を目指しており、これは、ニューエイジのヨガ関連の練習や、YMCAでも見られた、例の「心と知性と体」を育てることの先駆であった。リン・システムのイギリスでの普及者のひとりは、リンの体操は「人間の器官をひとつにつなげ、心と身体の調和あるいは同じ身体の中のさまざまな器官の調和を目指している」［Roth 1856: 5］と述べていた[*1]。

このような、全人的な体操は、非常に人気を博して拡がった。20世紀初頭には、リンの方法を基礎にしたスウェーデンの体操は、もっとエアロビックなデンマークの体操とともに、オックスフォードのアーチボルド・マクラーレンによる器具を使うタイプの体操に替わって、イギリス陸海軍のトレーニングに取り入れられるようになり［Leonard 1947: 212］、そればかりかイギリスの学校や大学の体育でも使われるようになった。ロフボロー・カレッジの体育教育責任者のG・V・シブレーが1939年に述べているように、「イギリスの体育教育は、スウェーデンの体操を基礎に築き上げられたが、イギリスの実情に合うようにかなり改良された」という［Ibid.: 421］。こうしたスウェーデンの体育法は、19世紀末にアメリカにも浸透していた［Ibid.: 329; Ruyter 1999: 94］が、これがYMCAの体育教育や、後に取り上げるジュヌヴィエーヴ・ステビンスの「ハーモニアル体操」にも影響を与えた。これらはみな、ポーズをとる近代ヨガの形成に大きな影響があったシステムである。

このように、イギリス式の学校体育や軍のトレーニングを経て、リンとその後継システムは、インドの教育機関にも拡がり、イギリスでそうであったように、高価な器具や専用体育館を使う必要がなかったことから、それまで拡がっていたマクラーレンの方法を駆逐してしまった。このマクラーレン法は、1871-74年にベンガルの統治者だったジョージ・キャンベル少佐が進めた「男らしいキリスト教徒」を育てる改革とともに拡がったものだったが、人気はあったがインドでは費用がかかりすぎることがわかっていたのだ［Rosselli 1980: 137］。それに対し、リンの「フリー・ムーブメント」は（後の新しいハタ・ヨガと同じで）、なんといっても費用がかからないのが売りだった［Roth 1852: 5］。こうしてマクラーレンのシステムが、リンの体操に置き換えられていったために、マクラーレン自身が、リンの体操に対して「あんなものはもともと身体に障害のある人に向いているような体操だったのに」と悔し紛れに怒ったことがあるという［Maclaren 1869: 77］[*2]。

インドでは、体育教師といえば、もと軍隊の下級兵士上がりの男の先生が多く、「たいてい、スウェーデン式体操のことなどほとんど知らない、レスラーか退役した軍の体操教師」で、粗野で無学なことで知られていた［Govindarajulu (ed.) 1949: 21］。インドの身体文化に関する有名人のK・ラマムルティ教授が1923年に同様のことを書き記しており、「給料も安く、軍隊の過去の栄光を引きずったような粗末な身なりをした体育教師たちは、多くが年金生活をしている貧しい、日焼けしたセポイ上がりの男（すなわちイギリス統治下のインド人兵士）であった」［Ibid.: ix］という。さらに、インドのYMCAの体育責任者H・C・バックと、身体文化の歴史研究者ヴァン・ダレンはそれぞれ著書の中で異口同音に、インドの体育教師が悪口を言われる惨めな存在だったと記している［Buck 1936: 13; Van Dalen and Bennett 1953: 620］。しかし、こうした体育教師による欧米の体操の教育方法は、20世紀になってもインドの身体文化では一般的なものとなり、それが、近代ハタ・ヨガ再興の際の教育方法にも影響をあたえた。そのことについ

ては第 9 章でクヴァラヤナンダとクリシュナマチャルヤについて述べるときに再度触れる。

リンとヨガ

近代のアサナ練習はもともと健康維持のための心と身体の養生法で、ポーズと『フリー』な動きを基礎にしたものと考えられていた。この「フリー」とは要するに、器具がいらずに身体だけで自由に出来るということでもあり、また無料で出来るという意味でもあった。これは、もともとリンがポーズをとるタイプの身体訓練としてインドに定着していたことに由来するといえるだろう。19世紀半ばに、まさに治療的体操は、動きながら治療する「東洋の」方法と比較されていた。ジョージ・H・テイラーの『スウェーデンの動きながらの治療について』[Taylor 1860] では、（患者がある種のポーズを独特の呼吸をしながら行うことで、病気を治せる方法としての）中国のカンフーとリンとを比較しており [Ibid.: 33]、さらにインドの「多くの身体訓練」が同じように動きながらの治療の側面を持つ [Ibid.: 39] としていたのである。さらに彼は、こうした方法がヨーロッパ人の目からすると迷信に映るかもしれないが、リンと同じように実際に治療効果があるし、科学的に効果を証明することだって出来ると主張しており、「もっと多くの生理学的見地からの応用が行われ、それが幅広く適用されさえすれば、これらを合理的かつ完璧に出来る」[Ibid.: 40] と考えていた。こうした主張から、ヨガを医学的見地から見て治療的体操の一種と見なすというクヴァラヤナンダとヨゲンドラの主張（第 6 章で取り上げる）のずっと前から、アサナがスウェーデンの治療的体操のアジア版にあたるという考えは、既に流通していたことがわかる。ところで、このテイラーの本を出版していたのは、ニューヨークのフォウラー・アンド・ウェルズで、ここは20世紀初頭にヨガや代替医療、ニューソート（新思考）関連の

ペーパーバックをたくさん出版していた。当時は、リンの体操がある種のニッチな書籍市場を占めていたのであるが、それが後にヨガに置き換わっていった。

そのほかにもヨガを治療的な体操と見なす例には事欠かない。例えば、S・C・ヴァスは1895年の『ゲランダ・サンヒター』の翻訳で、いろいろなアサナが「体操のようなエクササイズで、一般的に健康によく、心の平穏にもよい」[Vasu 1895: xxv] と書いている。これは、リン以降の身体的・精神的治療法とハタ・ヨガを同一視する場合に、よくある結びつけ方である。似たような例は、アメリカの初期のアジアの奥義に詳しい人物であったウィリアム・フラッグにも見られる。彼はハタ・ヨガのナウリ（腹筋の回転）とウディヤナ・バンダ（横隔膜の引き締め）をスウェーデンの体操に見られるものと同じだとして記述していた [Flagg 1898: 169-76]。このように、リンやリン以後の体操は、ハタ・ヨガの深遠な理論に入り込まずにも、アサナの役割と意味を理解するための便利な概念を提供していたといえる。そして、それぞれのヨガ・アサナのポーズがかくかくしかじかの病気に効く、という形で、ヨガが古代からの「動きによる治療」の一種であった、という理解の仕方がなされていった。

マハラシュトラの身体文化雑誌『ヴィヤーヤン』に載った1927年の無署名記事「競技用および体育のエクササイズ」には、以下のように書かれていた。

> かつては、体操（例えばアサナのように、四肢を使った特定のポーズなど）は医学の一部であり贅沢や怠惰の結果の悪影響を是正する目的があった。薬が効かず治療出来ないとされるような特定の病気に、ある種の四肢の動きは効くのである [n.a. 1927: 146]。

こうした、アサナは本質的に医学的で治療に使えるものだという理解は広まり、ハタ・ヨガの秘術的だと考えられていた特徴を、治療法の一種に読み替えることにつながった。ここでやや脇道にそれることになる

が、ポーズをとるヨガと「自然治療」のつながりについて指摘しておこう。ジョセフ・オルターが示したように、1930年代と40年代に行われたアサナを「自然治療」に取り込む動きは、ヨガの非宗教化と非秘術化のために大事なことであったと同時に、ヨガがどうしてどのように治療効果があるのかという説明が形作られるのに、非常に重要なものであった [Alter 2000, 2004a]。

　ノーマン・スジョーマンは、「(アサナが)どうして効果があるのかという説明は、もともと単に精神修養的だったものに後付けで付けられたものに過ぎない」[Sjoman 1996: 48] と主張している[*3]。このスジョーマンの「単に精神修養的」といった概念には賛同しかねるとしても、たしかに20世紀に入ってから、個々のヨガのポーズにどういった治療的効果があるのかといった理解の仕方が広まったのは間違いない。こうした結びつけ方を1920年代に熱心に進めたのは、近代ハタ・ヨガのパイオニアであったシュリ・ヨゲンドラとスワミ・クヴァラヤナンダで、それがあったために、ヨガが一般的にインド古来の動きによる治療として受け入れられるようになったのである。クヴァラヤナンダの弟子のひとりが回想するところによれば、彼が師に出会う以前に既にヨガのことを「医学的なもので、純粋でシンプルな室内体操」[Muzumdar 1949: v] と思っていたというが、これこそが1920年代のヨガによる身体鍛錬への一般的な理解を反映したものだった。この回想を残したムズンダーは、その12年前に、スウェーデンの体操の起源はヨガであったという説を展開していた。彼によれば、ヨガとリンの類似性はインドからヨーロッパへの数千年の歴史を持つ知識の移転の結果だというのである。「スウェーデンの体操はオリジナルではない」。それは、インドの古代の治療テクニックから学んだものなのである [Muzumdar 1937a: 816] と。

　一方、ミルチア・エリアーデは、1930年代までに出来あがったハタ・ヨガと体操は生理学的に同じだという見方に対して、ハタ・ヨガは「運動競技的でも養生法的でもなく」「体操と混同してはいけないもの」[Eliade

1969: 228]だと反論していた[*4]。しかし実際のところ、19世紀の後半にインドで始まった欧米由来の身体鍛錬の手軽な代替法とみなされたことによって、ポーズをとるヨガが素晴らしいものとして受け入れられるようになったのである。ただ、近代的な体操とヨガが似ていることを強調した著者たちは、欧米のシステムには「精神性」や「全体性」が足りないと指摘しがちであった［Yogendra 1988(1928); Sundaran: 1989(1928)］。しかし、それもまた間違っている。なぜなら、確かにインドで広まった体育には精神性は無かったかもしれないが、本家の身体文化では、精神性は常に強調されていたからである。

しかし、このようなヨガのパイオニアによる否定的な比較は20世紀にはずっと続いた。ヨガの自習書としてもっとも有名な、アイアンガーの『ハタヨガの真髄』でも、「アサナは単なる体操ではない。ポーズである」［Iyengar 1966: 10］。そして、アサナは体操と同じように健康法でもあるが、高価な運動器具を必要としない［Ibid.: 10］と書かれている。つまりアイアンガーの言わんとするところは、1930年代のヨガのパイオニアが言っていたことの繰り返しであり、ヨガと体操は異なると主張していても、どう異なるのかをはっきり示してはいなかった。結局、ヨガはインド固有の誰にでも出来る体操の一種で、器具を必要とせず、欧米の身体文化とは目指すものも近く、似たような効果があるが、より優れていて素晴らしいというのが、その主張の共通点であったといえよう。

サンドウとボディビルディング

「ボディビルディング」という用語を1881年に最初に作ったのは、YMCAの身体文化主義者ロバート・J・ロバーツ［Brink 1916］と言われている。しかし、ボディビルディングの世界的普及に功績があったことで真っ先に名前を挙げなければならないのは、ユージーン・サンドウ（1867-1925年）で

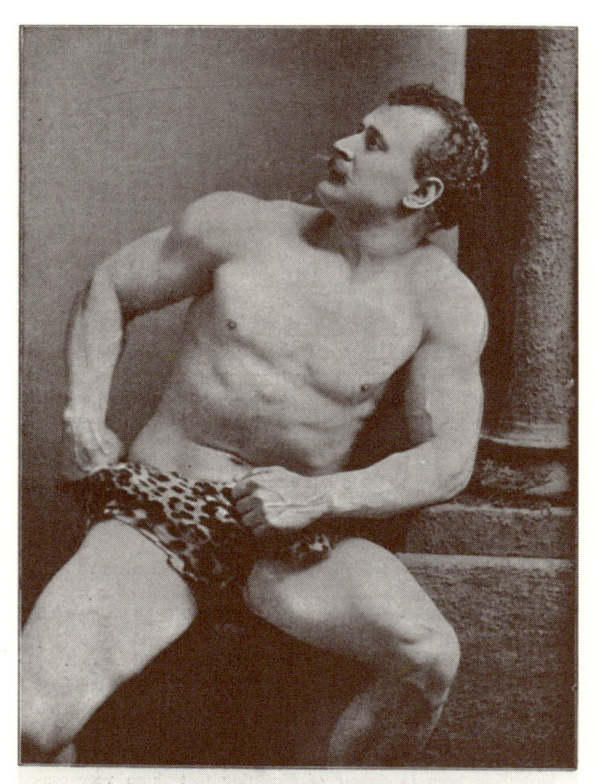

EUGEN SANDOW,
THE GREATEST LIVING AUTHORITY ON PHYSICAL CULTURE.
INVENTOR OF THE COMBINED DEVELOPER.

ユージーン・サンドウ（写真提供 Roger Fillary）

あろう。サンドウは、20世紀初頭に数多くのデモンストレーションや講演のツアーを行い、1898年には人気の出た雑誌『サンドウの身体文化』誌を創刊した。彼の健康とフィットネスに関する助言により「身体文化」という言葉が一般化した。彼の不朽の業績はヨーロッパやアメリカにとどまらず、インドにも影響を与え、初期のインドでの身体文化運動において熱心な信奉者を多く獲得していた [Segel 1998: 206]。彼が1905年に極東へ

のツアーを行った際には、既にインドでは身体文化の著名人として知られており、ツアーの成功により、彼のシステムはますます定着したのである [Budd 1997: 85]。その数十年後に身体文化に関する本を出した多くの人びと [例えばRamamurthy 1923; Ghose 1925; Gupta 1925など] はこのときのツアーを、自分にとって、またインドの身体文化の歴史にとって、かけがえのない経験だったと書き残している。サンドウやアメリカの身体文化主義者のバーナー・マクファデンらの影響のもとに育ったボディビルディングは、20世紀初頭のインドにおいては比類無き人気を誇った。このブームが、国産の健康・フィットネス養生法と相まって、「土着の」運動再興を引き起こし、そこから近代的なポーズのヨガが生まれたのである。ここで、ジョセフ・オルターによる未完の「異端」の説を紹介しておこう。それによれば、ヴィヴェカナンダやオーロビンドよりも、サンドウこそが、もっとも近代ヨガの発展に重要な役割を持っていたというのである [Alter 2004a: 28]。多くの人びとが、ヨガはボディビルディングの一形態ととらえたのも事実だ。もっとも、当時は「ボディビルディング」の語は現在よりはるかに広い意味を持ち、もちろんウェイトトレーニングをして筋骨隆々と鍛え上げるタイプのジャンルも含んではいたが、かなり幅広く健康とフィットネスに関する活動を含んでいた。

　サンドウのインドへの旅は、「身体文化の持つ潜在的な政治的破壊性、あるいは順応性を示す結果となった」[Budd 1997: 85]。それというのも、彼の方法論はやがてインドの独立の原動力となっていったからである。サララ・デビのようなナショナリストのリーダーたちにとって、サンドウによって人気の出た身体文化は「もともと、欧米固有のものではなく、実践者と切り離せるし、どんな主人にも仕える」[Ibid.: 85] ものだった。つまり、それは植民地支配が腐りきっていることの反証としても使えるし、逆に暴力的な力強いレジスタンスにも使えるということだ。サンドウは、身体訓練を一種の宗教のようにして説いたが、インドのナショナリズムでは、第5章でとりあげるようにベンガル地方のサミティスで愛

国的ヒンドゥー教と身体文化が融合していたように、まさに宗教とボディビルディングが混ざり合っていたので、このサンドウの喩えがまさにぴったりであった。サンドウは、「宗教の厳しい戒律や苦行は、エクササイズによる養生法と身体の解放に置き換えることが出来る」[Budd 1997: 67]と考えていて、身体的な自己研鑽は「宗教の代わりになる」[Ibid.: 128]ものだった。こうした儀式的な身体鍛錬を経て身体を聖化することは、もちろん近代ヨガの非常に重要な要素である。次章では、ボディビルディングをした重要なヨギンを取り上げるが、ここでは単に、サンドウのような身体文化の「精神性」は、インドの動きにはぴったりであったことを指摘するにとどめておこう。新しい、あるいは再興したヨガ・アサナのシステムは、正統的ヒンドゥー教のダルシャナの数千年の歴史があると思われやすいことと、ヨーロッパの全人的な体操やボディビルディングと似た面があることともあいまって、まさに、このような身体文化と精神性とを結びつける言説に非常に適していたわけである。

キリスト教青年会（YMCA）

> インド向きの身体訓練や身体文化・体育として、なにかひとつぴったりの既存システムあるいはブランドを見つけるのは難しい。では、インドはどうすればよいのか。それは、よく取捨選択し、何がもっとも大事なのかを見極め、自分たち自身のプログラムを作り上げることしかない（「インドの体育：どうすべきなのか」[Gray 1930: 8]）。

YMCAほど世界の身体文化の普及に功績のあった団体はない。インドでも、融合系ではあっても紛れもなくインド発のスポーツとエクササイズの文化が形作られた時期に、YMCAは「近代的インドの創出のために」[David 1992: 17]もっとも重要な役割を果たした。YMCAの身体文化プ

ログラムは、欧米（特にアメリカ）のキリスト教的な価値観に基づく倫理観が宿る身体を作り上げるツールとなった。YMCAでは「全人格的生活」や、「社会性を涵養するための体育」が強調された（「カリキュラム」[n.a. 1931: 29-30]）。インドのYMCAが考えた身体文化とは、身体を通じた教育であり、身体の教育ではなかった[Gray 1931: 15]。そして、有名なYMCAのロゴに現れる逆さになった三角形で象徴されている、人間の3つの面（心、知性、体）の育成にも貢献しようとするものであった。このロゴは、マサチューセッツ州スプリングフィールドのYMCAトレーニングスクール所長で、影響力のある思想家だったルーサー・ハルシー・グリック（1865-1918年）のアイデアである[*5]。このYMCAの掲げた理想は、先のヨーロッパの体操も熱心に取り組んでいたものである。またそれ以上に、はっきりと「若い人びとにキリスト教的な生活に含まれている理想、価値観、行動パターンを教え込むため」[Johnson 1979: 13]であった。

1920年代以前には、「体育という言葉はこの国（インド）やこの国の教育システムにはなかった」[Govindarajalu (ed.) 1949: 21]が、1930年までには、YMCAのインド体育責任者のJ・H・グレイは自信を持って、身体文化に関して「インドは世界で一番熱い地域となった」[Gray 1930: 5]と宣言した。グレイの調査によれば、インドで人気のある身体トレーニングは、1位がリン、続いて、T・クリシュナマチャルヤとスワミ・クヴァラヤナンダに関して触れることになる、素晴らしい体操家のニールス・ブク（1880-1950年）によるシステムであった。このブクのシステムは、今日の「パワー・ヨガ」形成に非常に大きな影響をもった。ただこの時期になっても、グレイの身体文化リストにヨガやアサナがまったく現れなかったことには注目してよい。このことは、まだ一般的には意味的にも実践的にも「エクササイズ」と「ヨガ」が結びつけられていなかったことを示している。そうなるまでには、あと20年かかったのである。

グレイによって始められた「インドの身体文化への目覚め」[Johnson 1979: 14]は、1919年にはインド初の体育教師養成学校を設立し、1924年にはパ

リ・オリンピックのインド選手団を指導したH・C・バックによって大いに前進させられた[*6]。バックは1929年夏には大衆的な体操・エクササイズ雑誌『ヴィヤーヤン』の創刊に尽力し、以降23年間にわたって編集長を務めたのであった（この『ヴィヤーヤン』は、カトダレが編集していたマハラシュトラのボディビルディング雑誌の『ヴィヤーヤン：ボディビルダー』とは異なる）。こ

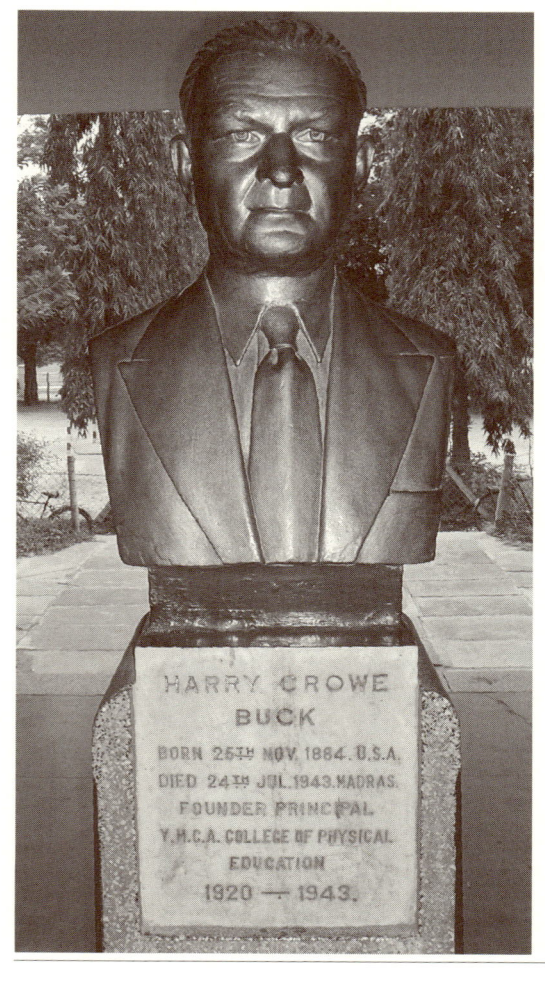

チェンナイのYMCA体育学校にあるH.C.バックの胸像（著者撮影）

のバックが幅広く融通の利いた選択を行って「プログラムを改訂し、インドと欧米の身体エクササイズのシステムをいろいろと取り入れてコースを作ったので、YMCA学校は東西の最高のシステムを提供していた」[Johnson 1979: 177] という。こうしてYMCAによって、身体文化は社会的にも道徳的にも尊敬されうる地位まで向上し、とうとうそれまでにインドでは見られなかったほどの高い評価を受けるようになった。

バックとYMCAの体育学校は、「常に体育に役立つ魅力的な土着のシステムをさがして」[Buck 1930: 2] おり、幅広い内容を扱っていたシラバスは、20世紀初頭から半ばのインドの体育のありようを代表するものと言える内容だった。バックはポーズをとるヨガを「YMCAの体育の総合的な部分」[Johnson 1979: 177] ととらえ、アサナをYMCA精神の中心である、キリスト教的信仰と奉仕の架け橋となるものと考えていた。バックを博士論文の研究対象にして学位をとったN・ヴァスデナ・バットは、バンガロールのYMCA体育学校に勤めているが、彼自身、1930年代にマドラスでバックからアサナを習ったというシュリ・カレシャなる人物に、アサナを1960年代初頭に習ったという。しかし、バットによれば、初めてアサナをYMCAのシラバスに載せたのは、バックの後継者のP・M・ジョセフだった（2005年9月9日のバットへの聞き取り調査）。

いっぽう、バックはアサナについて不安を抱いていた面もあり、ときに、ヨガはあまりに「主観的」なので、チームスポーツなどには敵わないともらしていたこともあったという [Buck 1939: 77参照][*] が、彼が土着のインドのエクササイズをYMCAの哲学にうまく合わせて取り込もうとしたこと（そして、A・G・ノーレンのような身体フィットネス責任者たちの努力）が、全人的成長を目指すシステムとしての、ポーズをとる運動的なヨガ登場の舞台を用意したのは間違いない。つまり、YMCAのインドでの身体教育は、社会の中でのエクササイズの意味合いを変えただけではなく、YMCAの方針に見合う機能があることを示したので、非常に影響が大きかった。この結果もあり、国際的なポーズをとるヨガが、人間の「心と

知性と体」を全人的に成長させるシステムと見なされるようになったのであり、まさにこれこそ、20世紀前半のインドや諸外国で広まったリンを含むさまざまな体操システムが持っていた特徴そのものだったのである。

最後に、J・H・グレイのインドの体育に関するはっきりとしたヴィジョンは、近代ヨガのパイオニアたちも受け入れた急進的実験主義の精神にも反映していたことを再度強調しておこう。ヨガ再興の動きは、まさにインドにおけるYMCAのライバルとなることが自覚されていた。バットが言うように、世界的に有名なハタ・ヨガのスポークスマンであるスワミ・クヴァラヤナンダが激しいポーズによるワークアウトを作り上げていった理由のひとつが、バックがアサナのことを完璧な身体文化システムとして不足に思っていることを、払拭しようとしたことにあった。いずれにしても、今日のポーズをとるヨガの創造は、外国の体操システムに組み込まれまいとしながらも、それと融合していくような、2つの力のない交ぜになったものだったのである。グレイが当時の身体文化一般について述べたように、まさに、インドにとっての必要を完全に満たす、たったひとつの身体運動的ヨガのシステムはまだなかった。そして当時、とにかく手の届く範囲で、ヨガとは関係ないさまざまなもの (例えば、自然治療、治療的体操、美容柔軟体操、それにボディビルディングなど) を取り入れて形作られたのである。こうしてインドが身体文化の「独自プログラム」を作り上げたとき、その名前のひとつが「ヨガ」だったのである。

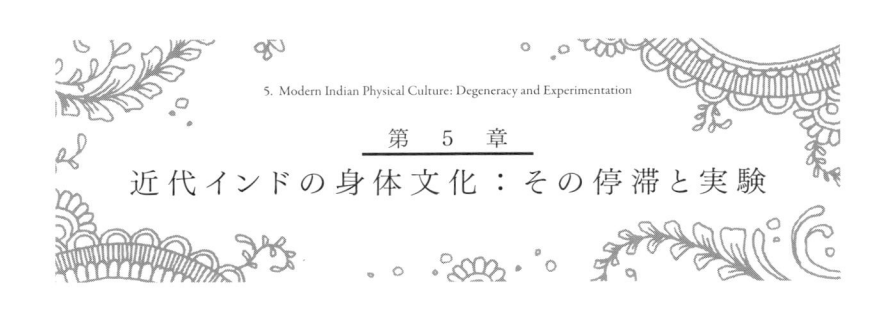

5. Modern Indian Physical Culture: Degeneracy and Experimentation

第 5 章
近代インドの身体文化：その停滞と実験

> 新しいヨガには、身体の引き締まっていない人、怠け者、神経質、弱虫には関わる余地はない。男女を問わず、人間らしくありたいと思うのであれば、強く健康な身体を持たなければならない。身体が完璧でなければ、すべての行動はきちんと機能しないのだ [Danc 1933: 279-80]。

　19世紀半ばより、インドの社会が沈み込んでしまっている状態から、国民的身体文化によって、社会や個人が浮上出来るかもしれないと考えられるようになってきた。例えば、1850年代から少なくとも1930年代にかけて、ベンガルの愛国的なヒンドゥーのエリートたちは、「国家が衰退しているとみなされていることを身体文化を通じて払拭しようとしていた」[Rosselli 1980: 121] という。マハラシュトラの身体文化運動は、『ヴィヤーヤン：ボディビルダー』誌のねらいに示されていたように、「身体的退廃のぬかるみから、インドを抜け出させること」[Katdare 1927a: 25] を究極の目標にしていた。この頃の身体文化に関する出版物には、この手の意気込みが語られているのが、しばしば確認される。

　こうした身体的・人種的な劣等意識は、多分に、植民地の宗主国側が広めたステレオタイプを、英語による教育を受けることを通じて、インドの人びと自身が取り込んでしまった結果であった。この手の、インド人が軟弱だという思い込みは、植民地支配をする側がイギリスの征服を正当化出来るという効果もあった。国際スカウト運動を創始したバーデ

ン・パウェルは、植民地インドの教育は「ともすればだらけてしまう人びとの身体を鍛え、性格や精神をしっかりさせる」[Sen 2004: 94]ためのものだと考えていた。彼の考え方は、イギリス側がイギリス紳士の立派な体格や態度にくらべて、インド人が身体的、倫理的、精神的に劣等だと信じ込んでいることからくる典型的なものだった。このような19世紀から20世紀初頭にかけての、インド人が「堕落しているという語り」は、「科学者、白人、ブルジョアなどが、自分たちは、迷信、おとぎ話、暗黒、女々しさ、大衆、没落貴族などのマイナスイメージのものとは異なると考えることで、アイデンティティを確立しているような他者性」[Pick 1989: 230]として機能しており、植民地での人材育成を進める側が、対象となる被支配国民が自分たちとは異なるとする口実となった。

こうした植民地での人材育成運動の成果のひとつは、そうしたステレオタイプのために出来た、公式身体エクササイズのプログラム類で、そのおかげで、インド人の身体は変化し強くなった。その当時のエクササイズマニュアルには、前書きに、これはどうしてもせざるをえないものだと書かれていたのである。こうしてインド人は怠け者だと言われ続けたことにより、「インドの男たちは、それなりに筋骨隆々とした身体を持たなければならないと思うようになり、体育館やレスリング道場、運動場、軍隊の兵士募集窓口などに、足を向けるようになった」[Sen 2004: 70]のだ。そしてインド人にとっては、身体が強くなるどころかヨーロッパのアスリートにも勝りうることによって、脆弱神話をはねのけることが重要な目標となった。こうして、身体が引き締まって強いことは、文化的・政治的に重要になった。

フランスとスイスのチャンピオンに勝って、アメリカの世界チャンピオンのフランク・ゴッシュに挑んだところ、相手が怖じ気付いて試合が組めなかったらしいと評判になっていたレスラーのアーマド・バックスの写真などが、こうした身体文化マニュアルには、たくさん載せられていた[Ghose 1925: 19]。また、サンドウが1905年にインドにツアーに来たと

きには、ゴーラム・ルソムやサンドウより3回多くデッドリフトが出来るとの触れ込みのK・ラマムルティがサンドウに挑戦し、惜しくも敗れた［Ghose 1925: 18; Ramamurthy 1923: ii］。さらにここで、ラマムルティと同じようにインドの独立に向けてのヒーローとしてシンボル的存在となった、チャンピオン・レスラーのガマ・ザ・グレートにも触れておかなければならない［Alter 2000: chapter 5］。こうした「インドのヘラクレスたち」[*1]の逸話が、弱々しいインド人というステレオタイプを払拭し、力強い肉体の物語を形成することになった。こうした背景には、1896年の最初のオリンピックであるアテネ大会の影響で、ギリシャの力と美の理想がインドの青年の心を捉えていたこともあったと思われる。同時期に形成され始めた新しいハタ・ヨガのスタイルにもこの影響が見られる。

　しかしこの20世紀初頭という時期には、身体的・倫理的・精神的にダメになっていっているという焦りを持っていたのは、インドだけではなく、ヨーロッパの身体文化も、そういう焦りを背景としていたのだった。だからこそ、ヨーロッパやアメリカで身体作りの必要性が叫ばれたのである。実際、サンドウの成功の理由のひとつは、世紀末に身体の衰えが広く認知されるようになったことにあるという見方もある［Budd 1997: 37］。また雑誌や書籍では、産業化以前の社会の雄々しい完璧な身体を取り戻そうといった記事が、繰り返し見られた。アメリカでもっとも人気があった身体文化に関する作家の、バーナー・マクファデンがいみじくも書いていたように、「先祖は、自然の中で生きていたので、自然の力強さに同調して、強く雄々しく征服的だった。それに引き替え我々は、徐々にではあるが確実に生命力を失っていっている」というわけである［Macfadden 1904b: 15］[*2]。

　こうした都会的になった近代のひ弱さをあげつらうのは大衆受けした。サンドウがインドで大成功し、ボディビルディングを始めとする体操文化が普及したのも、間違いなく、こうした流れの一環で、インドの青年の心に響き、彼らの特殊な愛国的な身体観に結びついたのだった。こう

して、欧米のボディビルディング主導者たちの危機意識が、そのままインドの人びとに当てはまり、身体が弱いだけではなく「身体的疲弊はそのまま精神の堕落を意味している」と受け取られたのだった［Rosselli 1980: 125］。こうして、身体が弱くなっていっているということと、人びとが堕落する以前は活力に満ちていたという双子の神話は、ヒンドゥーの愛国者と身体文化再興を目指す人びととの両方に利用されたのである。

　こうして、インドらしい身体文化の形を苦労しながら模索することは、結局、欧米の（特に帝国主義的な）雄々しい身体という価値観をどう取り入れるかという悩ましい問題なのであった。アクハラとヒンドゥーのメラは、植民地支配下の教育システムにうまく（ときに、実にぴったり）適合しながら、欧米の身体文化の影響を受けた「土着の」身体文化として、ヨーロッパの愛国的体操の文化的・政治的潜在力を深く受容する形で展開していた。実際、インドの教育機関の中で、インドのサマディの中でももっともスワデシ（国産品愛用）を強く勧めていたことで知られる「土着の教育機関の中でももっとも偉大な」［Rai 1967: 145］アルヤ・サマジの学校やグルクル（寄宿学校）でさえ、生徒たちは夜明け前に起床してダンベル・エクササイズと柔軟体操をさせられていたのである［Ibid.: 145］。明らかにこれは、同時代のヨーロッパの身体文化のメソッドが、広くインドに取り入れられていたものである[*3]。このような実験を通じて、身体文化はインドの「教育課程の中心」に据えられることになった［Watt 1997: 367］。ヒンドゥーの人びとが自分たちに「雄々しい身体」が欠け、「弱く」「勇気がない」「無気力な民族」ではないかと感じたときに、母なるインドに我が身を捧げる、締まった身体を持った健康な市民こそが、強く生き生きした国の理想の民だというイメージが出来ていったのである［Ibid.: 367］。

優生学としての身体文化

　こうした劣等意識は、社会的ダーウィニズムと優生学の流れに関係している。19世紀初頭までに、社会的ダーウィニズムと優生学のブームはヨーロッパの人びとの心をとらえ、ヨーロッパから外へも急速に広がった。インドでは、社会的ダーウィニズムの言説は、初期の愛国的動きを支えており、インドの優生学の学会は、1920年代以降に、インドが身体的、倫理的、精神的に劣っているのではないかという人びとの意識に裏打ちされて、つぎつぎに設立されていった。ヨーロッパでも、インドと同じように、近代的な身体文化が優生学運動の中心となっていた。

　J・P・ミュラーの非常に有名な「システム」[*4]を筆頭とする、ヨーロッパの愛国的体操は、「群れ」の衰退や、ラマルク流の獲得形質の遺伝に関する神話などの上に築かれていた。ラマルク主義では、社会的ダーウィニズムや優生学のもっとも重要な特徴を示しており、人びとは自分の進化の過程を操作出来ると考えていた。ラマルク（1744-1829年）は、人が一生の間に経験した変化は、子孫に残せるという考え方を持っていた。例えば、鍛冶屋がいつもハンマーを使っていたために頑強な腕になったとして、その腕の強さは子どもにも遺伝すると考えたのだ。こうした考え方は、ダーウィンの発見によって間違いであることがわかったが、それでもこの考え方は20世紀に至るまでいろいろな影響を与え続けており、国際的な身体文化でのさまざまな言説にもその影響が色濃く見られる。そして、ポーズ中心のヨガもこの流れに属している。ミュラーのシステムでも、こうしたラマルク的・優生学的傾向がはっきり見られ、1913年ごろにはイギリスの優生学会でミュラー主義の人びとがよく見かけられるようになったのも頷ける［Kevles 1995: 58］。

　例えば、ミュラーは体操を勧めるに当たって「親の形質を受け継ぎ、それを発展させる子どもを育てるために」身体を鍛えようと言っており、

「国へのもっとも高貴な貢献は、つまり、民族のレベルを向上させること」としていた [Müller 1905: 44]。「エクササイズの法則」として知られるこうした考え方は、19世紀末から20世紀初頭にかけての身体文化の文脈でよく見られるもので、体操を始めるきっかけを与えていた。実際、ラマルク主義は「女性の体操に非常に強い影響を与えた」ことが知られている [Todd 1998: 24]。こうして近代的体操はラマルク主義を行動に移したものであったわけだが、植民地インドでも、この2つは非常に強く結びついていた。そして、これから触れていくことになるが、国際的に拡がった近代ヨガの歴史は、こうした近代的体操と切り離せないものであり、英語圏のヨガ教師の多くが、優生学らしい考え方に染まっていたこともいわば当たり前のことなのであった。以前に詳しく書いたように [Singleton 2007p]、これから後の章 (特にヨゲンドラに関する第6章) では、ヨガが、世代から世代へと発生的・精神的な完全性を受け継ぐための近道であると信じられていたことがはっきりする。

愛国的身体文化

1880年代の初頭にインドでわき起こる愛国的状況の中で公刊された、バンキム・チャンドラ・チャテルジの小説『アナンダマト』は、外国からの抑圧勢力に対抗し、愛国的身体文化の理想を推進する国粋ヒンドゥーのサンニヤーシンの理想の姿を広めた。同書の最近の翻訳につけられた序文でジュリアス・リプナーが指摘したように、登場人物が「すべて比較的少数の、読み書き能力があり育ちのよい上流階級の人びとで、愛国運動に染まったヒンドゥー」である。彼らは、ヨギンや苦行者や「飢えて絶望した村人」などとは異なっており、中心的エピソードの「サンニヤーシンの反乱」で、数を増やしていった [Chatterjee and Lipner (eds.) 2005: 29-30]。そして、放浪するサンニヤーシンはシヴァ派であることが多いのに

対し、バンキムの小説の洗礼を受けた「サンターン」は「ヴィシュヌ派の一派に属する」とされていた[Ibid.: 29 n.51]。このバンキムの「サンターン」は、19世紀末から20世紀初頭にかけてのベンガルで発生した、意識の高い愛国的な一団を形成した、近代的で読み書き能力のある「バドラロック」(穏やかな人びと)の一種であった。バンキムの小説は、しばしばある地域に発生した愛国主義者の英雄としての自覚を、ヒンドゥーの人びとに自覚させるものだったとされ、好戦的な近代的愛国者の意識を醸成した要因のひとつだったと言われるのである。リプナーの序文(特に59ページから84ページにかけての部分)に書かれているように、『アナンダマト』が政治的に利用されたことと、後に独立インドの国民的愛唱歌となる「バンデ・マータラム」に結実した精神が語られていたことは重要であり、それは愛国精神の前身であり、後のヒンドゥーとムスリムの対立の序章であった。

　こうして『アナンダマト』の宗教的、政治的なイメージは、多くの若い愛国者を鼓舞し、伝統あるインドの宗教的戒律「サナータナ・ダルマ」を掲げてイギリス支配に対して武力闘争を図らせた[*5]。こうした戒律は、ヒンドゥー内の一派であるサンターンに伝承されており、ヴィシュヌ派の一種と見られがちであるが、「実は狭い意味でのヴィシュヌ派ではない」のであり、むしろ、ヴィシュヌ派とシヴァ派とサクタの要素が混じり合って、愛国的苦行者の自覚を形成したものだったのである[Ibid. 2005: 73]。

　ワカンカーは、

> バンキム・チャンドラは、まさにベンガルの「社会-宗教改革」の一部としての身体教育と、その効用を定義したのだ。その核になっていたのは、「アヌシラム」の概念、つまり富裕層の男子の理想の身体のありようであった[Wakankar 1995: 48]。

と記している。

こうした身体文化再興における重要人物のひとりとして、サララ・デビ・ゴサル（1872-1946年）がいる。ラビンドラナート・タゴールの姪で、女性の権利運動を支え、かつてはブラフマサマージ擁護者でもあった人物［Southard 1993; Kumar 1993］で、1905年から武闘派愛国身体文化の先鋭的主導者・主唱者のひとりとなった。デビは、バンキムの小説のヒロイン、シャンティにならって、身体文化を広め、護身のためと「イギリス兵士による陵辱から女性を守るため」［Kumar 1993: 39］に青年に武術を習うよう鼓舞したのである[*6]。彼女は、1902年にカルカッタの父の家にムルタザ教授の指導のもとに武道センターを開設し、その開設記念に「勇壮な身体」のパレードを行った。彼女の影響力により、ベンガル地方に似たようなセンターが次々に設立されていったのである。サルカは、これについて「この特別な若い女性が行ったビラスタミとプラタパディトヤの祭りでは、体操のデモが欠かせない要素となった」［Sarkar 1973: 470］と記している。サララ・デビはこうした活動を通じて、インドの歴史や伝説に基づいた「愛国的なヒーロー戦士」を育成することを目標としていたのだ［Kumar 1993: 39］。

　デビは、愛国的身体文化について、アメリカで成功して凱旋したヴィヴェカナンダとも交流があった。このスワミ（ヴィヴェカナンダのこと）は、インドの身体文化振興に強い関心を持っていて、伝えるところによれば、サッカーを通じてのほうが『バガヴァッド・ギーター』を読んでいるよりも神に近付ける道だと繰り返し説いていたくらいであった［Nikhilananda 1953: 167］。紛れもなく、ヴィヴェカナンダはインドの青年には身体鍛錬が必要だと主張していたのであり、精神鍛錬よりもまず身体鍛錬だという考え方を持っていたことは、次のような1897年に録音された記録からもわかる。

　　スワミジ（ヴィヴェカナンダ）：もし身体が強くなければ、どうして精神の事で悩む域に達することが出来るであろうか？　あなたは、世の

中で、もっとも高等に進化した人間らしくあるだろうか？ ……そのためには、まず身体を鍛えよ。その上で、精神のコントロールを学ぶことが出来るのだ……。「真の自己は身体の弱いものには見つけることが出来ない」（Katha Upanishad, 1.ii.23）のだ［Vivekananda 1992 (1897): 155］。

このウパニシャッドがどうしてこのように解釈されたかはわからないが[*7]、彼のメッセージははっきりしている。つまり、近代ヒンドゥーにとって、身体を鍛えることは、精神の鍛錬にとって、もっとも重要な基礎である、ということだ。これは、彼の近代的な古典解釈の営みの動機付けになっていたほどに、緊急性を感じていたものだった。録音のこの一節に続くやりとりを確認してみよう。そこでは、実にヴィヴェカナンダは正統的な解釈とは一線を画していることを自覚していたこともわかる。

弟子：しかし、先生。注釈者（Shankara）は「弱い」という言葉を「ブラマチャルヤ、つまり自制心のないこと」と解釈していますが。
スワミジ：そういう解釈もある。しかし、私は「身体的に弱い者には、真の自己に目覚めることは出来ない」と解釈するのだ［Ibid.: 155-56］。

このような大胆な解釈が行われたことが意味するのは、この時代の緊急性が、厳密な解釈の伝統の大事さを上回っていたということだろう。ヴィヴェカナンダは、自分の身体文化振興に古典的裏打ちが欲しかったのであり、この部分を新しく解釈することでそれを充たそうとしたのだと考えられる。ラマクリシュナの教えを独創的に解釈した彼の用法は、同じように1898年にも記録されており、それを確信犯的に行っていたことがわかる。弟子の質問に対して、ヴィヴェカナンダは「要するに、強い身体を持たなければ、真の自己に目覚めることは出来ないということだ。シュリ・ラマクリシュナも『もし、身体に欠陥があれば、自己実現はない』と言っていたものだ」［Ibid.: 156］と述べている。しかし、ラマク

リシュナが精神の成長にとって、身体の欠陥が妨げになる場合があると言ったことはあるかもしれないが、頑強な身体が自己実現のために必要だというのがヴィヴェカナンダの考えであるのは間違いない。これまでに見てきたように、ヴィヴェカナンダはハタ・ヨガ実践を嫌っており、アサナと身体文化を結びつけていた形跡はないが、実際、ハタ・ヨガの身体文化への適合の動きの中では、これはまさに中心的なものだったのである。

ヴィヴェカナンダは、サララ・デビやその姉妹のニヴェディタとの交流を通じて[*8]、インドの愛国的青年に身体文化を広める重要人物となって活躍した。そして近代ヨガも、その誕生からして、愛国的青年の軍事教練としての身体鍛錬という側面と切り離すことが出来なかったのである。ここで、もう一点注目しておきたいのは、デビの体操施設で訓練を受けた者がしばしばオーロビンド・ゴーシュと協力していたことである [Sarkar 1973: 470]。ゴーシュといえば、政治的パンフレットの作者であり、過激派で知られた、やがて近代ヨガの創始者のひとりとなる人物だ。彼も、やはりバンキムの小説に影響を受け、1909年に翻訳したこともあった。こうしたつながりからも、近代ヨガが身体文化と同じ土壌から育ったことが窺える。

デビの影響のもとに広まった身体文化のアクハラ（クラブ、ジム）は、武闘派ヨギンのありようを意図的に真似した政治闘争のセンターとして機能していたこともしばしばであった。もちろん、すべての身体文化センターがそうした愛国的テロリスト活動の中心となる機能を持っていたわけではないし、そのような機能が多くのインド人に支持されていたわけでもなかった。しかしこうして「インドの独立が単にガンジー派の非暴力・不服従の運動だけから成っていたのではなく、武闘派も存在していた」[McKean 1996: 73]のである。そして、身体的なナショナリズムを通じて政治的な意味合いを持ったアクハラにも、穏やかなものと過激なものが混在していた。ガロートら [Gharote and Gharote 1999] が指摘するように、アク

ハラは過激派の拠点という評判が急速にたったので、知識層は距離を置くようになったという［Ibid: 6］。しかしガロートらの評価は、中流階級的な近代ヨガからの視点なので、多少割り引いて見る必要があるかもしれない。

　武装政治闘争と身体鍛錬の交錯では、もうひとつ非常に大事な点がある。それは、過激な社会改革派で「インド暴動の父」とされるB・G・ティラク（1856-1920年）が、身体文化の成立を促進したことである。ティラク自身、熱心な身体文化支持者で、近代ヨガの創始者のひとりであるラマムルティ教授の初期の擁護者でもあった［Ketkar 1927: 230, and below］。彼は、近代的太陽礼拝（スーリヤナマスカーラ）システムの考案者であるアウンドのラジャへの直接の影響があった人物としても知られている［Sen 1974: 307］。

　武闘派ヨギンを真似する理由のひとつは、近過去を、現在の必要や将来のために読み替えようとする動きにあった。新しいタイプの秘密組織の、戦うヨギンは、1908年に出版されたサヴァルカーの『1857年のインドの独立戦争』という小説の影響を受けていた。これは、表立ってはバンキムが『アナンダマト』で取り上げたのと同じ時期を扱った小説ということになっていたが、実のところ、「パンディツ、サドゥス、サンニヤーシン、スワミ、ファキール、モルヴィスといった宗教的集団を、どのようにして闘争の理由付けを広めてもらうように動員するか」を含んだイギリス統治に対する武力闘争の手引きだったのである［McKean 1996: 77］。インドの独立に反対していたことで知られる渦中の人物カスリーン・マヨなどは、こうした人びとを「テロリストの秘密諜報員」と決めつけ、植民地のメディアで人殺し・略奪者として取り上げた［Mayo 1927, 1928参照］。

　こうしてヨガ練習は、ある状況下においては、武闘訓練の隠れみのとなった。「ヨガ教育」のセンターで、ポーズをとる武闘派アクハラは、イギリス側と問題を起こすこともしばしばで［Green 2008: 310］、ちょうど、その前身が東インド会社と統治者の怒りを買っていたのと同じであった（第2章参照）。こうして「ヨガ」は反乱のシンボルになったのである。そし

て、独立のためのヨガと身体文化と武闘の三つ巴のイメージは、近代ヨガに関する著作者のティルカ（別名シュリ・ラガヴェンドラ・ラオ）によって取り上げられていた。ラオは、1930年代初頭に旅のヨガ指導者としてインドの地方を回っていた際に、エクササイズと武闘テクニックを吸収し、未来の自由に向けての闘士たちに「ヨガ」として教えていたのである。

　この時期の彼の師は、レスラーであり、また体操競技者で、武道家で

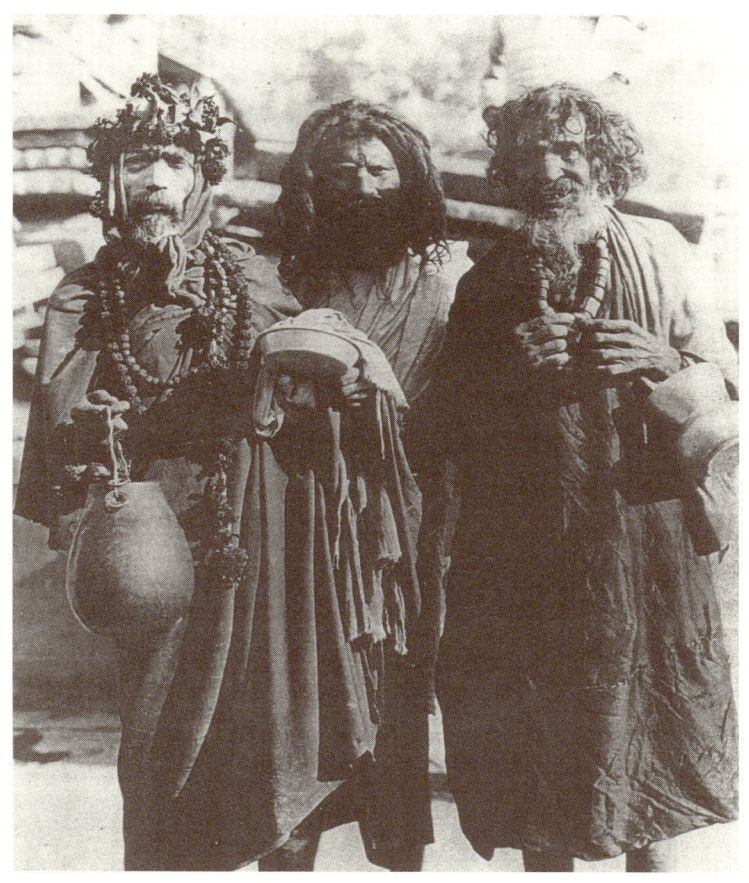

「テロリストの秘密諜報員」（Mayo 1928より）

もあった伝説の人、ラジャランタ・マニック・ラオであった。ティルカが書き残したところによれば、ラオは「外国の支配をはねのけるには、ガンジー流の非暴力ではだめで、武闘による革命しかないと考えており、自由を勝ち取りそれを維持するためには、肉体を鍛え上げた兵士の軍隊がなければならない」と考えていたという [Tiruka 1977: v]。ラオは、身体文化の流れに乗ったアクハラの改革に関する重要人物のひとりでもあり、多くのアクハラを、社会福祉を向上させる土着のシステムとしてのヴィヤーヤン・マンディ（エクササイズ団体）に整え直した [Gharote and Gharote, 1998: 19]。そしてティルカが「ヨガ」として教えていたエクササイズの多くは、ラオが開発したものだった。ティルカはまた、同じくラオの弟子でもあり、ヨガ的身体文化の先駆者で、ヨガの科学的研究のためのカイヴァルヤダーマ・インスティテュートを創始したスワミ・クヴァラヤナンダにも師事していた（第 6 章参照）。

そのほか、ティルカは、ヨガ指導者として世界的に有名になったリシ

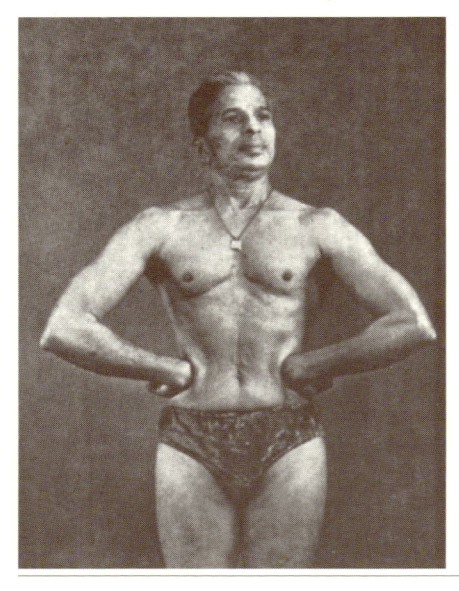

ティルカ（Tiruka, 1971 より）

第 5 章　近代インドの身体文化：その停滞と実験

135

ケシュのスワミ・シヴァナンダ [Strauss 2005] や、ポーズをとるヨガとして後に有名になる近代ヨガの重要な要素になった「太陽礼拝（スーリヤナマスカーラ）」シークエンスを作ったアウンドのラージャにも師事していた［太陽礼拝には第 6 章、第 9 章でも触れる］。また、『あるヨギの自伝』の著者として知られるパラマハムサ・ヨガナンダにも師事したという [Tiruka 1977: v]。こうしたことから、ティルカの書き残したものは、独立前のインドにおける、ヨガ的身体文化の萌芽の時期について、インドの独立と近代ヨガの成立が密接な関係にあったことを概観出来る、興味深い資料となっている。

　こうした修行を経て、ティルカはカルナタカ州の各地を、単なるヨガ指導者のふりをして 7 年間動き回り、なんとか逮捕を避けつつ、人びとに独立のための力をつけるよう指導した。「表面的にはヨガ・アサナや太陽礼拝（スーリヤナマスカーラ）やプラーナーヤーマやディヤナの練習に見えていて、実は深いところで身体を鍛え上げ、個々の戦闘力を上げるような方法を教えていたのである……。こうしてヨガと身体文化という言葉は人びとに浸透していった」[Tiruka 1983: x] のである。

　もちろん、自由のために戦ったヨギとしてはオーロビンドがもっとも有名ではあるものの、ティルカは、どのようにして武闘派の革命家たちがヨガと出会ったのか、また何千人もの「自由への闘争を行った人びとがヨガを通じて組織化されたか」[Ibid: x] を伝える格好の例となっている。ティルカの語る歴史を信ずるならば、身体文化としてのヨガは、インドの中で社会文化的な語彙としては、イギリス統治に対する暴力的な武力闘争と結びつけられる形で定着したということになる。「ヨガをする」こと、あるいはヨギとなることは、この流れからは、武術や身体強化術を使ってゲリラとして身体を鍛えること、という意味になる。こうして、ロッセリが言うように、ヨガの伝統は非暴力的にも武闘的にも使われ得るようになったわけである [Rosselli 1980: 147]。そして、マニック・ラオが集めたインドや欧米の身体技法が、この流れですべて「ヨガ」の名の下に

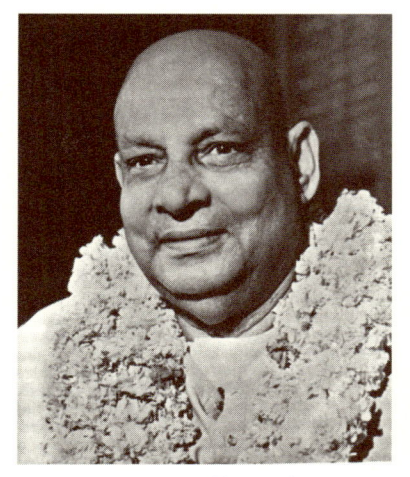

リシケシュのスワミ・シヴァナンダ
（写真提供 Divine Life Society, Rishikesh）

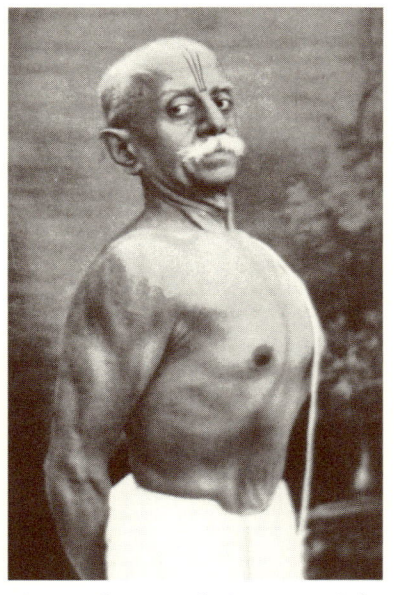

プラティニディ・パント（アウンドのラージャ）
（写真提供 Elizabeth De Michelis）

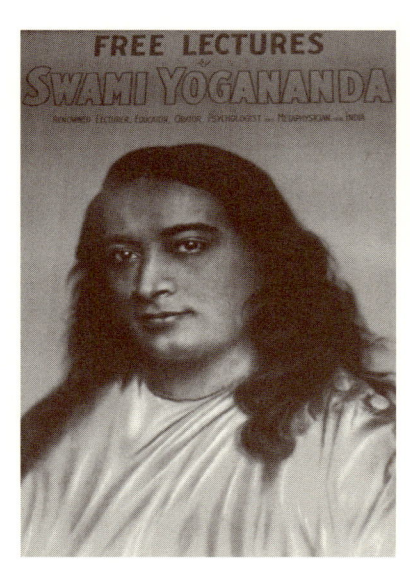

スワミ・ヨガナンダ
（アメリカでの講演会ポスターより）

第5章　近代インドの身体文化：その停滞と実験

認識されるようになった[*9]。近代的アサナをどのように定義するかは、依然として流動的であるのは間違いない。ただ、過激派だろうが穏健派だろうが、初期の「肉体派の愛国主義者」[Mcdonald 1999] の武術再興により、身体文化としてのヨガ理解へとつながり、やがてアサナがヨガの中心と考えられるようになったということは言えるだろう。また、ここで指摘しておくべきなのは、ヨガ・アサナとみせかけた秘密裏の武術訓練は、ちょうど19世紀ブラジルで、ダンスと見せかけた武術訓練としてのカポエイラの発展とよく似ているということだ [Chvaicer 2002参照]。

こうして、武闘派サンニヤーシンの精神と行動を引き継ぐかたちで起こった事態により、武闘派の苦行者が行っていたような武術訓練とハタ・ヨガが結びつけられ続けることになった。つまり、世界的な身体文化勃興の流れの中で、思想的・宗教的なヨギの位置も変化し、それに伴って身体鍛錬の意味合いも変化したのである。

ハタ・ヨガと強さ自慢

身体文化運動の中で、身体能力の衰退はさまざまな形で語られた。ハタ・ヨガにおいても事情は同じであった。もし、ハタ・ヨギンがS・C・ヴァスのような学者にとって衰退してきているものの象徴だとすれば、身体文化の流れの中で、身体を鍛える必要性や強健になる必要性を喚起するきっかけとなったのは、いわば当たり前のことであった。こうしてハタ・ヨガは、民族的な劣等性の原因ではないかという疑いをもたれつつも、再興の鍵ともなるといった、2つの相容れない役割を担うことになった。そしてこのことは、ハタ・ヨガ内においても対立軸となっていた。つまり、ヨギという呼称が相手をののしる言葉にもなり、また理想的な力の象徴にもなったのである。

このころ、特にベンガル地方では、近代インドの身体文化推進者が、

ハタ・ヨガを通じて得られた「特別な身体自慢」を披露することがよく行われていた［Rosselli 1980: 137］。ホワイトのヨガの歴史［White 1996］によれば、古くからヨガは超人的身体と結びつけられてきた。しかし、この時期のインドのヨギは、中世の「シッダ」伝説と近代的な超人を結びつけてとらえていたのである。ヴァサン・G・レルの「科学的な」ハタ・ヨガ研究の『不思議なクンダリニー』［Rele 1927］によれば、「一杯に荷物をつんだ荷車に胸の上を通過させて怪我もしないといったパフォーマンスをしている青年達は、ヨガの知識があるからそれが出来るのだ」という［Ibid.: 8］。彼は同書の序文を、デシュバンドゥに捧げていた。デシュバンドゥと言えば、1926年にボンベイの医学生たちの前で、「ヨガの科学とプラーナーヤーマ」の知識を使って、6メートルの距離から矢を射て髪の毛を真っ二つにしたり、身体で鉄の鎖を引きちぎったりしてみせたことで知られた超人であった［Ibid.: xxi］[*10]。レルによれば、欧米の方法に比べてヨガの身体訓練が優れている理由は、肉体の強さを高めることにあり、「最近の戦争でのインド兵の優秀さがそれを証明している」ということだった［Ibid.: xxii］。

こうした点から忘れてはならないのが、天才的なタレントで、身体文化を代表する人物であるラマムルティ教授である。彼は、インドやヨーロッパの人びとの前で、「プラーナーヤーマとアサナ」の練習を通じて得た「信じられない強さと耐性」を披露した［Muzumdar 1949: 10］。例えば、1911年のロンドンでのパフォーマンスでは、首で鎖を引きちぎり、3ンの象や自動車のほか、60人を載せた荷車に身体の上を通過させたという［Nadkarni 1927: 107］。

彼の派手なパフォーマンスにより、多くの人がヨガで身体を強くしたいと考えるようになった。その中には、「雄々しいアサナ」指導者として知られるS・S・ゴスワミも含まれていた［Goswami 1959: 15］。「文化として」再生された、世界中のエクササイズテクニックを経験したラマムルティにとって、アサナとプラーナーヤーマが基礎だった［Ramamurthy 1923: 37］。

そして、彼によれば、世界の身体文化であらゆるものを出来るだけ試してみたが、「インドの身体文化の方法」が「永続的な健康と筋肉の力強い成長」にもっとも効果的だったというのである［Ibid.: i］。

しかし、ラマムルティの「欧米のアイデア」の激しい否定にもかかわらず、「インドの方法」は紛れもなくイギリスの身体文化の影響を受けていた。例えば、スポーツマンシップであるとか、騎士道精神、エクササイズの男らしさ［Ibid.: x］などである。実際のところ、彼のいう「古代のアシュラムでの教育」は身体鍛錬と武術を重視していたということだったが、これもまさに19世紀のイギリスの、軍事教練的色彩を帯びた、男らしい、キリスト教的なパブリックスクールを彷彿とさせるものだった。

1911年のラマムルティのイギリス旅行は、同時代の後輩が記しているところによれば、「インドの身体鍛錬方法のすばらしさを示すとともに、イギリスの方法も学ぶことによって、双方のよいところを合わせることにより、身体の向上一般に資するものとすること」を目的にしていたという［Nadkarni 1927: 106］。インドの方法の素晴らしさの主張とともに、こう

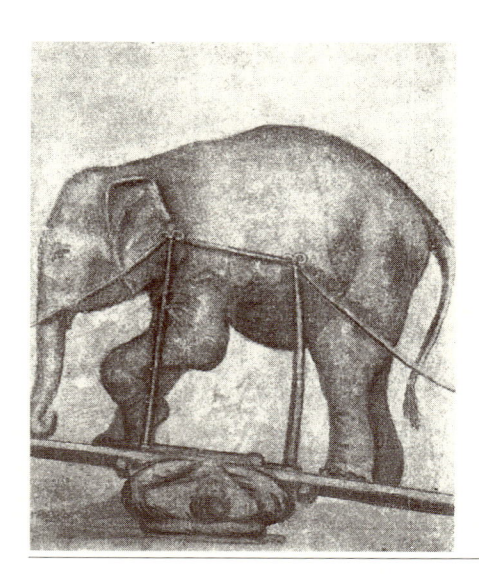

「ラマムルティ教授が胸の上に象を載せているところ」
（Nadkarni 1927より）

した外国（特にイギリス）の方法を受容しようという態度は、、まさに近代的ハタ・ヨガの人びとの態度とも共通する。ラマムルティは、ダンベルやエキスパンダー、ホッケー、クリケット、テニス、ビリヤード、ボクシングといった「インド国外のさまざまな身体文化の技法」を取り入れるために、「インドの方法」を革命的に幅広くとらえることによって、それを2つながらにして実現したのだ。例えば、彼はそうした諸外国のシステムは「もとはといえばインドにルーツがあった」［Ramamurthy 1923: 3］としていた。こうした何でもインドに引き寄せる理屈も、ハタ・ヨガの人びととよく似ていた。つまりラマムルティは、これから第6章で触れることになるハタ・ヨガのパイオニアたち（特に、ボディビルディング・ヨギである、K・V・アイヤーや、ヨガカルヤ・サンダラム、ラメシュ・バルヤカ）の重要な先駆者であったといえる。

ラマムルティが、明らかに欧米起源と思われるものに対してもインドのスタンプをつけていた背景には、インドでエクササイズ教育に携わる人びとが、何を固有の身体文化ととらえればよいかと苦労していたことがある。例えば、1927年のマハラシュトラの身体文化会議での会長挨拶で、サルダル・アバシャヘブ・ムジュンダルはヒンドゥー教からの身体文化を考えようと呼びかけ、「宗教と身体文化の幸せな融合」をめざすべきだと説いた［Mujumdar 1927: 188］。彼によれば、ヒンドゥーの身体文化は、健康とフィットネスの完璧な統合システムであり、外国発のエクササイズに依存していることによる弊害を乗り越えうるものなのであった。こうしたムジュンダルの演説は、「欧米起源のエクササイズがはびこっている非愛国的状況」への典型的な批判であった［Gharote and Gharote 1999: 107］ものの、インドの方法と欧米の方法を合わせることによって、インドにとって最良の方法が見つかると考えていたことも示していた。実際に、マハラシュトラで人気があった『ヴィヤーヤン：ボディビルダー』誌の調査によると、愛国者の求めているものは、欧米の方法を使うことでも可能だったことが判明する。ところで、こうした愛国的身体鍛錬のトレー

ニングは、しばしば「ヨギイズム」と呼ばれていた [Katdare 1927b: 89]。

その他の初期の融合

　20世紀初めの数十年間は、インドの愛国的身体文化に関わる人びとは、インドのニーズに合うように、いろいろなテクニックやシステムを真似したり、取り入れたり、ローカル化したりと、盛んに実験的な試みに取り組んだ。近代的なアサナ練習は、こうしたるつぼの中から、想像上のヒンドゥーの身体鍛錬として形をなしてきたのである。身体教育の本を著したP・K・ゴースは、この20世紀の最初の10年間には、舶来と国産の練習方法の融合の試みが行われたことを記している。例えば、モハン・C・R・D・ナイドゥ教授は「西洋と東洋の方法を組み合わせて、ヨガの哲学をベースにした身体文化の技法を編み出し、数年の実験の結果、青年に非常に向いていることがわかった」[Ghose 1925: 25] という。しかし、1905年のカーゾン総督によるベンガル分割に対して、分割統治地区を包囲しての過激なアジテーションが行われたため、政府が身体文化クラブを抑圧したことから、このシステムはインドの青年の間ではあまり流行らなかった [Ibid.: 25]。ゴースは、「インドの青年たちは、ベンガルの分割統治に続く政府の抑圧でやる気をそがれてしまい、どんな身体文化の活動も、雄牛の前で赤い布を振るようなものだと考えるようになってしまった」[Ibid.: 25] と表現し、この時期の恐怖感のありようを示した。

　しかしながら、このヒンドゥーの視点から東西の体操を融合した、ナイドゥの「ヨガの哲学」の新しい解釈は、紛れもなく、現在世界を席巻している近代ヨガの先駆的なものであった。それはまた、イギリス統治下での身体鍛錬が政治的意味合いを帯びるということの、端的な例でもあり、こうした意味合いを払拭しようとした場合にどういうことが起きるかを示したものでもあった。ゴースによれば、他にも同時期に、C・

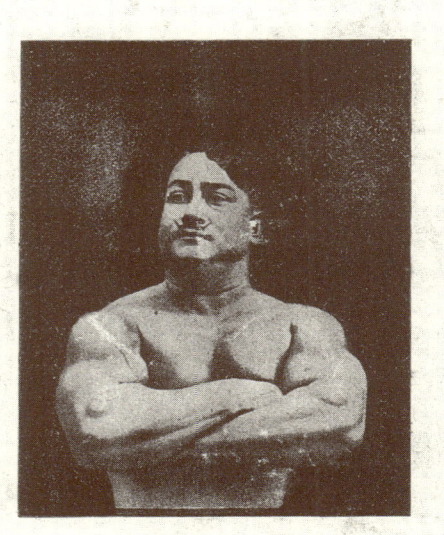

P・K・グプタ海軍大佐［Gupta 1925］や、例の人気レスラーのガマ・ザ・グレートや、第9章で取り上げる、クリシュナマチャルヤが行った非常に影響力のあった身体文化とアサナを融合する実験に先駆け、マイソール州で「土着身体文化」振興を行った活動の、中心人物であったバンガロールのM・V・クリシュナ・ラオを始めとする多くの人びとが、ヨガと

C.P.K.グプタ海軍大佐
（Gupta 1925より）

欧米の身体文化を融合しようとしており、ナイドゥもその中のひとりであった。こうした流れに参加した人びとの中から、近代的なポーズ中心のヨガの指導者たちが育ってきたことは、想像に難くない。また、ゴースは名前を挙げてはいないが、もちろんラマムルティの試みも身体文化とヨガを融合する動きのひとつとして重要なものだったのは間違いない。

　他のヴィクトリア女王時代の植民地支配者と同様に、カーゾン総督自身も、身体文化振興の支持者であり、

> フェアプレイを通じて人格や倫理観や規律を守る心を育て、ひいては戦争のため、人生のため、そして文明社会構築のためのトレーニングにもなるので、スポーツを非常に信頼している。こうした概念は、学校や宗教活動での教育的ゲームによって、涵養されるのである。スポーツによって、インドの身体文化は変わり、インドを植民地統治下の規律の許に置くことになるのである［Dimeo 2004: 40］。

と述べていたという。

　このように、スポーツとエクササイズは、帝国の理念をインドに教え込むのにぴったりだと考えられていた。しかし、身体文化の実験が行きすぎて、その域を超えたり、むしろ帝国を転覆しようとしたりするに至っては、大いに抑圧されたのである。1912年に過激派がカーゾンの命を狙おうとした事件［例えばHay 1988: 129参照］は、インド人が自分の身体を、支配者からの指示ではなく自分で自由に使う権利があることを主張する、暴力的で象徴的な事件だと解釈されうるのだ。

　ゴースによれば、1905年前後の身体文化クラブの再興に対しては、インドの英語メディアによる集中的なプロパガンダにより「誠実な努力を根絶やしにし」、「そうした動きの全体を政治的な動きとして位置付けてしまう」ことが行われた［Ghose 1925: 4］。「こうした機関に向けての大規模な撲滅の動き」により、インドの人びとの身体文化に向かう熱気は一気に冷めきった［Ibid.: 4］。こうした20世紀初頭の、ベンガルの身体文化

を貶め抑制する動きは、どうして新しい近代的ハタ・ヨガが1920年代半ばまで起こらなかったのかを説明する理由にもなる。もうひとつの要因には、インドの社会が身体文化に抵抗したことも挙げられるだろう。クヴァラヤナンダの弟子や研究者のガローテらが書いているように、「インドの知識人層は、身体のエクササイズを行うのは無教養な人びとのすることだ」と考えていたのである［Gharote and Gharote 1999: 7］。また、D・S・R・ラオも、「近代インドの健康、体力、長命」についての研究の中で、「東洋の学者や哲学者は、スポーツマンやらアスリートやらに関わることを軽蔑していた」と書いている［Rao 1913: 10］。また、カスリーン・マヨは、カシュミリ・ブラーミンが身体文化を嫌って「筋肉の隆々とした腕や脚を持つことは肉体労働者のようだ」としていたことを聞き取っている［Mayo 1928: 図277］。

　ゴースの著作に書かれている融合実験は、1920年代から30年代にかけて行われたアサナ再興の先駆であり、のちのクリシュナマチャルヤや、クヴァラヤナンダとヨゲンドラらによる改革に直接連なる動きであり、「ヨガ」に身体文化の要素を取り入れるものであった。こうした方法が結実するころには、こうした融合のプロセスは、地域の健康団体がたくさん出来、クラブやアクハラで「インド独特の健康文化」を教えていたことを通じて充分に進行していたのである［Ghose 1925: 4］。それまでは別々の場所で存続してきたさまざまな身体文化（例えば何世紀も続いてきた伝統的なレスリングやラティ〔インドの棒術〕やカバディや、土着の武術など）が、徐々に国民的な体育文化を形作るために統合され始めた［Wakankar 1995: 47］。こうして身体的訓練が、身体文化として再統合される際に、高度な改革が行われていった。今日では、古来ずっと続いている「ヨガ」と考えられている、体操的なポーズをとるシステムは、まだはっきりとは生まれていなかったものの、こうした急進的な実験の中で東洋と西洋の身体文化技法の新たな融合が目指される中で、古代ヒンドゥーの知識を集約したものとして育っていったのである。

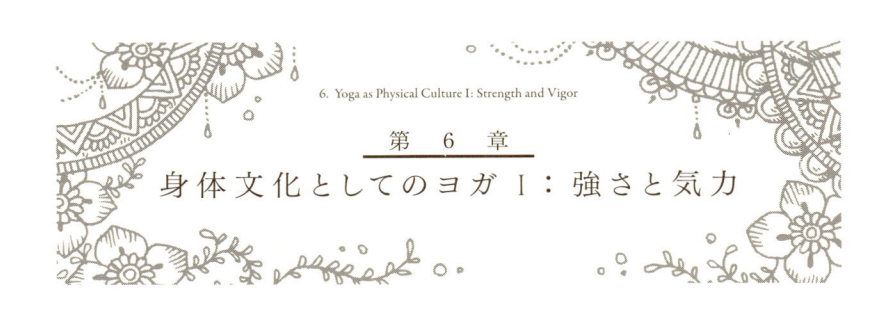

第 6 章
身体文化としてのヨガ I：強さと気力

6. Yoga as Physical Culture I: Strength and Vigor

　遍在する神よ、どうかすべての人びとに健康と強さをお与えください！　インドの息子たち、娘たちの心の中の身体の再興への情熱に火を付けてください（『ヨガ的身体文化』[Sundaram 1989 (1931): 130]）。

　今世紀初頭から、アサナ、あるいはヨガのポーズ練習は「ヨガ」として定着した。こうしたポーズ練習はその初期から、身体文化の支持者や健康を追い求める人びとに、おもしろいものが加わったとして扱われた。ヨガがもともと生理的に、あるいはある程度心理的にメリットのあるものであったために、アサナの練習はインドでも他の地域でも人気を博したのである（「編集者はしがき」[Yogendra 1988 (1928): 5]）。

　ここに何の益にもならない身体鍛錬が始まったのである（『よく知られたヒンドゥー哲学：正統システム』[Bose 1884b: 117]）。

　この章では、身体文化としてのハタ・ヨガに関する初期の文書あるいは写真などに関する調査結果を明らかにする。一部の事例は世紀の変わり目まで遡るが、多くは20世紀に入ってからの記録で、主に実用本や雑誌などから集めたものである。体操や身体文化の中から、新しい近代ヨガが確立して、現在のいろいろな種類のヨガが生まれてくる契機となっ

たのは1920年代に入ってからだったが、その時期は大衆的なマニュアル本が出てくることから見てとることが出来る。今日のヨガの市場は、ヨガとはポーズ練習のことという欧米的理解のもとに、しっかりと確立しているが、こうしたポーズの数々の基礎は、20世紀初頭の40年間ほどで作り上げられたものだ。そして、この章はアサナがヨガ再興の動きの中で、確固たる位置を占めるに至った1930年代まで（特に盛んに取り上げられた1925年から30年にかけて）を扱う。ここで明らかにしたいことは、今日盛んになっている身体重視の人気のヨガが、書物を通じてどのように20世紀初頭から半ばにかけて出来上がってきたかであり、要するに今日のポーズを中心にしたヨガがどのように生まれたかである。今日のポーズを中心としたヨガのビジュアル要素がどのような意味を持つかについては、あらためて第8章で取り上げることにする。

　この章と次の章は、全体として次のように構成されている。まず、この章でクヴァラヤナンダとヨゲンドラがどのように身体文化をアサナと結びつけたか、あるいは、当時の外国の身体文化がどのようにアサナに影響を与えたかを描く。そして、アサナがボディビルディングや体操の一種として再構成されたことを、特に世界的に美しい鍛え上げた肉体で知られた、K・V・アイヤーと、その仲間でベストセラーのヨガ本の著者であったヨガカルヤ・サンダラムの例を中心に描く。そして、外国で、特に1920年代にアメリカで活躍したハタ・ヨギを取り上げる。その中でも間違いなくもっとも有名なのは、『あるヨギの自伝』で知られるパラマハムサ・ヨガナンダである。これらの（主としてインドの）人びとは、ニューソート（新思考。アメリカの先験論とクリスチャン・サイエンスを改革したもので人気があった）や自然療法、スウェーデン体操の大衆版、欧米の見物人のために取り入れた「筋肉コントロール」の教授法などを取り混ぜて使っていた。カリフォルニアに本拠地を置いて活躍していた、恐らくもっとも早い写真入りのハタ・ヨガ教本の作者であった、ヨギ・リシ・シンハ・ゲーワルもそのひとりである。この章で明らかにしたいことは、当時、

近代ボディビルディングやニューソート（新思考）といった環境が、ヨガ的な身体文化を取り巻いていた様子である。

次の部分（第7章）では、アメリカのジュヌヴィエーヴ・ステビンスやアニー・ペイソン・コール、それにダブリン生まれのモリー・バゴット・スタックも行っていたような、いわゆる「ハーモニアル体操」の系譜を始めとする、女子エクササイズの諸流派のことを取り上げたい。この流れに、奥義的ヨガ体操家のケイジョラン・アリも加えたい。こうした女性達は、今日「ヨガ」として続いている「精神的ストレッチング」や深い呼吸といった要素を普及させ、現在のヨガ人口に近い層に人気を博していたと考えられる。これが「ヨガ」の前身のひとつであるという私の説は、さらにイギリスの大衆身体文化雑誌『健康と体力』に現れたヨガに関する表現を確認し、さらに今日のヨガの形と、その雑誌によく取り上げられていたものとを比較することで強化されることになるだろう。その結果いえることは、欧米の身体文化雑誌でみられた「ヨガ」は、いわゆるアサナを中心とした「ストレッチとリラックス」系のものでも、エアロビック系のものでもなかったことと、むしろ、今日のヨガに近かったのは、当時の女子体操だったということである。つまり、現在「ヨガ」と呼ばれているものは、1930年代までには、欧米の身体文化では特に女性向けの体操としてしっかり確立していたのだが、それが当時ヨガと結びつけられていた形跡は見られないということだ。

ヨガを巡る身体文化の環境

クヴァラヤナンダ

> 1928年から1971年の悲しい43年間の歴史において、政府の公式なヨガ教師も含むヨガ体操家によって、ヨガは身体教育と混同されてきた

ので、そろそろ、ヨガの世界で公式にくりひろげられてきたばかげたことをやめる必要がある（『ヨガに関する事実』[Yogendra 1975: 169]）。

グジャラトのダブホイに生まれた、スワミ・クヴァラヤナンダ（またの名を、ジャガラト・G・グーン、1883-1966年）は、ヨガに治療的な意味を与え、身体文化のひとつと位置付けた近代ヨガの再興期の最重要人物のひとりである。彼はまず、1907年から、愛国的身体文化を振興していた改革者で、バローダのラジャラトナ・マニック・ラオのもとで、戦闘技術と体操を学んだ。そして、ヴィシュヌ派の賢人パラマハムサ・シュリ・マドヴァダスジ（1789-1921年）のもとで2年間ヨガを学び、1921年に師に認められて教えられるようになり、（ムンバイ近くの）ロナヴラのカイヴァルヤダーマ・インスティテュートを設立した。そして彼らの研究グループは、科学的装置を使って、アサナやプラーナーヤーマやクリヤ、あるいはバンダなどの生理学的効果を測定し、それらを病気の治療に活かす道を探ったのである。

初期のマニック・ラオからの大きな影響は、インドの身体文化への関心の深さであった。1914年には既に、クヴァラヤナンダは、国内外のさまざまな身体エクササイズを取り入れて、「ヨガをベースとした身体文化を築き、人気を集めよう」としていた［Gharote and Gharote 1999: 14, 37　強調筆者］。1927年から1937年にかけては、クヴァラヤナンダはボンベイ政府の体育委員会に関わり、大勢で行うヨガ的エクササイズ方法を考案し、やがて連合州の学校に採用されるに至った（これが上記のヨゲンドラの一節にある、「公式にくりひろげられてきたばかげたこと」である）。彼の1936年の『ヨギック・サンハ・ヴィヤーヤン（ヨガ的グループ練習）』は、こうしたカリキュラムの素晴らしい記録であり、特に第9章で取り上げるクリシュナマチャルヤが後に確立することになる「マイソール式」との関係を考える上で、非常に興味深い点が多々ある。しかしまずここでは、出版物や指導力を通じて、身体文化としてのヨガ一般のイメージに関して、このスワ

ミの影響力が国内的にも国際的にも、非常に大きかったということを指摘しておくにとどめよう。そして、クヴァラヤナンダの言語的表現力は天才的であった。1924年に創刊された、その研究所の雑誌『ヨガ・ミマムサ』は、当時の最先端の科学的レビューであり、指導マニュアルであった。そして「インド中の生徒たちから便利なガイドとして受け入れられ、もっとも権威ある実用的なヨガのテキストブック」［Kuvalayananda 1935: 8］と見なされるようになったのである。1931年の『みんなのヨガ・アサナ』は、「ヨガに実際的な興味を持っている人のために」書かれたもの［Kuvalayananda 1972 (1931): xiv］であり、クヴァラヤナンダを身体文化としてのヨガの世界でのトップに押し上げた本である。クヴァラヤナンダは、後のインドのヨガ・マニュアルに必ずといっていいほど、その道の権威として言及されている。ここでは、こうしてクヴァラヤナンダによる身体文化の歩みを概観するにとどめるが、より詳しく知りたい向きは、ジョセフ・オルターの治療的ヨガの創始者としてのクヴァラヤナンダ研究を参照されるとよいだろう[*1]。先にも触れたように、それがT・クリシュナマチャルヤのマイソールのアサナ伝統形成への影響があったであろうことは、第9章で再び取り上げる。

ヨゲンドラとハタ・ヨガの大衆化

> ハタ・ヨガ、あるいは生理学的ヨガ（ガタスタ・ヨガ）は、その全体や大事な部分は、いつのまにか、体育がその一部である身体文化となっている［Yogendra 1988 (1928): 38］。

シュリ・ヨゲンドラ（またの名を、マニブハイ・ハリブハイ・デサイ、1897-1989年）は、クヴァラヤナンダと同様に、ヨガの道に入ったのは、身体文化に深く関わってから後の事であった。また、ヨガへの転向が、パラマハムサ・マードヴァダースジーという師との出会いがきっかけになったことも、クヴァラヤナンダの場合と似ている。ヨゲンドラは若い頃は、体

操家やレスラーなどの身体文化での活躍を目指しており、自分で建てた体育施設でトレーニングするために学業をやめ、結果として強靭な肉体を得て「ミスター筋肉」と呼ばれるようになった [Rodrigues 1997: 20, 40]。彼の伝記作家は、「身体エクササイズと深い呼吸と体操」に非常にこだわっていたのが、「後にヨゲンドラが深くヨガに関わるようになった前触れだった」ととらえている [Ibid.: 19] が、実際にヨゲンドラのヨガ教育には、身体文化の用語や喩えなどがよく使われていた。サンタ・クルーズ (当時はかなりの田舎だったが、現在はムンバイの郊外) に1918年に建てられたヨゲンドラのヨガ研究所は、健康をもたらすヨガという側面を取り上げ、ヨゲンドラの言うところの「ヨガ身体教育」の適切な理解の始まりだったという [Yogendra 1988 (1928): 39]。ヨゲンドラは1919年に渡米し、ニューヨーク近郊のベア・マウンテンにアメリカのヨガ研究所を建てた。そしてそこに4年間とどまり、ベネディクト・ラストや、ジョン・ハーヴェイ・ケロッグなどの前衛的な西洋医学の医師や自然治療者たちと交流し、アメリカで初のアサナの披露を行った (1921年9月より [Rodrigues 1997: 96])。アジア人排斥法 [アメリカでの北欧・西欧の優位を保とうとする、人種差別的で優生学的なアメリカの移民抑制政策の一部] によって、ヨゲンドラは1924年にアメリカへの再入国を阻まれた。カルヴィン・クーリッジ大統領はこの法律にサインするとき、「アメリカはアメリカ的であり続けねばならない」と述べたという [Zolberg 2006]。この後、ヨゲンドラは興味をインド国内に向けた。ヨゲンドラが、ヨガにより個人や人種の優生学的な向上をもたらせないかと考えていたときに、「人種的な浄化」のために、彼自身がアメリカから排除されたのは皮肉なことであった。このことについては後ほど触れ直す。それにしても、こうした人種の進化を目指す精神状態は、ある意味でアメリカの厳しい人種差別的政策の影響で生まれたといってもいいが、それはまさにこの後ヨーロッパで起こるファシズムの前ぶれであったのかもしれない。

　クヴァラヤナンダと同じように、ヨゲンドラもヨガが健康によいこと

を科学的に示したいと考え、誰にでも出来る簡単なアサナのコースを考案した。ヨゲンドラの研究所では、フィットネスと健康のためのヨガに関する出版を盛んに行い、『簡単なヨガ・アサナ』［Yogendra 1988 (1928)］や『ヨガによる身体の浄化』［Yogendra 1931］などを世に出した。「家庭で出来るヨガ」を実践する者として、ヨゲンドラは（クヴァラヤナンダを除いて）比類なき貢献をした。彼のおかげで今日の国際的なヨガ産業で盛んに使われている公衆衛生やフィットネスに向くヨガの情報が出回るようになり、それまでの秘密主義で奥義的なハタ・ヨギのイメージが覆されたのである。ここでおもしろい３つのエピソードを紹介しよう。あるとき、まだ子どもだったヨゲンドラが「ヨガの胡散臭い指導者らを信じていなかったために、カーンパタというヨガの秘儀を行っている行者に」さらわれそうになった［Ibid.: 12］という。このエピソードでは、ヨゲンドラはそういうヨギンに対する一般の人びとの不信感を代弁している。ファルクハーが述べているように、そうしたヨギンは「襲撃の際に、健康な子どもを買ったり盗んだりして、仲間の数を増やしていた」というのである［Farquhar 1925 b: 446］。

また別のエピソードでは、ヨゲンドラの家に３人の裸のヨギンがやってきて、ヨガの奥義を教えようと言った。しかしヨゲンドラは毅然とそれを断り、却って「このような苦行カルト集団や他の究極の真実を秘匿して人に見せないようにしている集団から、ヨガを救い出そう」［Vijayadev 1962: 30］と考えた。また、この経験から「ヨガの古い伝統に立ち向かい、ヨガの概念や実践を変革しよう」［Ibid.: 30　強調筆者］と考えたという。近代的な運動的ヨガは、もっと温かく、とっつきやすく、科学的で安全なものであり、誰にでも出来るように作り直された実践方法により、恥知らずで秘儀的な流浪のハタ・ヨギンとは異なるとされた。ただし、ハタ・ヨギンの魔術的な力は、科学的なヨガのプロジェクトでも計り知れない、ヨガの底力であると考えられてもいたのであるが[*2]。

ナイル・グリーンは瞑想に関して、近代的な自己鍛錬の文化の興隆

は「暴力的な聖職者を手なずけようとする植民地での試みと切っても切れない関係」にあると論じている［Green 2008: 298］。ヨゲンドラの業績によれば、こうしたグリーンの解釈が、ポーズ中心のヨガ実践にもよく合致しているのがわかる。ヨゲンドラは、第2章で分析したような、マックス・ミュラーのインド宗教史の「改革者」的立場と、19世紀末のプロテスタント的なハタ・ヨガ観を継承していた。また、ヨゲンドラの業績では、ヴィヴェカナンダにも見られた、反秘儀主義が貫かれている。「ヨガに関する秘密なものや魔術的なものに関わり合っていると、脳が弱くなるので拒否するべきだ」とヴィヴェカナンダは書いている［Vivekananda 2001 (1896): 134］。第1章でも触れたが、オルターが指摘するように、当時の学者はヨガの秘儀性や魔術性を特徴としてとらえていた［Alter 2004a: 7］が、ヴィヴェカナンダが合理的・科学的なことを大事にしたのは、そうした「ヨガをほとんどダメにしてしまった」魔術への傾倒を変えようとするためであった［Vivekananda 2001 (1896): 134］。ヨゲンドラのヨガの民主化、つまり「その辺を歩いている人」にも、まだ享受していないヨガのよさを伝えること［Vijayadev 1962: 30］は、ヴィヴェカナンダの、ヨガは「陽の当たるところで広く大衆に伝えられるべき」との考えに一致している［Vivekananda 2001 (1896): 134］。しかしヴィヴェカナンダは、彼が役に立つもの、価値があるものと考えていたものからハタ・ヨガを除外しようとしていたが、一方、ヨドンゲラはヨガの治療的価値を認め、「合理的で実用的で科学的なので」［Yogendra 1988 (1928): 31］それを医学や近代的身体文化に反映しようと考えた。

　こうして、人びとが身体文化としてのヨガに熱心に取り組んだ初期の日々に、ヨゲンドラは「挿絵をつけ、格式張らない説明を施す」ことによって、アサナに関する情報不足を補おう（「編集者はしがき」［Yogendra 1988 (1928): 5］）としたのである。『簡単なハタ・ヨガ』もそのような出版物のひとつで、「ヨガの古典を学ぶのと並行して実践するのにぴったりな、簡単で合理的、科学的なエクササイズのコース」を紹介したものだった［Ibid.:

5]。こうしたエクササイズは、より長く姿勢を保持するようになる前のものと考えられていたが、「ヨガによる体育」の精髄であった [Ibid.: 62]。そうしたエクササイズでは、しっかり立つことと、リン体操や美容体操的で健康によいとされたJ・P・ミュラーの非常に影響力があった「システム」（[Müller 1905] や本書第5章参照）のようにダイナミックな動きをするエクササイズが組み合わされていた。ヨゲンドラ自身は、サンドウやデルサルト、マクファデンと同じようにミュラーもたいしたことはないとしていたが [Yogendra 1988 (1928): 83]、明らかにそれらには親しんでおり、実際に彼の行っていた「ポーズのエクササイズ」はそうしたものから影響を色濃く受けていた。また実際、ニューヨーク時代にマクファデンの知遇を得てもいたのである [Rodrigues 1997: 105]。そして、間違いなく、そのアメリカの達人を通じて、当時の健康とフィットネスの動きの影響を受け

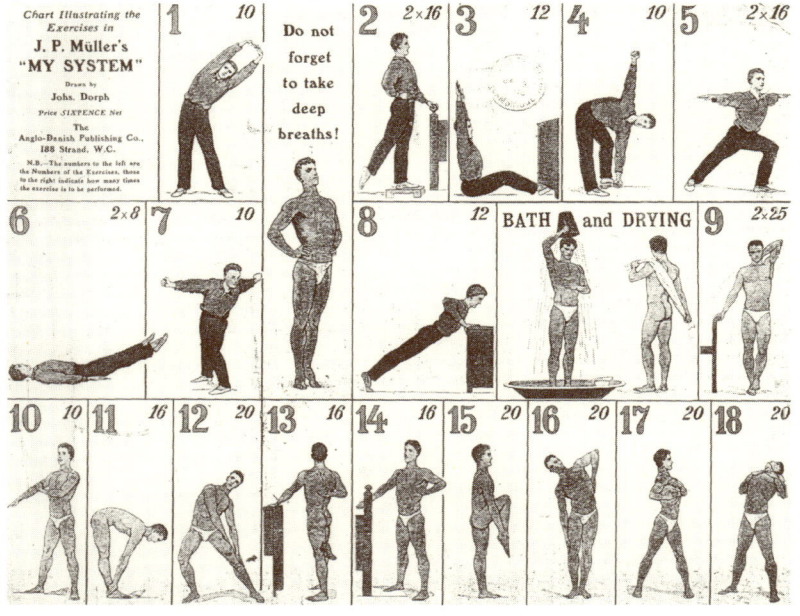

折りたたみの体操図解（Müller 1905より）

たのだ。

　ヨゲンドラはその著作で繰り返し、「ヨガとは何か」を定義していたが、それは当時の身体文化を反映していた。例えばヨガは「自己を伸ばす、わかりやすく実用的なシステムであり、バランスのとれた身体・心・精神的能力の成長により、身体の健康、精神の調和、倫理観の向上、そして精神の覚醒をもたらす」[Yogendra 1988 (1928): 20] とか、ヨガの目的は「身体と心と眠っている精神の潜在力」を伸ばすことを狙っている [Ibid.: 25] といった説明が、その良い例である。こうした「心・知性・体」の「自己文化」モデルは、その倫理的傾向と合わせて、当時の主流の身体文化の底流を流れていたものである。例えば、YMCAのスポーツとエクササイズや、やや神秘的な色彩を帯びてはいるものの欧米の「ハーモニアル体操」の流れ（前頁図参照）などにも、これが見られる。

　ヨゲンドラは後年、身体文化一般とは異なるヨガのアイデンティティを確立しようと苦労することになるが[3]、ヨゲンドラ自身の初期の著書が、当時の健康とフィットネスに熱心な人びとのニーズに応えていたのは間違いない。彼のダイナミックな「落ち着いた前向きで健康のための毎日の身体エクササイズ」のコース [Ibid.: 69] といううたい文句が明らかにしているように、それはまさに当時の身体文化マーケットに合わせて提供されていた、身体文化としてのヨガだったのである。当時流行していた健康と衛生のためのシステムはヨゲンドラ自身が気に入っていたものでもあり、ヨゲンドラのハタ・ヨガ観がそれに合うように出来ていたと言える。ヨゲンドラにとって、ヨガ・エクササイズには「医学的、予防学的体操のよいところがすべて入っている」[Ibid.: 162] のだった。彼自身がそう名付けていた「ヨガ・ルネサンス」[De Michelis 2004: xvii 参照] は、紛れもなく、当時の近代的「体操のルネサンス」の文脈で語られていたものであり、全体的で科学的な、動く癒しのシステムとしてとらえられるべきものだった [Dixon and McIntosh 1957: 92]。ただし、それがインド国産であることが特徴であり、19世紀のインドで標準的エクササイズとして押し

付けられたヨーロッパのシステムよりも、歴史が古く優れているというのが、お決まりの主張だったのだ。

ヨゲンドラ流のヨガの目指すところは、当時の他の身体文化や近代ヨガに関する著作と同じように、社会進化論と優生学的な考え方に影響を受けていた（第 5 章の「優生学としての身体文化」の項参照）。ヨゲンドラにとってのヨガの目的は、「普通の進化のプロセスでは得るのに時間がかかる」、「身体的、精神的、道徳的、心理的」な成長の高みを目指しての弾みをつけるものだった［Yogendra 1978: 28］[*4]。ヨゲンドラはこれを「シーガラモクシャシャヘテー（素早い解脱法）」と名付けていた。彼が「解脱」を「近代科学」や優生学の進化の議論と同列に考えていたことは、彼の解脱の考え方が古典的なヨガ的解脱からはかなり離れていたことを示している。

一方、ヨゲンドラは、当時広く信じられていたように「進化という概念は、もともとサーンキャのヨガに始まり、発展した」と考えていた［Ibid.: 27］。大衆受けを狙っていたヨゲンドラは、過激な人種的な偏見を持つ優生学思想の人びとと同じようには振る舞えなかったものの、ヨガを通じて遺伝的に向上出来るという考え方には魅力を感じていた。早い時期から伝統的ヨガの神秘的な要素に否定的だった物質主義者のヨゲンドラにとっては、ヨガの優生学的な要素も、身体的、生物学的なものに限定されていた。ニーチェと同じようにヨゲンドラも、ダーウィンのような数世代をかけて進化するという考え方では満足しなかった。残念ながら自然な進化では、人間の性質を決定する生殖質を変えることは無理だが、「ヨガによって練られた」プロジェクトであれば、それも変化させることが出来「永続的な胚種の転換」をもたらすことが出来る［Ibid.: 29］と考えていたのである。このような変化は、ヨガ実践者に影響があるだけではなく「その子孫の胚種の能力（生まれつきの性質）も遺伝によって変わっていく」［Ibid.: 29］としていたのである。彼は、そのような変化をもたらす技術こそ「古代インド哲学思想全体のもっとも大事な点」だと述べていた［Ibid.: 29］。

こうしてヨゲンドラは、ラマルク的な獲得形質が継承可能であるという考えを復活させ、そこに古代インドの不思議な風景を付与していたのである。また、このヨガ的新ラマルク主義は、ラマルクの明らかに単純すぎる遺伝の原因−結果モデルを疑った発生学者オーガスト・ワイズマン（1834-1914年）の生殖質説の焼き直しのようでもあった。ワイズマンは「遺伝の力は、環境の影響に左右されない本質の中に存在する」[Kevles 1995: 19]と考えており、その信念を論争の余地のない実験で証明した。結果として、生殖質は環境に左右されないということが、研究者の間でも広く認知されるようになったのである[例えばMaranto 1996: 99参照]。これを受けて、進化生物学者のJ・B・S・ハルデインは、ラマルクに対する反証として、ワイズマンによる何世代にもわたるマウスの尾の切除実験に言及しながら、「何千年にもわたって割礼が行なわれてきたユダヤ人の子どもでも、割礼の痕跡なく生まれる」ことを指摘した[Haldane and Lunn 1935: 108]。こうした用語は優生学でも使われるようになり、インドの同時代の優生学者も使うようになっていたものだ（例えば、1919年のN・D・メータ『インドの優生学』では、「遺伝、あるいは実用的優生学でいうところの『性質』は、親の生殖質で決まる」[19]と書かれている）。

そこでヨゲンドラは「ハタ・ヨガ実践だけが、こうした生殖質の不可侵性を乗り越え、生殖質に永続的な変化をもたらすことが出来る。そして、その個体と子孫の遺伝的形質を変化させることが出来るのだ」としていた。つまりハタ・ヨガはワイズマンの「バリア」を超えるユニークな力を持っているというわけである。そして「最近の虫を使った遺伝実験の結果」[Yogendra 1978: 28]、まさにヨガを通じて行いうると考えていた遺伝形質の変化が見られる場合があることが判明したので、彼は意を強くした。ヨゲンドラは、優生学の「科学」に魅せられており、それがヨガの永遠の真実のひとつにつながるものと考えていた。彼の業績は、まさにハタ実践を近代生物学に結びつけたものだったのである。

また、近代ヨガに関する表現にも見られるように、ヨゲンドラは、ヨ

ガは単なる個人の健康や解放のためにあるだけではなく、「人類全体の生殖的性質を変化させる」[Ibid.: 30] ものだと確信していたことには注目すべきだろう。こうした観点は、パタンジャリの「伝統的」ヨガを守るというよりも、近代優生学に寄り添ったものであった。そして「生殖質の変化」は「自然（プラクルティ）」に対する人間の優位を意味し、ヒンドゥー的人生の4つのゴール（プルシャルタ）の達成だとしたのである。そこでヨゲンドラは彼のヨガ（そして、ヒンドゥー教そのもの）を、近代科学によって自然をコントロールするという意図に沿ったものにしようと考え、その目標を、優生学的変異を起こすことと考えるようになった。

こうした治療的体操やフィットネスとしてのヨゲンドラのヨガは、エクササイズによって社会全体の遺伝的変化をもたらすものなのであり、後にホワイト [White 1996] が研究したような錬金術的ヨガの伝統よりも、ヨゲンドラ自身が影響を受けたと名指しするJ・P・ミュラーが信奉したラマルク的な願望に近かった。欧米の身体文化とヨガを融合したヨゲンドラの1928年の『簡単なヨガ・アサナ』[*5]は、まさにこの方向を示した好例だ。ヨゲンドラは「人類の進化を考えるなら」種を強くしなければならず、「そのためには、次世代につながる輪であるあなたは、環境や遺伝や自動的に受け継がれた潜在力（サムスカラヴァサナ）が許す限り、健康で強くならなければならない」[Yogendra 1988 (1928): 42] と書いている。このように、ヨゲンドラにとって、ヨガを通じての身体運動は世代を超えた保険のようなものであり、ヨガはラマルク的優生学によって奨励された国際的な身体文化の流れに属したものだったのである[*6]。

アイヤー、サンダラム、バルスカー：美しいヨガ的身体

> このシステムは誰が所有しているのか？　そしてその益は享受されているのか？　そしてそのシステムとは何なのか？　最初の答えはインド、そして第2の答えは否、である。そして最後の答えは、何

世紀も無視されてきたヨガ・アサナである［Sundaram 1989 (1928): 3］。

欧米の身体文化で折れた心は、インドの伝統文化ハタ・ヨガに目を向けることになる［Iyer 1930: 43］。

　バンガロール出身のK・V・アイヤー（1897-1980年）は、20世紀前半のインドの身体文化の世界でもっとも有名な人物で、旧市街の要塞の位置にあるティップ・サルタン宮殿に、1922年にジムを開いた。そして、その後次々とジムを建てていき、J・C・ロードに1940年に建てた有名なヴィヤーヤン・シャーラに落ち着いた[*7]。1930年代には、アイヤーは『健康と力』『スーパーマン』などの世界の身体文化雑誌に、ギリシャ彫刻のようなポーズで登場していた。また彼は、健康とボディビルディングに関する本を著したり、マハラシュトラ州の雑誌『ヴィヤーヤン：ボディビルダー』に頻繁に執筆したりしていた。彼はサンドウやマクファデン、「筋肉コントロールの名人」マシックらに傾倒しており、後にチャールズ・アトラスとも親しくなった。彼は臆することなく、自分は「神がうらやむ身体」を持っていると宣言し、「インドでもっとも鍛え上げた完璧な身体を持つ男」と呼ばれたがった［Iyer 1927: 163, 164; Goldberg 近著］。

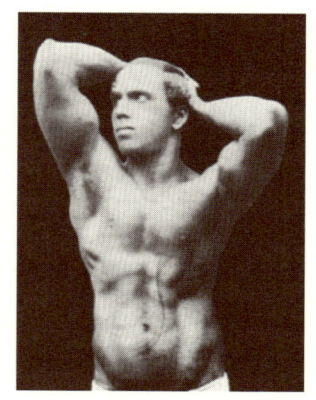

アイヤー（Iyer 1930より）

　アイヤーといえば、もっぱらボディビルダーと考えられているものの、実は彼は熱心なハタ・ヨガ実践者であり、欧米モデルの身体文化をより美的に展開しようとしていた。1930年の『筋肉愛好』では、彼は「ハタ・ヨガは古代の身体愛好システムであり、今日の私があるのは、ダンベルや鉄棒やエキスパンダーやロープ以上に、このハタ・ヨガのおかげなの

YOGA BODY

160

である」[Iyer 1930: 41-42] と述べていた*8。アイヤーは、ヨゲンドラのいうところのハタ・ヨガを身体文化に「付け加えた」だけではなく、オルターが指摘するように、ハタ・ヨガ的な「（5つの要素を征服した）完璧な身体」を、近代的な美的なフィットネスの理想へと変化させた [Alter 2005: 126]。

彼のシステムは、ボディビルディングとヨガの融合で、初期のラマムルティらの行った改革の上に発展させたものだった。「『私のシステム』の重要な部分としてインド的な特別なものを入念に取り入れた」[Iyer 1930: 42] 理由は、欧米の身体文化のような外見の強調を補うためだった。欧米の身体文化は、もちろん彼も取り入れ、結果として「理想的に鍛え上げた男」になることが出来たわけだが、さらに「サンドウのように左右均等な美しさと強さを兼ね備えた」だけではなく、ハタ・ヨガのおかげで病に冒されない身体を得た [Ibid.: 42] というのだ。アイヤーは他のインドの近代的身体文化主義者のように、第4章で取り上げたリン体操には効果がないと考えており、インドの大学などの教育機関における「スウェーデン式の身体訓練法」をやめるべきだと考えていた。彼は「何年にもわたってこの訓練を続けてきたが、わが国は身体的にほんの少しも向上してこなかった」と文句を言っていた [Iyer 1927: 245-46]。だからこそ、新しいヨガを取り入れた方法は、非常に普及していたが効果のないリン体操の代替として考えられており、自国の身体文化を革命的に変化させることを狙っていた。

この引用が示すように、また、彼の国際的な身体文化での活躍ぶりからわかるように、アイヤーもまた、この時期の文章がそうであったように優生学的な傾向をおびえていた（第5章参照）。例えば、エクササイズ雑誌の『ヴィヤーヤン：ボディビルダー』に1927年に寄稿された文章では、アイヤーは「わが国の女性たちは、この堕落と隷属から母国を救うような、健康で役に立つ子どもを産んでくれるだろうか？」[Iyer 1927: 237] と嘆いた。「不完全な身体の母親と、精力にかける父親からは落伍者や弱い者しか」生まれない [Ibid.: 237] とし、読者に身体を鍛えてこれを乗り越

えようと説いたのである[*9]。

アイヤーのジムや通信教育では、毎日、身体文化とヨガの「2つのシステムを融合」[Iyer 1930: 43] したものを実践していた。まずは、統合的方法である太陽礼拝（スーリヤナマスカーラ）と、医学的体操と身体整調としてのヨガを行う一方で、それに最新のダンベルワークとヨーロッパの器械を用いないボディビルディングのテクニックとを取り入れていたのである。ところで、太陽礼拝（スーリヤナマスカーラ）をボディビルディングのメニューの一部に取り入れたのはアイヤーが最初ではなかった。近代的な太陽礼拝（スーリヤナマスカーラ）を始めたのは、プラティニディ・パント（アウンドのラージャ）であり、アイヤーと同様サンドウの方法でのボディビルディングを熱心に実践していた人物である。彼が、アサナのダイナミックなシステムを取り入れたシークエンスを普及させたのであり、これが現在もポーズ中心のヨガのクラスで盛んに取り入れられているのだ。パントが書いた太陽礼拝（スーリヤナマスカーラ）のマニュアルには、「1897年に……私たちは（サンドウの）器具と本を買いそろえ、彼の指示に従って10年毎日身体を鍛えた」[Pratinidhi and Morgan 1938: 90] と書かれている。今日の国際ヨガ界では、すっかりインド・ヨガの「伝統的」テクニックと考えられている太陽礼拝（スーリヤナマスカーラ）は、ボディビルダーによって考案され、アイヤーのような別のボディビルダーらによって、ボディビルディングの方法の一種として使われて普及したものなのだ [Goldberg 2006 参照]。ここで注目しておくべきなのは、当時、プラティニディやアイヤーなど、この方法を実践し教えていた人たちは、太陽礼拝（スーリヤナマスカーラ）をヨガの一部だとは考えていなかったということである。この太陽礼拝（スーリヤナマスカーラ）とヨガ・アサナとボディビルディングの融合については、第9章で再び触れることになる。

アイヤーのシステムは、身体文化がポーズをとるヨガを取り入れたという例であるが、ヨガの「古代インドの聖人たち」と、ギリシャ神話の「筋骨隆々としたアスリートや神」の文化的融合をもたらすものでもあ

った［Iyer 1937: 3］。アイヤーはヨガと特別な腹部の筋肉マッサージ法によって病気を治すことでも有名だった。彼の広告には、「たとえ慢性病であっても、私がヨガ療法によって治そう」という一節が見られ、「あなたも素敵な筋肉と力を、もっとも科学的で実際的で早い方法で手に入れよう」とも呼びかけていた［Iyer 1927: 177］。アイヤーの患者にはアンドラ・プラデシのバブリ・マハラジャや、音楽家のラヴィ・シャンカールなどの有名人も含まれていたが、なかでも、もっとも力を持った有名な患者は、卒中のあとに健康を取り戻してもらったマイソールのマハラジャ、クリシュナラジェンドラ・ワディヤであった。マハラジャはお礼にアイ

> **'WEAKNESS IS SIN, DISEASE IS DEATH.'**
> MAKE HEALTH AND STRENGTH YOUR BLOOD AND SHADOW.
> ABSOLUTE SUCCESS I GUARANTEE.
>
> *Stop worrying!* about your fallen health, thinness, wasting, anæmia, nervous-debility, weakness, constipation, dyspepsia, acidity, flatulence, asthma, corpulence, or any other organic trouble.
>
> Perhaps you are continuously seeking health and strength in pills and potions. *Stop!* before you drug yourself to death. I will cure your ailments even if they are chronic,
>
> 'AMICUS HUMANI GENESIS'
>
> through yogic therapy and make you *wonderfully muscular and strong* through the most scientific, practical and quickest way possible.
>
> Write at once for my book '*The acme of physical perfection*' written in a beautiful and lucid style and illustrated with more than *30* full-page photographs of myself and my pupils and printed on nice art-paper in rich photo-brown. Send only 6 annas in Stamps, and the book shall be delivered at your door.
>
> Prof. K. V. Iyer.
> Physical Culture Correspondence School.
> Fort, Bangalore City.
> (India).

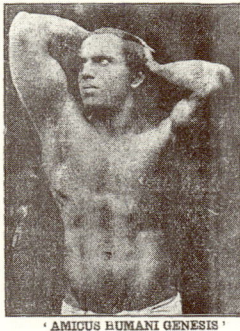

「たとえ慢性病であっても、私がヨガ治療によって治そう……」（Iyer 1927より）

ヤーにヴィヤーヤン・シャーラの建物を下賜し、ジャガンモハン宮殿の中にアイヤーの高弟アナント・ラオによるマイソール支部を置き、支援した［Goldberg近著］。アイヤーの『身体と形』［Iyer 1940］は、実に「私を支えてくださる王様、シュリ・バハドゥー・クリシュナラジェンドラ・ワディヤ・G・C・S・I、G・B・E・マイソールのマハラジャ」に捧げられており、こうした2人の良好な関係が続いていたことを窺わせる資料となっている。

　身体文化とヨガの交錯という観点から非常に重要なことは、今日のアサナ実践の父のひとりと言われるT・クリシュナマチャルヤ（後の第9章で詳しく触れる）が、このパトロンを同じくしていただけではなく、現在もっとも人気のある近代的なポーズ中心のヨガのさまざまなスタイルが生まれるつぼとなった有名な宮殿のヨガ道場が、ボディビルディングとヨガを組み合わせて実践していたアイヤーの欧米式ジムと数メートルしか離れていないところにあったという事実である［Goldberg参照］。ヨガとボディビルディングの夕方のクラスは、ともに夕方5時から7時まで行われていた（2005年8月29日のクリシュナマチャルヤの弟子T・R・S・シャーマへの聞き取り調査、およびIyengar 2000: 53）。この興味深い交流については、第9章で再び扱うが、ここではこうした状況が、少なくとも近代ヨガと身体文化が実際的にも歴史的にも近接していたことを示しているということを指摘しておこう。

　アイヤーの弟子、ヨガカルヤ・サンダラムは、アイヤーのヨガ事業の協力者でもあり友人でもあった。2005年9月にバンガロールの自宅で行った、アイヤーの息子K・V・カルナへの聞き取り調査によれば、アイヤーの『完璧な身体』［Iyer 1936］で言及された「身体文化ヨガ学校」はサンダラムが運営していたものだった。また2人はよくデモンストレ

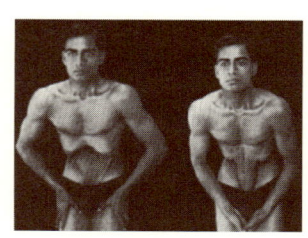

サンダラム（Iyer 1930より）

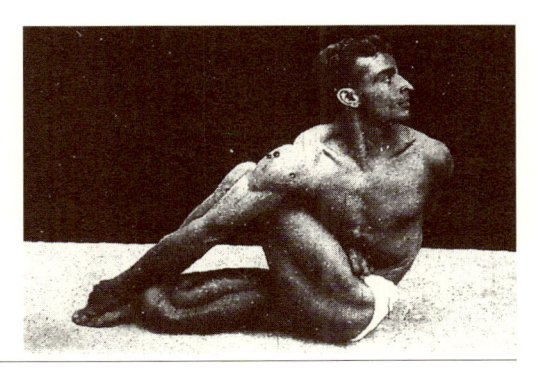

サンダラムとアイヤーの身体文化
ヨガ学校の卒業生（Iyer 1930より）

ーション付き講演のツアーで国内を一緒に回っていたという。『筋肉愛好』［Iyer 1930］では、アイヤーは「ハタ・ヨガの疑問に答える」のは「私の弟子の権利」と書いていた。カルナはこの弟子とは、アイヤーのヨガ弟子サンダラムのことだったと回想している［Goldberg近著］。

1928年にサンダラムが著した『ヨガ的身体文化、または幸せの秘訣』［Sundaram 1989 (1928)］は、恐らくもっとも成功した写真入りの独習書であり、体操、健康法、ボディビルディングとしてのハタ・ヨガを扱ったものだった。同書は、欧米の身体文化の担い手たちが扱ったテーマの実践法をなぞっており、なかでも特に身体文化を「実践的なものにした」バーナー・マクファデンや「他の新興の身体文化のパイオニアに大いに負って」いた。しかし、そうした改革者たちは素晴らしく進んでいたものの、「何千年もの昔に作り上げられたシステム」を伝えた古代の聖人たちにははるかに及ばなかった［Ibid.: 3］のだという。こうしたメッセージは、もちろんオリエンタリストの「予言の成就」言説の裏返しが繰り返されたものであり、要するに近代の科学的身体文化は、古代ヒンドゥーのヨギンたちの完璧なシステムの小粒の真似事に過ぎないのだ、というわけである。

しかし、こうして何度も現れる伝統の古代文化への言及は、サンダラムによって再興された伝統からの近代的な決別、また伝統に近代的なもの

を加味することにより、崩されていった。例えば、ヨガがもともと精神的鍛錬として行われていたという主張にもかかわらず、サンダラムは、今日の座っていることの多い職業についている人は男女を問わず、聖人に生まれたわけではないので、「ヨガを身体文化として取り入れるのがよい」[Ibid.: 4] という。また、「インドの息子達」は「強靱な力で母なるインドが他の国と肩を並べるように」[Ibid.: 129] しなければならないという、当時の社会政治的状況から、アサナとボディビルディングの融合が求められていた。サンダラムは、当時の状況下では、「頭が多少弱くても、凄い筋肉の人たちが間違いなく求められている」[Ibid.: 129] としていた。

　こうしたヨガと身体文化の融合は、「人間の身体は、よく鍛えられた表面の筋肉なしには見るに堪えない」[Ibid.: 129] ものだという美学的な観点からも推奨された。しかし、アサナだけではそんな身体をつくりあげるのには不十分なので、身体文化の流れと結びつく必要があった。「誰でも、見た目にも筋肉が割れている特別に筋骨隆々とした身体を作り上げたいなら、アサナの他に、器具を使っても使わなくてもいいので筋肉トレーニングが必要だ」[Ibid.: 135] という。こうした、ヨガ的身体文化を通じて見た目にも美しい身体を作ることの強調は、アイヤー自身がそうしたナルシスティックとは言わないまでも美的感覚を持っていたことと呼応しているし、とりもなおさず、国際的なフィットネスの市場全般にみられた肉体の誇示の傾向を反映していた。バッドは、この経済は、読者が完璧な肉体を求めて参加することによって成り立っていたので、読者自身が自分たちの肉体を「自分で隆々と作り上げた商品として買い戻すような循環をしていた」と見ている [Budd 1997: 57]。

　サンダラムとアイヤーによって「精神的」鍛錬としての身体的ヨガが喧伝されたことは、宗教的な全体性は身体の美的な完全性によって実現されるという道があることを意味していた。これは、近代ヒンドゥーが欲していたものとうまく合う、一種の「身体文化宗教」[Sundaram 1989 (1928):

11］である。K・V・カルナによれば、毎週土曜日夕方にヴィヤーヤン・シャーラでアイヤーが行っていた、ラムとハヌマンの大きな像の前でのプジャ（礼拝）で、こうしたことがいつも語られていたという。「すばらしい自我の実現を得るために身体を鍛えようとする宗教」としての欧米的な機械的アプローチに対して、ヨガ的身体文化は、ヒンドゥー・ルネサンスの一端であるのと同時に、サンドウが身体トレーニングを通じて身体の再神聖化を行うという試みにも相通じるものだった。モッセが指摘するように、こうした身体文化に共通する、身体と精神をつなげる言説は、筋肉美とそれが喚起するステレオタイプを反映したものだ［Mosse 1996: 24］。しかし、サンダラムにとって「宗教的な色合い」［Sundaram 1989 (1928): 119］をヨガ・トレーニングに加えたのは、ひとえに、物質一辺倒の西洋に対し、精神性のある東洋という差別化を行い、さらには、ヨガのほうが宗教的にも生理学的にも優れていることを示したいという意図からだった。

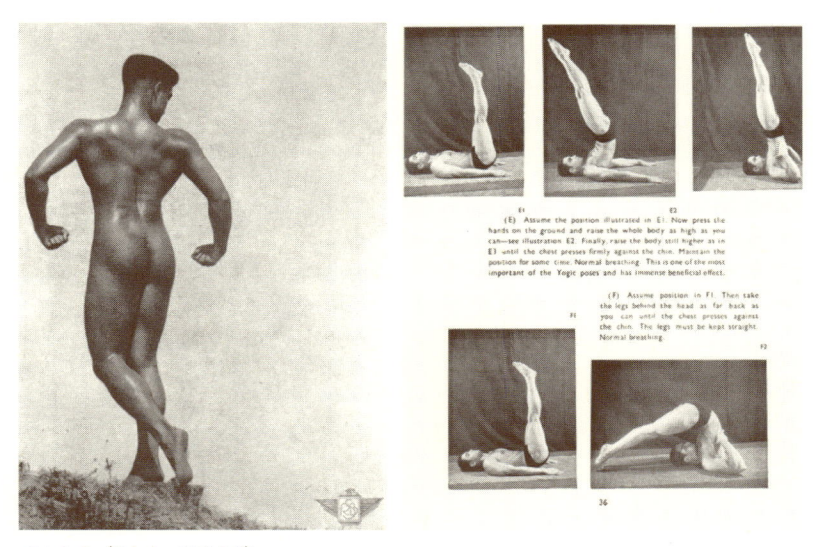

バルセカ（Balsekar 1940より）

ここで触れておかなければならないのは、ラメシュ・バルセカがアドヴァイタの聖人として国際的に有名になる何十年も前に、身体文化とヨガの比較を行っていたことである。バルセカはインドでアイヤーの許で学び、ヨガと身体文化を融合した文化の影響を受けた。バルセカの写真は、アイヤーの『完璧な身体』[Iyer 1936]に掲載されており、「彼の身体は完璧で整っていた」とのキャプションがついている。1930年代の半ばには、彼はロンドンで、身体文化関係の雑誌にインドのボディビルディングを代表する人物として取り上げられており、その露出の多さではアイヤーを上回っているほどだった。イギリスの主な身体文化雑誌である『健康と力』『スーパーマン』は、この時期、バルセカをよく取り上げていた。バルセカは最初イギリスで『身体の理想とポーズの技術』の著者であるローレンス・A・ウッドフォードの許で学び、後に1938年の「全インド美男コンテスト」で優勝しただけではなく、『グレート・ブリテン』誌の「もっとも鍛え上げた10人の男」のひとりにも選ばれた[Budd 1997: 171 n.28 強調筆者]。彼の本である『ストリームライン』[Balsekar 1940]は、ヨガ・アサナと太陽礼拝（スーリヤナマスカーラ）を教える本だが、ほとんど裸、あるいは素っ裸の著者が素晴らしく英雄的なポーズをとった写真が織り込まれているものだった。ここにみられるメッセージは明らかで、ヨガをすればこんな身体をつくることが出来る、と訴えていたのである。

　アイヤー、サンダラム、バルセカは、アサナと美的な身体文化を結びつける試みのよい例であるが、彼らだけではなく、身体の美しさに魅せられた様子は1930年代のヨガ・マニュアルには一般的な傾向だった。例えば、M・R・ジャムバナサンの『図説ヨガ・アサナ』では、読者にヨガをすれば「強く美しい身体」が得られる[Jambunathan 1933: ii]と約束していた。そしてアサナの練習を続ければ、「そこそこに見て美しい身体が得られ、いろいろな点で幸せになるだろう。他に何を望むのだ？」[Ibid.: ii]としていた。このような本では、健康と美的な身体作りを通じて幸せになる身体調整テクニックとしてアサナが紹介されていたのである。

ニューソート（新思考）ヨギ

> お望みなら、彼のパフォーマンス全体を、自己提示の実験と考えても良い（ハタ・ヨガを実践するアメリカ人について［James 1907: 328］）。

> クーエはジャパのよさ、あるいはある考えについていつも瞑想することのよさについて教え、ハドックは意思の力の重要性を語り、ウィリアム・ジェームスは精神コントロールの意義を啓発した。彼らの仕事をさらっとでも読んで、彼らの考えを古代インドの聖人のそれと比較してみれば、そのあまりの類似性に驚くに違いない（近代的太陽礼拝〔スーリヤナマスカーラ〕の創始者プラティニディの言葉［Pratinidhi and Morgan 1938/1941: 105］）。

> 普通「クリスチャン・サイエンス」とよばれている、精神力を使おうとすること、それにより身体は強くなる。それが身体のすべてだ［Vivekananda 2001 (1896): 139］。

ヨガのポーズが欧米で、（それが、人が後ずさりするような異様な見世物としてではなく）人間が行うものとして紹介されるときは、だいたい健康やフィットネスの文脈で、クヴァラヤナンダやヨゲンドラやサンダラムなどによってであった。初期の欧米のヨガの独習本では、アサナはどちらかというと副次的で、瞑想や深い呼吸法などが主になっており、健康上のアドバイスや健康法と抱き合わせて紹介されていた。こうした初期の図解マニュアルは、19世紀の終わり頃から、人気があった疑似宗教的なニューソート（新思考）運動によって、ヨガについての考え方がインド、アメリカ、ヨーロッパに広められていたことを示している。ヨガが国際的にポーズを中心としたものにシフトしたわけだが、その元の立ち位置は、このニューソート（新思考）の影響下にあったイメージである[*10]。

ニューソート（新思考）は、メアリー・エディ・ベイカーによるクリスチャン・サイエンスの分派がはじまりで、1880年代のニューイングランドで興った。個人の繁栄や健康のために、生まれつき持っている自己の神性を活かし、ポジティブ思考によりそのような神性を呼び覚まそうとする、幅広く説かれたプロテスタント的な教えである。こうした人気のある神秘的教義の要素は、ヨーロッパやアメリカの読者向けに書かれたヨガ入門書にあまりにも共通して見られるため、20世紀前半になんらかの融合がおこったと考えざるをえない。しかし、ポジティブ思考や、自己暗示、「ハーモニー」といった、ニューソート（新思考）的と考えられている枠組は（楽天的なアメリカ的特徴にもかかわらず）ヨガの表現に何らかの影響を与えたとは考えられてこなかった。逆に、こうした新しく再発見された思考の数々は、伝統的でエキゾチックなこうしたヨガの思考の中にはたくさん見られたものだと考えられていたのである。

20世紀初頭のヨガ本著者の一部、例えばヨギ・ラマチャラカや、O・ハシュヌ・ハラ、R・ディムスデール・ストーカ、S・D・ラマヤンダスなどは、近代ヨガのニューソート（新思考）分野に属するといってよい。こうした著者たちは、実際に、非常に大衆受けする楽天的で個人主義的なニューソート（新思考）に関する本も書いていることが多かった。L・N・フォウラー（ロンドン）や、フォウラー・アンド・ウェルズ（ニューヨーク）などの、秘義的なテーマを扱う人気出版社では、ニューソート（新思考）関連の本とヨガの本は図書目録でも近くに紹介されていることが多かった。ヨガ・マニュアルには、ニューソート（新思考）の独習本の広告がたくさん載せられていたし、その逆もあった。実際、2つの分野は明確に分けにくかったとも言える。それは双方とも健康志向が強く、個人の精神力を向上させ実生活を豊かにするといったものだったからである。

ヨギ・ラマチャラカが20年間にわたって出版していたたくさんのヨガ本は、特に、こうしたニューソート（新思考）、自然治療、国際的英語圏ヨガの交錯するものの、好例である。ジャクソンの言葉を借りれば、ラ

マチャラカの仕事は「ニューソート（新思考）がインドに興味を持って、限界までいったもの」[Jackson 1975: 537]であった。ラマチャラカというのは、いかにもなペンネームで、シカゴの弁護士でニューソート（新思考）の「指導者」であるウィリアム・ウォーカー・アトキンソン（1862-1932年）のことである。彼は1903年から1917年にかけて大量の秘義的ヨガ本と、ニューソート（新思考）独習本を出版していた。キャサリン・アルバニーズが書いたように、アトキンソンの仕事は「ニューソート（新思考）の、もっとも軽率で、もっともクリスチャン的ではなく、神に頼るところの少ない版」[Albanese 2007: 358]であった。彼のマニュアル本やコースは、実用的だったので非常に人気があり、ヨガの国際的普及に大いに役立った。そして現在でも、インド、アメリカ、イギリスなどで再版され、ヨガ実践者に読まれているのである[*11]。

ラマチャラカの『ハタ・ヨガ：身体の健康についてのヨガ哲学』[Ramacharaka 1904]は、初期の自然治療やニューソート（新思考）的解釈のヨガ観が現れた本で、20年ほど後のハタ・ヨガ改革の先駆的なものとして重要である。ラマチャラカはヴィヴェカナンダの『ラージャ・ヨガ』[Vivekananda 2001(1896)]を非常によく取り入れており、そのまま引用することもしばしばだった。そもそも、その『ラージャ・ヨガ』自体もニューソート（新思考）の哲学に影響を受けていたとの指摘もある[De Michelis 2004: 168]。ハタ・ヨガのクリヤやアサナといった実践はファキールのサーカス芸だという（ヴィヴェカナンダらしい感情がこだましている）考え方をベースにしつつも、ラマチャラカは自然治療の考え方を身体の健康にあてはめ、日光浴、新鮮な空気や水を浴びること、軽い柔軟体操などを勧めていた。しかし、この軽い柔軟体操がアサナとは別物とされていたことは、近代ハタ・ヨガにおいて身体運動の必要が認められたことと、依然としてヨギンの中心的テクニックが忌み嫌われていたことと符合するので重要である。

後のハタ・ヨガのパイオニアたちの例と同様に、このタイプのハタ・ヨガは身体を整えることを第一義とし、読者に「完璧な身体」のイメー

ジを持たせていることに特徴がある。つまり生命力の知的な部分が個人において身体を通じて具現化するといったイメージである。「宇宙の創造力は個別のものではないが、私たちにも流れている素晴らしい力」[Ramacharaka 1904: 242-43] といった具合である。ラマチャラカの身体システムがうまくいくかどうかは、弟子たちが身体の中に「心を投げ出せる」ようになるかに掛かっていた。こうして心を、注意を向けた身体の部分に送る「能力」が得られると、ポジティブなメッセージが身体に送られるようになり、病気も癒えるというわけである [Ibid.: 192]。著者は「欧米の自己暗示や自己説得はこのように働く」[Ibid.: 144] と、ニューソート（新思考）の特徴となっている催眠術の呪文に言及していた。このような自己説得は、後にラマチャラカによって「マントラム」[1904: 237] と呼ばれるようになるが、これはまさに「不思議な音」による儀式の参加と瞑想としての、ヒンドゥーのマントラの伝統の焼き直しであった [Eliade 1969: 212]。

　この結果1920年代の初めには、（欧米人がインド人のふりをしているのではなく）本当のインド人のヨガ教師がアメリカに渡って仕事をするようになった。彼らは、ラマチャラカ流のニューソート（新思考）風の身体文化を真似し、広めていった。この小さいけれども影響力のあった流れでもっとも有名になったのが、後に不思議なインドについての聖典となった『あるヨギの自伝』[Yogananda 1946] を著すことになるパラマハムサ・ヨガナンダ（1893-1952年）である。『あるヨギの自伝』は何世代にもわたって、欧米の精神主義の人びとに影響を与えた。アメリカに渡ってまもなくの頃、ヨガナンダは、ニューソート（新思考）やヨーロッパのボディビルディングに影響を受けた、ヨガ的な「筋肉コントロール」を教えた。彼は1916年に、この「意思の力で筋肉に力を与える」方法を「見つけた」[Ibid.: 374] のであり、ランチの学校で弟子に試してみた。この弟子たちが後に「力と持続性の驚異」を演じて見せるようになる [Ibid.: 248]。ヨガナンダの初期のアメリカでの出版物は、こうした自己暗示的で、すぐに実践出来る、器具のいらない体操を勧めたものであり、「身体、心、精神の健康を最大限に

実現するものであり、時間と手間が最小限」ということだった［Yogananda 1925b: 10-11］。この「身体を最高にするヨゴダのシステム」は、どこでも実践可能で「太ったりやせたりも自在」で「身体に精神性を教えるもの」［Yogananda 1925a］で、宇宙（cosmic）と美容（cosmetic）をうまく合体させたものだという触れ込みだった。

　この時期の、ヨガナンダの衆目の集め方は、精神力で筋肉を動かすパフォーマンスだった。例えば、1925年1月28日の『ロサンゼルス・ポスト』には、「集中することによって、主要な筋肉を動かすことが出来た」［Yogananda 1925b: 44］と載ったといい、1923年2月18日の『ボストン・ポスト』では、ヨガナンダを「体操界のクーエ」［Ibid.: 44］としていた。この呼称は、20世紀初頭にヨーロッパとアメリカで大流行していた、エミール・クーエのポジティブ思考とメンタルヒーリングのことを指しており、ポジティブ思考を実践する人びととヨガ実践者にともに人気があった。特にその著書『私の方法』［Coué 1923］や『意識的自己暗示』［Coué 1924］の英語版の登場によって、その人気が高まっていたのである。つまりヨガナンダの「精神力による身体の完璧化」［Yogananda 1925b: 7］は、欧米では、曲芸やボディビルディングのものだったが、おそらくこれが、アメリカでこうした筋肉の操作をしてヨガとして売れた、初めての例だっただろう。

　ジャーナリストが示したように、ヨガナンダの哲学は、恐らくクーエの教えに影響を受けていたかもしれないが、彼の身体文化のやり方は、より直接的には、世界的に有名だったボディビルダーのマシックの影響を受けていた。マシックは「20世紀初頭に、体中の筋肉をどこでも自在に別々に動かすことが出来るので、人びとを大いに驚かせて」おり、そのパフォーマンスは「波打つ筋肉」と呼ばれていた［n.a. 1933: 124］。マシックの『筋肉コントロール：精神力による身体鍛錬』［Maxick 1913］や『筋肉コントロールによる驚異の力』［Maxick 1914］といった本は身体文化関係の人びとには、非常に人気があり、1950年代まで何度も再版された。ヨガ

ナンダが初期に教えていた内容は、こうしたマシックの表現と呼応していただけではなく、ニューソート（新思考）に影響を受けたボディビルディングを、ヨガの名のもとに行っていたことになる*12。

ヨガナンダの弟で、世界的に有名なボディビルダーで近代ハタ・ヨガの実践者でもあったB・C・ゴーシュも、この点で重要な人物である。ヨガナンダの人生と家族についての伝記によれば、彼は最初の「ミスター・ユニバースの最初のインド人審査員というだけではなく」、また

> 同時代のインド人で、最初にハタ・ヨガのシステムを一般大衆に知らしめた人である。隠者の住みかに伝わっていたハタ・ヨガという古代の科学を、表に出し、普通の家や村の広場に届けたのだ。彼は神に仕える人であり、ハタ・ヨガ界と身体文化の天才であり、ヨガ実践を一般人に届けた人として永く語り継がれるだろう［Ghosh 1980: xvii］。

こうした新しい大衆的ハタ・ヨガは、アサナと身体文化と筋肉操作のテクニックを合わせたもので、ゴーシュが最初に兄から習ったものだった［Ibid.: 249; Ghosh and Sen Gupta 1930: 52］。意義深いことに、1930年の時点で、ゴーシュによって、これらのテクニックは「ヨガ」と呼ばれていたが、50年後のヨガナンダの伝記映画では「ヨガ・エクササイズ」となっていた。

ゴーシュの1930年の写真入りの本『筋肉コントロール』は（愛国的な自由思想運動である「若きベンガル」に捧げられたものだったが）ウエイトを使わない身体鍛錬を精神力で行う内容だった。その方法は、驚くほど、マシックの同名の書物［Maxick 1913］に紹介されていたシステムと酷似していた。実際、ゴーシュの本の

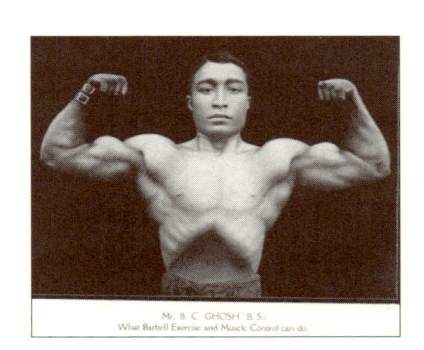

B.C.ゴーシュ（Ghosh 1930より）

YOGA BODY

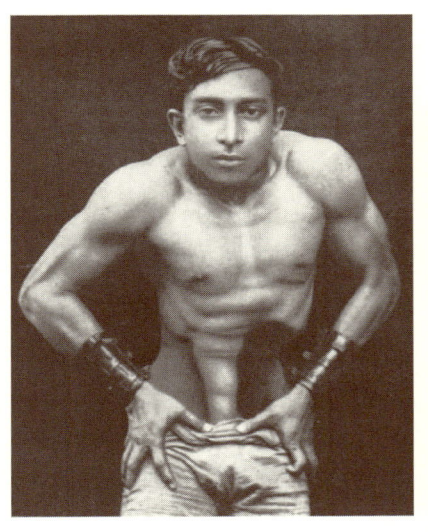

腹筋の独立コントロールをする生徒
(Ghosh and Sen Gupta 1930より)

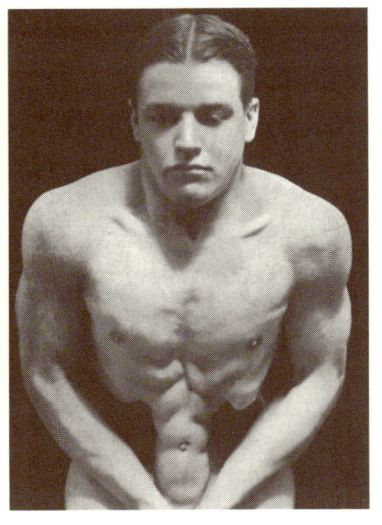

腹筋の独立コントロールをする生徒
(Maxick 1913より)

　多くのエクササイズやポーズが、先だって出版されていたマシックの本そのままであり、マシックのシステムがのちのハタ・ヨガに大きな影響を与えたことがわかる。近代ヨガとボディビルディングの観点からは、その双方の本に現れる腹筋の独立したコントロールの方法が、非常に興味深い。すぐに認識出来るのが、ハタ・ヨガの浄化法であるナウリとの類似である[*13]。これは、ヨーロッパやインドで筋肉コントロールを見せる人びとの間でも、特徴的なもので、最初にこの方法を流行らせたボディビルダーにちなんで「マクサルディング・H」と呼ばれていた。この２つのイメージは、当時のハタ・ヨガとボディビルディングの間にあった意味的な空隙を象徴しているかのようであり、また、ヨガナンダが当時、どのような技でアメリカの観客を喜ばせていたかを窺うことの出来

るものである。

　ゴーシュは、1923年にカルカッタに身体教育学校を設立し、アサナを含んだボディビルディングを教えた。ビクラム・チョードリーが、現在世界に普及するヨガ帝国の中でも、もっとも商業的に成功しているシステムのひとつである「ビクラム・ヨガ」を完成させたのは、この学校においてである。このシステムが基礎にしているのは、ゴーシュが彼に教えた難しい、運動競技のようなアサナのシークエンスだった（第9章「まとめ」の項参照）。これまで見てきたように、ゴーシュはこうしたヨガ健康法を、インドで、草の根的なコミュニティレベルで普及させた。この動きに関して、ゴーシュの学校を卒業した、アメリカのヨガ協会設立者のトニー・サンチェスが、ゴーシュは「スワミ・シヴァナンダと協力して、伝統的な基本の84ポーズをベースに、健康とフィットネスのためのハタ・ヨガ・アサナを開発した」[Sanchez 2004]と述べている点には注意が必要だ。私が調べたところ、こうしたコラボレーションの記録は、これ以外に見つけることは出来なかったのだが、ゴーシュがシヴァナンダのアサナ・プログラムの開発に関わったことはありえなくもないのではないかと思われる。このシヴァナンダのプログラムこそ、後の新しいポーズ中心のヨガ発展に深い影響を与えたものである[Strauss 2005参照][*14]。もちろん、何と言っても世界的に有名なヨギンの弟であり、熱心な愛国者でベンガルでもっとも有名な身体文化提唱者であったゴーシュが、たいした仕事を成し遂げたのには間違いない。

ニューソート（新思考）と身体

　ヨガナンダのヨガ的身体文化システム（そしてゴーシュのそれも少し）は、自己暗示的身体向上という、ラマチャラカが取り組んでいたような傾向を持っていた。こうした流れの中で、もっとも重要な人物は、非常に人

気のあった『精神の教育』[Payot 1893/1909] の著者ジュール・パヨである。同書が発表された1893年と言えば、ヴィヴェカナンダがアメリカに着いた年だ。その後、13年の間に同書は「ほとんどのヨーロッパの言語に翻訳され」、27もの版が出来た[Payot 1909: ix]。後のニューソート（新思考）の人びとと同じように、パヨも、身体は精神の成長を支える鍵で、「健康な動物」を創りだすことを通じて人間の中に神が具現する[Ibid.: 247]と考えていた。「自ら調子を整える生理学的コンディション」[Ibid.: 247]は、筋力を使うエクササイズと「呼吸を伴う体操」[Ibid.: 259]を通じて得られるもので、それらが「精神を鍛える学校」[Ibid.: 265]として機能するというのだ。

こうしたパヨの概念と方法は、ニューソート（新思考）の動きの中で取り上げられ[Griffith 2001]、20世紀のニューソート（新思考）史で有名な「パワー本叢書」の著者フランク・チャニング・ハドックのような人びとの著作物で発展させられた。ハドックの『精神の力』[Haddock 1909]などは、パヨの仕事に大いに依拠している。彼がその中で示した身体エクササイズは、パヨの場合と同じに、精神力の行使であり、肉体的な成果よりも精神の鍛錬としての意味合いが強く、倫理観や精神力を鍛えるものなのであった。エクササイズ中に、人は繰り返し「私は力を受けている。パワーの流れが私の身体や心に流れ込んでくる！」と自己説得する[Ibid.: 162]という。このような自己説得を、宇宙などの外にではなく、身体に送り込み、そうした思念を「四肢や筋肉に投げ込む」[Ibid.: 162]のだとされていた。こうしたハドックの本に書かれたエクササイズは、クーエ主義を具体化したもので、自己説得が身体エクササイズと合わさって、宇宙の力が流れ込むのを受け入れる身体のコンディションを作るためのものだった。ハドックの教えは、ラマチャラカのハタ・ヨガの方法論と、ヨガナンダの初期の身体を使ったヨガのテクニックに通じていた。

1920年の『マッサージとエクササイズ：体操とインドのヨギの集中エクササイズのエッセンスを合わせた新システム』で、アルブレヒト・ジ

ェンセンは「ここ50年ほどの間に、多少風変わりなエクササイズのシステムが発表されてきたが、それらは、インドのヨギをルーツとする、筋肉の空想的な力を精神力のみで養うというものだった」[Jensen 1920: 19] と書いている。こうした表現から、ヨガナンダが到着する以前から、パヨ風の身体文化と、近代的ハタ・ヨガの交流が始まっていて、心理的生理学的方法による筋肉コントロールは、もともとインドの方法だという認識があったことが窺える。しかしインドの前近代的ヨガでそのようなテクニックが使われていたとしても、20世紀初頭の筋肉コントロールとハタ・ヨガを結びつける動きは、ヨガを「代替医療」やニューソート（新思考）に結びつける動きから来たもので、それがヴィヴェカナンダやラマチャラカによって強化されたと考えられる。実際、ジェンセン自身もニューヨークの保健分野で有名だったようで、ニューヨークで「医療マッサージクリニック」をいくつかの病院で開いていた[Ibid.: 口絵]。彼の本は、アメリカの代替医療のE・L・ケロッグとW・A・ケロッグの一派に属すると考えられる。ヨゲンドラがニューヨークに1919年にヨガ研究所を建てていて、ケロッグ一家とも親交があったため、ジェンセンがヨガに関する概念を、ヨゲンドラから直接得たということもありうるだろう。

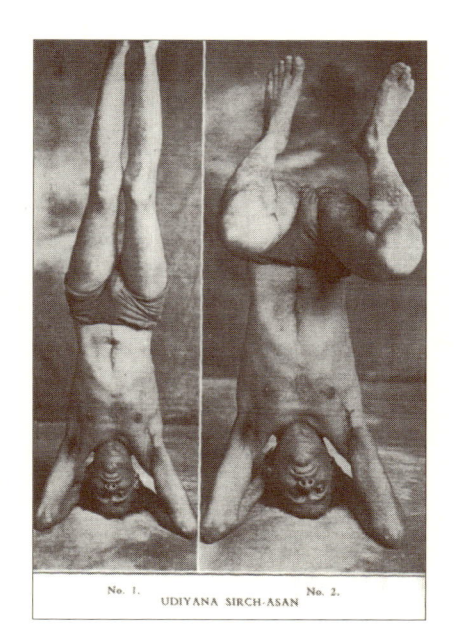

ウディヤナ・シルチ・アサン
（Gherwal 1923より）

ヨギ・ゲーワル

パヨ以降の身体文化とヨガの親和的な関係は、アメリカで活躍するインド人ヨギの間にも見られた。例えば、カリフォルニアをベースに活動していた『実用的ハタ・ヨガ、その科学と健康』[Gherwal 1923]の著者、ヨギ・リシ・シンハ・ゲーワルもそのひとりだ。この本は、前年のデモンストレーション付き講演ツアーをまとめた本で、恐らく大衆的ハタ・ヨガの図説本としては初めてのもので、クヴァラヤナンダの『ヨガ・ミマムサ』の前年の発行だった。ヨガナンダの本と同様、同書はゲーワルの「初心者および上級者向けの通信講座」の広告としても機能した。こうしたヨガ通信講座は、成功したサンドウの郵便を利用したコースをモデルにしたもので、当時かなりの大きなビジネスになっていた。ヨガナンダやゲーワルに加えて、他のヨガ本著者たちやこれまでに触れてきた指導者たち（シヴァナンダ、アイヤー、サンダラム、ヨゲンドラ、そしてラマチャラカなど）も通信講座を行っていた。この動きは、それまでの師-弟子モデルからの脱却としての、新しい国際的英語圏ヨガの中間的な形態であり、現在流行っている独習モデルへとつながっている[*15]。

本のタイトルが示すように、ゲーワルの本は「アサナの生理学に着目し、その治療的効果をとりあげた」[Ibid.: 37]ものだった。そして、特に甲状腺の回復と便秘の改善を狙っていた。ここで取り上げた他のマニュアル本とは異なり、同書のポーズは主にハタ・ヨガの古典的テキストからとりいれていたが、近代医学の用語で説明されているだけではなく、「心理学風にされた」ニューソート（新思考）の身体文化の用語も使われていた。ゲーワルは「20世紀の科学的筋肉トレーニングの特徴は、こうした、意思力や精神力が呼び覚まされ、鍛えられ、発達させられる点にある」が「これは身体文化がヨガから学んだものである」[Ibid.: 40]と書いている。

実際には、むしろ逆も真なりで、ヨガもニューソート（新思考）的身体文化の東洋的バリエーションのひとつと考えられるようにもなった。ゲーワルのマニュアルは、ニューソート（新思考）的な身体文化に影響されており、ハドックやニューソート（新思考）のきら星、トリン［Trine 1913］などに好まれた「筋肉やその他の組織にかけられた自己暗示」［Gherwal 1923: 44］を賞揚した。それ以前のマニュアル本に比べれば身体鍛錬が強調されたものの、やはりこのシステムは、ヴィヴェカナンダが行ったように、「クリスチャン・サイエンス」の身体鍛錬法（自己暗示テクニックなど）をヨ

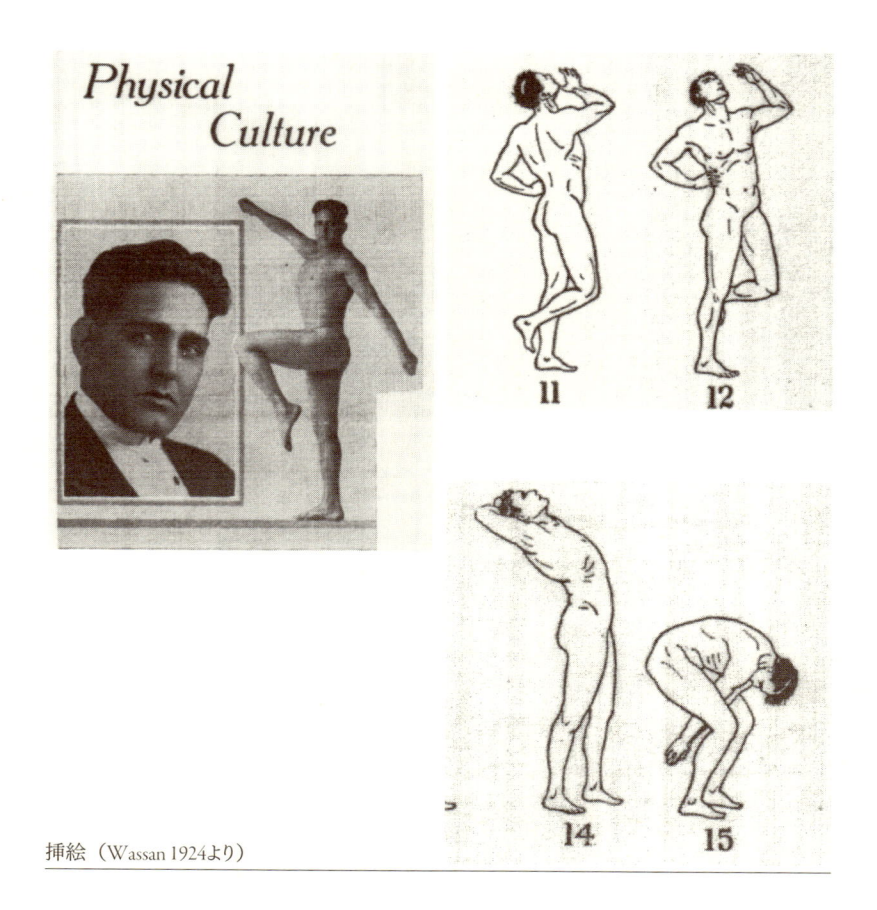

挿絵（Wassan 1924より）

ガに取り入れるというものだった。クリスチャン・サイエンスは、精神の健康と癒しのためにメアリー・エディ・ベイカー（1821-1920年）が始めたもので、非常に人気があったわけだが、これもドレッサーのニューソート（新思考）などの流派や、ニューイングランドのヒーラー、ピネアス・パークハースト・クインビー［Meyer 1965; Parker 1973; Jackson 1981など参照］の影響も受けていた。実際、多くのアメリカ人にとって、神智学、クリスチャン・サイエンス、ニューイングランド超越論、ニューソート（新思考）などは、「旧来の教会に通うことと、新ヴェーダーンタに寄与することの中間」を意味した［French 1974: 299］。ゲーワルの仕事は、まさにここに属する[*16]。

西海岸のヨギ：ワッサン、ハリ・ラマ、バグワン・ギャニー

1920年代にアメリカで活躍していた他の特徴あるヒンドゥー・ヨギらも、だいたい似たような動きをしていた。ヨギ・ワッサン、ヨギ・ハリ・ラマ、バグワン・S・ギャニーはみな、ヨガナンダやゲーワルと同時代に活躍したが、いずれも、自然治療とニューソート（新思考）の信仰の領域で、精神と身体の向上に関して同じようなビジネスを展開していた。パンジャブ地方出身のワッサンによる『ヒンドゥーの健康増進システム』［Wassan 1924］および、ほぼ同じ内容の『ヨガ哲学のソロダ・システム』［Wassan 1925］は、汎宗教的な「ソロダ・チャント」と自己説得のマントラ「ホーン・ヤン・ヤン・ヤン」で始まっていた。こうしたチャントは、「どのように脳、身体、ビジネスを活性化するか」［Ibid.: 5］を教えるに際しての、若返りと繁栄のための治療に入る準備として使われていた。名前も思想も、ワッサンのシステムはヨガナンダのヨゴダ法や、数々のニューソート（新思考）の自然信仰がビジネス力に結びついたものに近かった。ワッサンは、「もし私たちの波動がよいものであったら、私たちには自然とのハーモニーがあり、また完全に健康で幸せ、平和、安定を享

受出来る」[Ibid.: 58] と説いた。また、ワッサンの仕事には、ときに優生学的な傾向も見られた。例えば、ヨガの智慧にのみしたがうべきだと勧める際に、「そうすれば、スーパーマン、スーパーウーマンになれる」[Ibid.: 60] と述べていた。

　彼の言う「ヒンドゥーの身体文化」[Ibid.: 89-111] は、まず同時代のミュラーの「マイ・システム」などの体操法に由来するエクササイズからなっており、ゲーワルの場合と異なりハタ・ヨガ古典に現れるアサナとは異なるものだった。このエクササイズの挿絵は、むしろ一般的で1920年代

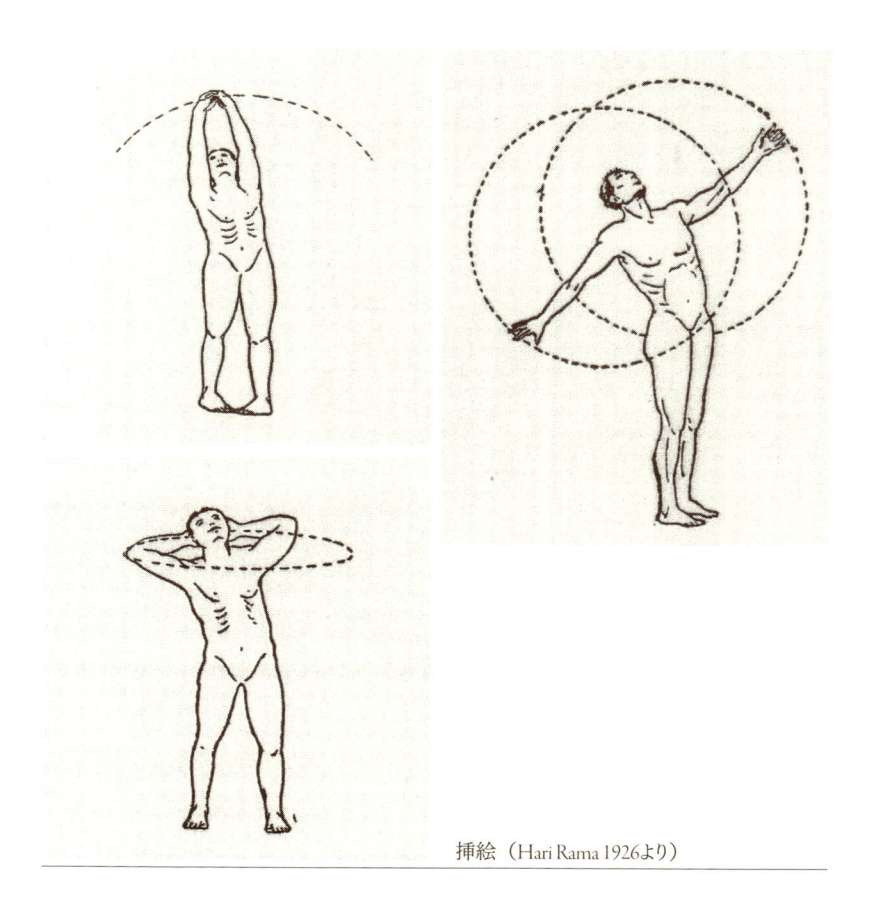

挿絵（Hari Rama 1926より）

の欧米身体文化の本のどこにでもありそうなものだ。まさに、まったく同じ挿絵が、ハリ・ラマの『ヨガ・システム』[Hari Rama 1926: 73-81]にも見られる。ワッサンの本の半分近くを占めている「生徒の声」によれば、ワッサンがアメリカ中（特に西海岸）を回りデモンストレーション付き講演会や個人レッスンを行っていて、非常に成功しており、特に「忙しく時間に追われるビジネスマンやビジネスウーマンに人気」[Wassan 1925: 40]だったことがわかる。多くのアメリカ人にとって、こうした、美容法、呼吸法、食事療法[*17]、自然治療、ポジティブな自己暗示などの集積こそがヨガだったのである。

最後に、バグワン・S・ギャニーの『ヨギのエクササイズ』[Gyanee 1531]を取り上げよう。これも、このパターンからは大きく異なることなく、ラマチャラカの『ハタ・ヨガ』[Ramacharaka 1904]を効果的に模倣していた。ラマチャラカと同様、ギャニーも『なぜ男はセックスがうまくないのか』『集中』『創造的な智慧』『智慧の真珠（詩集）』『完璧への道』『愛のある結婚と離婚』『あなたを成功させる食事、ダメにする食事』『無意識の不思議と機能』『若さを保つための科学』『科学的生活の９つの法則』などのニューソート（新思考）の独習本群を著していた［Gyanee 1931: 1］。『ヨギのエクササイズ』に説明されている動きやポジションは（図はないものの）、磁気治療、整骨治療、自然治癒、自然療法の代わりになるヨガと同等のもの［Ibid.: 7-10］が紹介されていた。それは84の伝統的ポーズに由来するということだったが、その「ヨガ的ポーズ」は、第４章で扱ったウエイトを使わない欧米の体操とほぼ同じものだった。

ギャニーの「身体バランス」［Ibid.: 25］の中で、唯一今日のヨガ・アサナと同じだと思われるポーズは、アイアンガーのシステムでアダ・カンドラーサナと呼ばれているものだった［Iyenger 1966］。これも、実は、欧米の身体文化でも一般的に行われているもの（例えば「冒険的なヌーディストのエクササイズ」［Buckley 1932: 22］）で、ボディビルディングの本にもよく出ていたのである。むしろ、近代ヨガにこのポーズが含まれているのは、これ

らに共通するバランスをとる練習から来ていると考えてもよさそうである。

　これまで触れてきたハタ・ヨガ的健康法と同じように、これらの国際的で商業的なポーズをとるヨガも、それぞれのローカルな好みや期待に合うように、インドの伝統を再定義したものだった。ちょうど、ヴィヴェカナンダのヴェーダーンタが「受容されたヒンドゥーの伝統を、戦略的にいわゆる『グローカル』に味付けしているといって問題ない」[Beckerlegge 2004: 309] のと同じことだったのである[*18]。

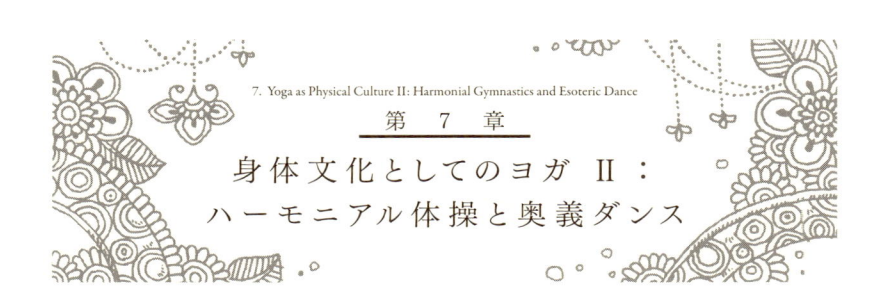

第 7 章
身体文化としてのヨガ Ⅱ：
ハーモニアル体操と奥義ダンス

7. Yoga as Physical Culture II: Harmonial Gymnastics and Esoteric Dance

　前章で取り上げた近代的なヨガ身体健康法は、シドニー・アルストロムが「ハーモニアル宗教」［Ahlstrom 1972］と名付けた、教会をもたないプロテスタントのある種の活動に、非常によく似ていた。ニューソート（新思考）は、この中でももっとも庶民的で実用的な一派で、魂に対して身体を貶めるようなカルヴァン的な考え方を否定していた。フラーは、こうした「ハーモニアル」宗教モデルは、「魂の平穏、身体の健康、そして経済的な繁栄が、その人と宇宙を結ぶ流れに起因する」と考えていたとまとめている［Fuller 2005: 51］[*1]。ハタ・ヨガの新しい形という観点からすると、そうした実利的な宗教が身体に適用されたものとして、私が「ハーモニアル体操」と呼ぶ、2人のアメリカ人女性、ジュヌヴィエーヴ・ステビンスとケイジョラン・アリの行っていた方法などが重要である。この2人のシステムは、いずれも、その後の「ハーモニアル」運動の奥義的システムの形成に大変重要な影響をあたえた。それはヨガに結びつけられたもので、「精神的ストレッチ」、呼吸、リラクゼーション健康法など、今日ヨガとして流行っているものの前身となった。イギリスでは1930年代に、現在ヨガ・アサナと呼ばれているさまざまな形が「健康と美の女性協会」のモリー・バゴット・スタックによって普及したが、これも「ハーモニアル」系であった。こうしたスタックの健康法や、ほとんど男性向けに展開していた身体文化系出版社において、主に女性向けに作られていた方法で特徴的なのは、当時まったく「ヨガ」とは呼ばれていなかったが、当時ヨガと呼ばれていた男性向けの体操やボディビル

ディングの形よりも、むしろ今日ヨガと呼ばれているものに非常に近かったことである。20世紀後半に欧米を席巻したポーズを中心としたヨガは、実践的、社会的、人口統計的に、イギリスやアメリカの（奥義的だけでなく非宗教的な）身体文化でも既に定着しているものの延長だったということになる。

ジュヌヴィエーヴ・ステビンスとアメリカのデルサルト主義

フランスの演技・歌唱指導者、フランソワ・デルサルト（1811-1871年）は、ヨーロッパで、そのドラマ表現に美学の原理を当てはめた説で有名になった。彼の精神－身体エクササイズと、声と息を身体の動きに合わせるルールは、非常に人気を博し、単にオペラ教師だけではなく、一般人にも浸透した[*2]。こうしたデルサルトの方法をアメリカで継承したのが、ジュヌヴィエーヴ・ステビンス（1857-1915年頃）である。彼女はまず、ニューヨークで1876年に、デルサルトの弟子のスティール・マッケイと仕事を始めた。マッケイのアメリカ版健康法では、デルサルトよりも、より体操的な身体エクササイズとリラクゼーションに重きが置かれていた［Ruyter 1996: 68］。ステビンスは、「影響力があった奥義的なルクソルの隠遁者集団に近い実用的オカルト集団の『光の教会』」のメンバーでもあった［Godwin et al. eds. 1995: ix］。彼女はこうした奥義の影響とマッケイの方法、リン体操[*3]、そしてヨガを組み合わせて、彼女なりのデルサルト解釈の表現を行った。このステビンス版のデルサルトは、アメリカでのデルサルト人気に火を付け、デルサルト風の出版物や、デルサルト風衣服、インテリアが大量に生み出され、「ほとんどの町にもデルサルトクラブ」［Williams 2004］が出来たのである。まるで今日のヨガ人気のようだった。ステビンスは、後に不思議なインドのダンサーとして売り出した、有名なルース・サンドニを教えていたこともあったという［Srinivasan 2004］。アメ

リカのデルサルト主義の公式歴史家として振る舞っているテッド・ショーンは、サンドニとともにダンススクールを設立し、そこからアメリカの東洋風ダンサーのほとんどが育った［Srinivasan 2004; Shawn n.d.］。ステビンスは、こうした世代のダンサーのゴッドマザーだった。

こうした「東洋ダンス」のジャンルは、世紀の変わり目に、超越論、神智学、新ヴェーダーンタ、そしてヨガといったアジアに刺激された動きの一部として、サンドニやモード・アレンのような女性たちによって切り開かれた。インド舞踊人気は、ルクミニ・デヴィやウダイ・シャンカールのような人気者を生んだ［Erdman 1987; Srinivasan 2003など参照］が、彼女らは、他の欧米の追随者が行っている新しい方法も取り入れながら踊りを進化させていた。そして双方が自分のほうが本物のインドの踊りをしていると主張し合っていたのである。ちょうどヨガの流派が正統性を争っているのとよく似ていた。ヴィヴェカナンダを褒め称え、熱心にヨガの練習を始めた［Syman 2003］のと同じ、プロテスタントの白人女性の一団がこうした妖しいダンスに飛びついた。ヴィヴェカナンダのヨガに対する、こうした女性たちの支持が、（De Michelis 2004が示したように、本家にも還流して）結局、ヴィヴェカナンダの本国での精神的政治的影響力へとつながった。ピーター・ヴァン・デル・ヴィーアが指摘するように、ヴィヴェカナンダの文化的愛国プロジェクトは、古代インドの智慧についてボストンの人びとに教える工夫をしなかったら成功しなかっただろう。

> これは、「インドの精神性」を身体と精神の鍛錬として体系化するという上で、最初のとても大事なステップだった。これは後に、インドを源とする国際的な精神運動にとって非常に重要になる。ヴィヴェカナンダはアメリカで成功したからこそインドで有名になった。彼は認められた聖人として凱旋したのである［van der Veer 1994: 118］[*4]。

こうしたダンスの場合と同じように、この時期のヨーロッパやアメリカのヨガ教師たちは、それぞれ、自分がもっとも正統なインドのヨガを

教えているといって、特許までとって独自性を争ったが、欧米で稼げる美化されたアジアの精神的、文化的資源であったヨガとインド舞踊は、こうした流れで「南アジア一般の、愛国的情熱と、文化再興の枠組の中で、正統性を争うドラマ」[Allen 1997: 69] の渦中にあった。

　ヨガの「輸出」段階の早い時期から、アメリカのデルサルト主義はヨガ（特にハタ・ヨガの諸流派）と比較されていた。例えば、『ラージャ・ヨガ』でヴィヴェカナンダがハタ・ヨガは「身体でいろいろなポーズをとる」と説明したとき、それはデルサルトにも見られたものだった [Vivekananda 2001 (1896): 138]。ヴィヴェカナンダを取り入れていたラマチャラカも、ハタ・ヨガのことを「特に目新しいものなのではなく、欧米で既に人気がある美容的なエクササイズやデルサルト運動に非常によく似ている」と述べていた [Ramacharaka 1904: 192]。彼もヴィヴェカナンダのように、そうしたエクササイズを否定的に見ており、（ステビンスの方法などに対しては不当なまでに）精神性がかけらもない単なる身体テクニックであり、ヨガとは違って「身体の動きに心を使っていない」[Ibid.: 192] と非難していた。ところが、実際デルサルトの呼応の法則では「身体の動きを精神的な働きに呼応するようにしよう。身体の機能は、精神の機能と呼応している」[Ruyter 1996: 63] としていたのである。このフランス人のシステムは精神性を具現化したもので、のちにステビンスが欧米的な奥義を加えてさらにそれを深めた。こうなると、ラマチャラカが言うような、デルサルトの方法はヨガとは違って単に身体的、という批判は的外れなことがわかるが、それが当時の欧米のヨガ本著者たちの共通した書き方でもあったのである。ここで最後に、ヨゲンドラがステビンスをリラクゼーションの権威として1928年の『簡単なヨガ・アサナ』[Yogendra 1988 (1928): 156] で取り上げていることにも触れておこう。

　ステビンスの『ダイナミック呼吸とハーモニック体操：心と美と身体文化のための完璧なシステム』[Stebbins 1892] は、ハーモニアル宗教の枠組で、柔軟体操と呼吸法とリラクゼーションと創造的心象を混ぜたものだ

った。ステビンスによれば、これは「身体と脳と心を鍛える完璧なシステムで、人間という小宇宙の3つの偉大な要素を統一して、ひとつのコミュニケーション主体とするもの」[Ibid.: 57]だった。そして、不統一をもたらす「悪い心の状態」[Ibid.: 19]を取り除くのだという。ステビンスは、自分のハーモニアル体操のシステムを「磁力や個人の優雅さや知性が満ちているような、寺院や聖地で行う高度なリズム体操」[Ibid.: 21]に結びつけていた。そして、自分のテクニックは古来「宗教的トレーニング」[Ibid.: 21]に使われてきたものだとしたのである。彼女は、リン(すっかり「単なる身体トレーニング」と扱われていた)と、デルサルト、それに「自然の中で経験されるオカルトや超体験」(例えば、「オリエンタルダンスと祈り」)を取り入れ、「生気を与えるような刺激のある、恍惚感」[Ibid.: 58]をもたらすことを目的にしていた。同書で説明された方法には、やはりかなりの量のリン(例えば肺を鍛えるエクササイズや、体重移動の練習など)の要素が含まれており、螺旋を描くような動きと、ダンス的なシークエンスが強調されていた。本の中では「インドのバラモンが使ういくつかのエクササイズや、アラビアの苦行者が使うエネルギーを貯める方法」なども紹介していたものの、彼女は、それらのテクニックは複雑なので記述するのが難しく、直接師から習うほうがよいと考えていた[Ibid.: 133]。本の体操の部分は大半がストレッチングだったが[Ibid.: 123-33]、ヨガ・アサナには結びつけられていなかったのは注目に値する。

　しかし、彼女の呼吸テクニックの一部、特に「意識を集中して行う呼吸」や「ヨガ呼吸」は、まちがいなくプラーナーヤーマと関係しており、ステビンスもなぜヨガ呼吸と呼ばれるかというと、「いわゆるインドのバラモンやヨギが使っていた方法だから」[Ibid.: 86]と書いていたのである。この方法では、「ダイナミックな命の波が一息に押し寄せるように」[Ibid.: 86]宇宙のエネルギーを意識し、それを呼吸とともに体内に取り込むというイメージを持っていた。この本では、おもにポーズを取り上げているが、ここで指摘しておきたいのは、こうした神秘的な呼吸テクニ

ックは、ハーモニアル体操の美容エクササイズには欠くことの出来ない要素だったことだ。将来の研究のために印を付けておくとすると、つまり、人気を博したステビンスの「リズミック呼吸法」はアメリカのハーモニアル信仰とハタ・ヨガのプラーナーヤーマの交錯点だったということだ。例えば、ド・ミシェリス [De Michelis 2004] は、ヴィヴェカナンダの『ラージャ・ヨガ』の「プラーナ・モデル」は、時期的にも地理的にもデルサルトブームの最中に書かれており、ステビンス・システムの語彙や内容と非常に似ていたと指摘している。ヴィヴェカナンダを読んだアメリカの読者は、既にインドの呼吸法に関する秘義的な概念や宇宙とのつながりを理解するための枠組を獲得していたというわけなのである。B・パトラも、1924年の興味深いヨガ・マニュアル『自然の驚異』の中で、プラーナーヤーマに近い呼吸法を取り上げた際に、これは「アメリカの精神主義者が取り組んで来た」[Patra 1924: 9] ものだと述べている。だからヴィヴェカナンダがハタ・ヨガを説明するのに、そういった下地を利用しない手はなかった。この件については、ここではこれ以上掘り下げないが、いわゆる「精神主義者」の呼吸法（特にリズミック呼吸法）と近代ヨガにおけるプラーナーヤーマとの関係は、ヴィヴェカナンダの『ラージャ・ヨガ』の時代から、研究に値する内容を含んでいるのだ[*5]。

　さて、ステビンスの「アメリカのデルサルト主義のトレーニング健康法」には、リラクゼーション・エクササイズと、ポーズやハーモニック姿勢、呼吸エクササイズ、そして「関節や背骨を柔らかくするエクササイズ」が含まれており [Ruyter 1996: 71]、それらは、今日欧米で行われているポーズをとるヨガの教室で行われている要素と非常によく似ていた。ステビンスの1898年の『ジュヌヴィエーヴ・ステビンスの身体トレーニング』[Stebbins 1898] では、初めて動きの流れに力点がおかれた。この中では、ダンスのような流れと、ポーズとポーズの間の移行の動きなども説明されており、ちょうど今日のアメリカで行われている「フローヨガ」と非常に近いものであった。今日のアメリカの有名ヨガ教師シヴァ・リ

ーのアサナとダンスを組み合わせたスタイルは、ステビンスの型の継承と言える［Rea 2006］。

　ステビンスの仕事に刺激されて、追随のシステムがたくさん現れた。例えば、アニー・ペイソン・コールの秘儀的呼吸法、「リラクゼーショニズム」、穏やかな体操のコース（1893年）などがそれである。ある批評者のまとめによると、コールの方法は「主にストレッチとバランスをとる動きで出来ており、日常ため込んでいる緊張をほぐすものだ」［Caton 1936 xiv］という。筆者もコールに関しては別の論文で詳しく触れた［Singleton 2005］が、ここでその内容にざっと触れておく価値はあるだろう。コールやステビンスの方法は、呼吸法と筋肉のストレッチに基礎を置いて「精神的な」リラクゼーションを目指したもので、後に人気が出ることになるヨガが、「ストレッチとリラックス」のもうひとつの方法として認識される道をつけていたことになる、というのが、私の説である[*6]。

神の腺：ケイジョラン・アリ

　ステビンスの後の世代で、ハーモニアル体操系で秘儀的なプロテスタントの系譜を引いたのが、独学ヨギーニのケイジョラン・アリ（芸名）だ。1903年にメンフィスで生まれた彼女は、デキャンプ［Descamps 2004］によれば、自分で考えたポーズのトレーニングとお祈りに成功するまでは、若い間を車椅子で過ごしていたという。1943年にデキャンプは、トゥールーズでアリのもっとも初期からの弟子にそのシステムを習った。デキャンプは、アリがフランスで1935年に最初にヨガのポーズを教えた人で、アメリカでも彼女が1928年に教えたのが最初だったと述べている。このうちアメリカのほうは、シュリ・ヨゲンドラの最初のアサナのデモンストレーションが1921年には行われた記録があり、彼のほうが早いはずなので、そのような主張は大袈裟ではあるが、アリが両国でのヨガの普及

に多いに一役買ったのは間違いない。フランスのヨガ史を書いたシルヴィア・セッコモリによれば、アリは1935年以降、たくさんのハタ・ヨガについての記事群を、大変に活躍していた書き手で、エスノグラファーで心理アナリストだったマリーズ・ショワジ（1903-1979年）が発刊していた多くの秘義系雑誌に寄稿していた[*7]。そうした記事には、ありがちな感じで、たいていダンサーがポーズをしている写真がついていた［Ceccomori 2001:83］。

ケイジョラン・アリの方法は、『内分泌腺に効く神のポーズ』[Ali 1928][*8]に書かれているが、それぞれの身体にある、ヨガの究極の精神的な真実がどこにあるかを書いていたほか、おどろくほどに聖書のヨハネ黙示録を重視していた。例えば、「内分泌腺」は「私たちの身体に霊が降りてくる場所」［Ibid.: 7］として重要であり、それを「蓮華（つまりヨガのチャクラ）」、解剖学的な腺と見なし、またヨハネ黙示録のいう「封印」とも同一視していた。

FIFTH POSTURE

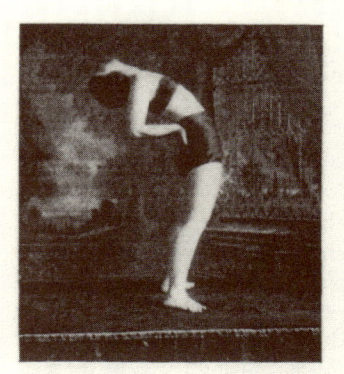

In taking this Posture you are to bend back slowly, keeping the knees firm, supporting the small of the back with palms of hands as illustrated and stretching throat, abdomen and thigh muscles as much as they will give. A wonderful posture for obesity and double chin.

Do not force your body to the point at any time. With faithful practice you will arrive there and feel greatly benefited by doing so. Never be in a hurry.

第5ポーズ（Ali 1928より）

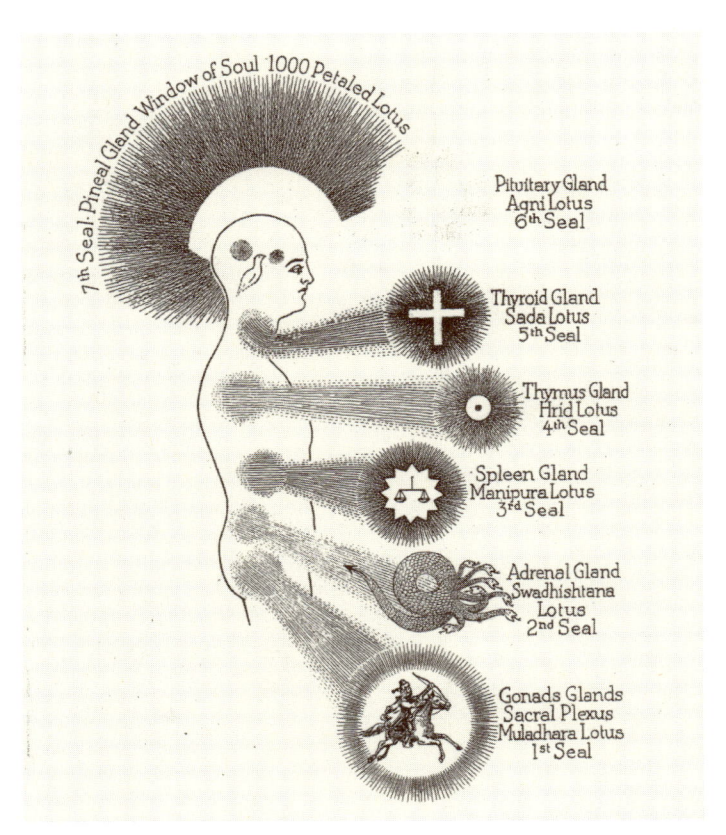

チャクラと封印（Ali 1928より）

　彼女のポーズ・トレーニングと「呼吸文化」のコースは、こうした「封印」を整え、「あなたの中におわします」[Ibid.: 15] 神との調和をめざしたものだった。この「ハーモニアル的」ハタ・ヨガは、1970年以降に欧米で興ったいわゆるニューエイジ版のヨガの先駆である [De Michelis 2004: 184-86]。アリは女性の健康と外見的な美容と精神的な向上を目指しており、当時の女性向け体操の世界ではありがちな設定であった（これについては後に詳しく述べる）。

イギリスのハーモニアル体操

ステビンスやコール、そしてアリによる、呼吸法と体操を組み合わせたハーモニアル系は、イギリスでもフランセス・アーチャーなどにより人気を博していた。アーチャーは1890年代にはコールの弟子だったが、1910年以降は精神に効くストレッチング、バランシング、リラクシングによる自分のブランドを確立していた。彼女は、ロンドン中心部のブルームスベリで成功している、翻訳者でインド嫌いのウィリアム・アーチャー［Archer 1918参照］の妻で、コールから1890年代に習ったテクニックを、その地位を利用して普及させていた。コールと同様、彼女はこのエクササイズを単なる医療的体操とは考えておらず、「心と身体に平和と自由をもたらす方法で、それにより霊的なものからの影響を受け入れやすくなり、人が潜在力を発揮して『チャンネル』となる方法」［Caton 1936: 5］と考えていた。

ハーモニアル体操の分野で、もうひとり大事な人物がいる。モリー・バゴット・スタックである。彼女は第二次世界大戦前のイギリスで女子

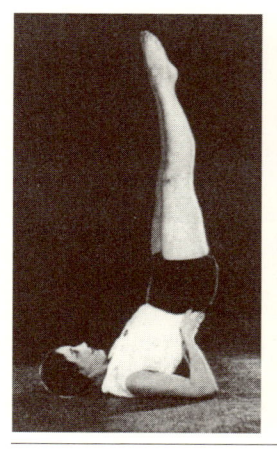

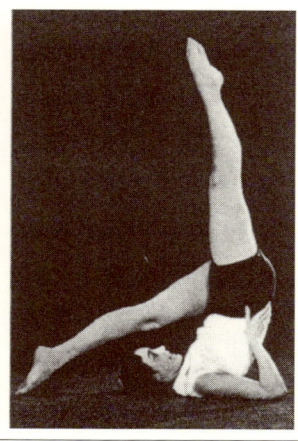

「足を上げる」
（Stack 1931より）

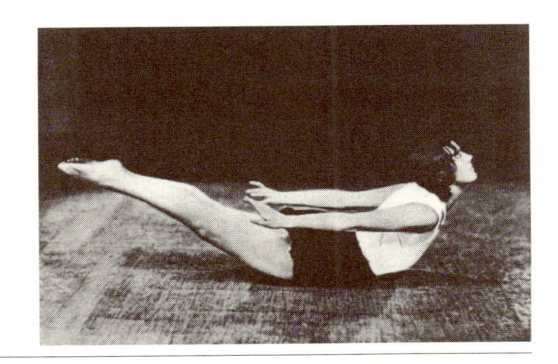

「あざらし」（Stack 1931より）

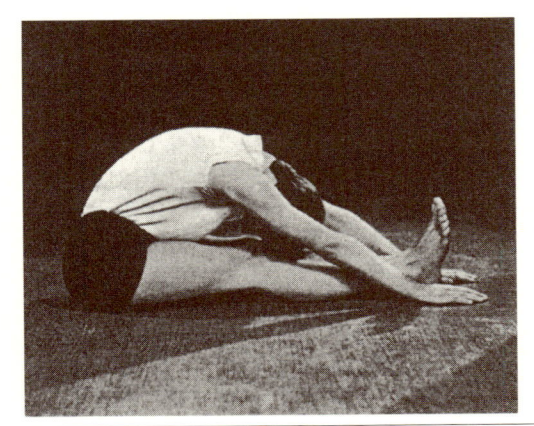

「前屈」（Stack 1931より）　*10

体操団体の中で、もっとも影響力があった、「健康と美の女性協会」を設立した。スタックは女性向け体操と健康法に1907年頃から興味を持ち始め、1920年にはロンドンで教え始めた*9。1912年に夫と滞在したインドで、ランズドーンのゴーパル氏にアサナとリラクゼーション法を少し習い［Stack 1988: 68］、この方法を後に彼女の体操と健康と養生法に組み入れたが、この方法を「ヨガ」と呼ぶことはなかった。スタックは、ステビンスと同じように、身体の美と健康と精神の向上を目指していた。『美しい身体を作る：バゴット・スタックのストレッチとスイングのシステム』［Stack 1931］では、美容効果を強調しており「女性なら誰でも、ほっそり見

えることを心から望んでいる」［Ibid.: 12］と書いている。また、こうした生き生きとした美や魅力的な身体といった、従来からある価値を実現することを約束しただけではなく、スタックはエクササイズの神秘的な効用についても述べており、身体と心と宇宙のバランスをとることが出来るとしていた。そして、彼女の方法をきちんと習えば、「女性は周りの神秘的な力と調和することが出来、内なるパワーを目覚めさせ、人生の苦難を乗り越えることが出来る」［Ibid.: 2］と書いていたのである。自然の力に沿って身体を鍛えれば鍛えるほど、「身体の中にある、人間の本性を含む自然のすべてに流れる宇宙のリズムに乗って、自然の美しい全体と調和する力が解き放たれる」［Ibid.: 4］というのだった。さらに、このリズムは「人間の磁力の秘密なのだ」［Ibid.: 5］ということである。こうした言い回しやメッセージは、まさにステビンスやコールのものであり、アールストロム［Ahlstrom 1972］が指摘するように、催眠術系のプロテスタント的ハーモニアル主義にみられる特徴であると言ってよい。

ここで明らかなのは、21世紀初頭にロンドンで毎週何千人もが参加している、こうした呼吸法とストレッチングとリラクゼーションを組み合わせたヨガ教室は、今日のヨガ教室参加者のおばあさんやひいおばあさんが参加していた1930年代の精神的体操教室の再来であるということだ。そして、スタックがダイナミックなストレッチやリズム感のある呼吸法、リラクゼーションといったハーモニアル系の文脈にアサナを組み込んで使っていたことは、まさに、今日のハタ・ヨガの教室で行っていることによく似ている。既に述べたことではあるが、ロンドンで今日ヨガを教えている人びとは、「ハタ・ヨガ」という用語を、宗教に関係なく、さまざまな要素を組み合わせた穏やかなポーズ練習一般を意味する言葉として使っており、アイアンガー、アシュタンガ、シヴァナンダといった特別な名前のシステムを指してはいない。そしてそういったハタ・ヨガ教師たちは、ポーズやフローを自在に組み合わせて使ったり、自分でポーズを考案したりしている。こうした自由さは例えば「アイアンガー」の

ようなブランド化したシステムでは起こりえない。今日のヨガ教師、ダーマ・ミトラは「今日でもなお、世界中の本物のヨギの間で毎年新しいポーズが生み出されている」[Mitra 2003: 13]と語っている。いわゆる「古典的」ハタ・ヨガから大きく逸脱することもあるこうした改革は、スタックのような「新しい伝統」に根ざしていると考えれば説明がつくのである。

こうした体操団体の女性たちは、自分たちがヨガをしているとは考えていなかったが、今日ヨガも、美容と健康のためというパラダイムの中で行われており、あまりその頃と変わっていないし、なぜ「ハタ・ヨガ」が欧米で女性中心に学ばれているかもわかりやすい。現在ロンドンでは、たいていのヘルスクラブでフィットネス系のヨガのクラスが開講されているが、これはこうした、20世紀前半に女性専用の似非神秘主義の身体調整法であり美容法であったニューエイジの健康法の末裔だと考えられるのかもしれない[11]。もっとも、その頃には「霊的インド」こそ言及されていなかったが、形式と内容は今日のヨガに驚くほど似ていたのである。

ドイツの体操とソマティックス

ここで「ソマティックス」といわれる領域にも触れておく必要がある。ジェフェリー・クリパルによれば、ソマティックスとはヨーロッパの現象学に基礎をおく哲学的な傾向を持つ、20世紀初頭のドイツのジムナスティーク運動に端を発したものである[Kripal 2007: 229]。この主に女性によって行われていた活動は、アメリカやイギリスで展開したハーモニアル体操系と密接な関係がある。そのジムナスティークの中心的指導者だったヘーデ・カールマイヤーがステビンスと同様にフランソワ・デルサルトの弟子だったのは、単なる偶然ではない[Ibid.: 229]。ジムナスティーク

は、当時の学校で行われていたマッチョで軍隊的な身体トレーニングの代替システムであり、「何よりも自覚と意識を重んじていた」[Ibid.: 229]。そして「肉体の精神化」に重きをおいた全体的な世界観を展開しており、「身体と心の統一は、全体性と健康のためにもっとも重要だ」[Ibid.: 229] としていた。ソマティックスではよくあるように、それも「私たちが通常宗教と呼んでいるものと、科学と呼んでいるものの間（あるいは、精神性と医学の間）をつなぐというか、むしろその垣根を壊すような、繊細な生命のエネルギーのモデル」[Ibid.: 229] を呼び覚ましていた。これは、ヨーロッパの催眠術にルーツを持ち、ド・ミシェリス [De Michelis 2004] が示すように、ヴィヴェカナンダのヨガ練習におけるプラーナ・モデルを経て、「近代ヨガ」の形成に深い影響を与えている。

この研究の枠を少しはみ出すが、ここで、ソマティックスの影響で、ヴィルヘルム・ライヒ（1897-1957年）流の精神分析的な予防的ボディワークが、アレグザンダー・ロウェンのような弟子を通じて、20世紀の国際的ヨガと関係を持ちながら形成されたことを指摘しておきたい。ライヒ自身はヨガを見下していたが、ロウェンは積極的にアサナやプラーナーヤーマをセラピーに取り入れていた[*12]。例えば、ロウェンらによる実用的セラピー [Lowen and Lowen 1977] には、アサナやプラーナーヤーマの影響がはっきりしており、アイアンガー・ヨガの器具を使ったポーズも取り入れられている。ライヒやロウェンの予防的ボディワークの語り口は、ヒッピー時代後のヨガ教師トニー・クリスプなどを通じて、今日の国際的なポーズ中心のヨガに幅広く浸透している。クリスプの有名な『ヨガとリラクゼーション』[Crisp 1970] の書評では、「ヴィルヘルム・ライヒの精神分析研究とヨガと彼のリラックス法を結びつけた初めての本」という評価が見られた[*13]。35年を経て、クリスプによるライヒ主義とヨガの合成は、よくみられるものとなり、これらの機能が融合して人間を成長させるということに疑問が差し挟まれることは少ない。こうした流れのもっともはっきりとした例は「フェニックス・ライジング」スタイルの精神

分析的アサナ・ワークで、患者とアナリスト（教師）の対話を、ヨガのポーズをしながら行うというものだ［Lee 2005］*14。

欧米の身体文化の主流におけるヨガ

「健康と力」同盟のモットー「魂たる聖なる身体」とは、ハタ・ヨガの最初のレッスンで習うものだ
［Hannah 1933a: 153］。

ヨガ的身体文化はもはや秘義的なものではない。ヨギだけが行うものではなく、何ら宗教的な目的をもたない一般人も行うものとなっている。以前は、精神生活の最初のステップとして行じられたヨガも、近代にはヨガ的身体文化は隠棲所の回廊を出て、広い世界に救い出されたのだ［Muzumdar 1937a: 861］。

欧米では、アサナとプラーナーヤーマに似た健康法と呼吸法によって、ヨガを身体文化として再解釈する素地が準備されており、ハーモニアル体操やリンの後継の医療体操システムが、1920年代以降にヨゲンドラやクヴァラヤナンダなどのアサナのパイオニアたちによって作られたヨガに取って代わられていったことは、これまで確認してきたとおりである。近代的アサナ練習は、身体文化やハーモニアル体操との対話の中から、それらの教え方を吸収して我がものとし、やがて欧米で純粋なインドの身体文化として売り出されたのだ。この章の最後にここで、「健康と力同盟」の機関誌『健康と力』に見られる、ヨガの受容と解釈についてと、第二次世界大戦前にイギリスで大流行した女性用エクササイズの健康法の数々を取り上げたい*15。

そしてここでは、1930年代に『健康と力』に「ヨガ」として紹介されていたものより、（当時よく取り上げられていた）他の一般的な女子用体操の

ほうが、はるかに今日のポーズをとるヨガにおける「ストレッチとリラックス」といったタイプのものに似ていたことを示したい。ここで大事なことは、今日のハタ・ヨガ実践者から見れば当たり前に見えるのに、1930年代には女子体操はまったく「ヨガ」と結びつけられることはなかったということだ。このことにより、近代ヨガは、欧米ではハーモニアル体操や女性の身体文化によって当時ありふれたものとなっていたストレッチングとリラクゼーションに取って代わった、あるいは後継として登場したと考えられる。ボディビルディングと体操が主だった『健康と力』が、ヨガのアクロバティックな体操としての潜在力を見抜いて、それを優先的に扱ったのではないかと考えられるが、しかし、当時は体操的なヨガはまだ「輸出出来るもの」ではなかった。当時の近代ヨガはまだ揺籃期だったのである。例えば当時は、今日の国際的なポーズ中心のヨガを生んだ中心人物のひとりであるT・クリシュナマチャルヤは、後にアサナを欧米に普及させたアイアンガーやパタビ・ジョイスがまだ若かった頃に彼らを教え始めたばかりだった（第9章参照）。

　まず1930年代に『健康と力』に現れたヨガについての文章を検討する。ヨガが話題に上る場合は、尊敬と過信を以て扱われていた。例えば、上級編集者で雑誌の方向性を決めていたT・W・スタンドウェルは、ヨガの「超精神的意識的文化」を褒め、「人間を超人的な何かに変える」[Standwell 1934: 32] ものとしており、「科学的に作られた身体文化を用いて、今までは夢見ることさえ出来なかったすごい力を、誰でも養成することが出来る」と考えていた [Ibid.: 32; Physician 1933参照]。ヨガは、言葉を換えれば、優生学に傾いた愛国者を育てる目的に結びつけられていた。特に実際的ヨガ・マニュアルではそれが顕著で、この場合の「身体文化」とはプラーナーヤーマのことで、ポーズのほうはその安定した基礎をあたえるためのものに過ぎなかった。そして、その目的のためには、ロンドンのヴィクトリア・アンド・アルバート博物館にある仏陀の座像を見て、座り方を学べと書いてあったのである。ここで、「ヨーロッパ人とよりもヒンド

ゥー教徒との会話を好みヨガを根気よく続けている、ビジネスマンで銀行家のデイヴィド・ユール卿」[Standwell 1934: 20] が紹介されていた。

似たような例は、H・ブルームの「東洋の古い身体文化：近代身体文化の実践者もヨギから学ぶことは多い」[Broom 1934a] という題名そのものが内容を表しているような記事でも見られる。そこでは、「ヨガ実践者」は「素晴らしい柔軟性」と結びつけられるとともに、ヨガには長時間動かずに座り、プラーナーヤーマの練習や瞑想をしていることが含まれていた。こうして1930年代に同誌に現れたヨガの典型例は、キャメロン・ハナの5本の連載記事「東洋の健康の智慧」[Hannah 1933a-c] である。この医療的なヨガ観も、アサナにはほとんど関心を払っていなかった。連載の内訳は、①導入、②プラーナ、あるいは息の重要性、③食事とダイエット、④「身体文化実践者が取り入れたい」[Hannah 1933d: 239] ヨガ的エクササイズの原則と応用、⑤セックス習慣の話、となっていた。これらは、この雑誌が行っていた、全体的健康、養生法、節制に関するアドバイスの一環と一致しており、ヨガと雑誌の思想的ゴールの融和をもたらしている。例えば、ここにみられるセックスに関する厳格な態度は、この雑誌がとっていたポリシーに合致したものである。ハナは、「上品な家庭生活への回帰」は「性の悩みを払拭」し、ヨガは「欧米にはびこっていた性への耽溺を一掃する」[Hannah 1933e: 269] としていたのである。このような倫理観（母親が娘に性器を恥ずかしいものと思わせるような倫理観 [Partington 1933]）が、『健康と力』のあちこちにみられる、ときに姉妹誌の『健康と効果』の広告の形であらわれる、エロティックな男女の裸の写真と併存していた。フーコー [Foucault 1979] が指摘する、ヴィクトリア朝期およびポスト－ヴィクトリア朝期頃にみられる性への否定的な態度は、社会の中のプライベートな部分でそれに耽溺していたことを覆い隠すためのものであった、ということは、まさにここに当てはまる。

ハナは、ハタ・ヨガの教えは「欧米人にとっては実用的ではなく、ほとんど不可能」[Hannah 1933a: 153] という立場で、欧米人に合うように調整

していた。ヨガ的エクササイズについての4番目の記事で、ハナは「ハタ・ヨガでは身体を鍛えるだけの目的のエクササイズはない。身体文化実践と組み合わせて取り入れた場合でも、厳密な結果をもたらす原則がある」[Hannah 1933d: 239] としていた。サンダラムやアイヤーのように、ハナも身体文化の文脈に合わせて、ハタ・ヨガの中から好いとこ取りをしようとしたのである。予想がつくように、ハナは、まず、リン体操のような体操や柔軟体操にあたるものを選び、つぎに、『健康と力』でよく取り上げられているような（例えば、1934年4月号のL・E・ユーバンク「心と筋肉」）、ウエイトを使わない「筋肉を育てる」テクニックを選んだ。これは、以前に取り上げたように、マシックやハドックによる、初期の心と身体を鍛える筋肉トレーニングの伝統を引き継ぐものだったと言える。

つまりハナが書いていた「西洋のシステムには想像以上にハタヨガが取り入れられている」といったことや、西洋の身体文化の「ルーツは東洋にある」[Ibid: 239] といったことは、多くの読者にとって、この時点で既にどこかで読んだことのある内容であり、理解しやすいものだった。こうした、欧米の身体文化はアジアに起源があるという説は、第5章でK・ラマムルティに関して確認したように、もちろんインドの身体文化では根強く語られていたものだった。しかしこうした説が、イギリスの身体文化の主流メディアに取り上げられたということは注目に値する。『健康と力』誌では、インドのヨガ・レスリング・ボディビルディングを宣伝するような、クヴァラヤナンダの弟子たちや身体文化評論家のS・ムズンダーによる記事に、そのような説が繰り返し述べられた [Muzumdar 1937a, b, c, および第4章の「スカンジナビアの体操」参照]。

「古典的」ハタ・ヨガと似たような内容が取り上げられていた一方[16]、ハナのヨガに関する記事は、新しい方法で身体を向上させたいと考えているボディビルディングやフィットネスに興味のある読者に向けられていた。例えば、「東洋の科学的身体文化を取り入れたらどうなるか」という、ハナの初心者向け記事に載せられた、オイルを塗って裸でスタイリ

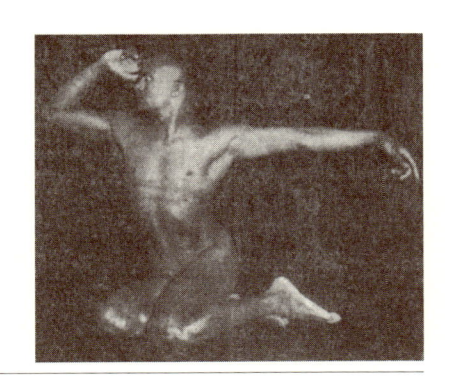

モティ・R・ペイテル
(Hannah 1933a より)

ッシュなポーズをとっているインドのセカンダラバードのモティ・R・ペイテルの写真は、間違いなくヨガの身体コンディショニング効果を示そうとしたものである。また、この写真から、新しいインドの身体文化主義のヨギたちの行っているものが、欧米の身体文化の世界に「ヨガ」として浸透していっていたことが読み取れる。実際この時期、よく写真が掲載されていたアイヤーやバルセカといった「ヨガ的」インド・ボディビルダーに加えて、そこまで有名ではない多くのインドの筋肉自慢の人びとの写真も『健康と力』に載っていた。こうしてインドは、世界の身体文化界で注目される存在となっており、ヨガはその台頭を支えるものと考えられ始めていたのである。

女性のストレッチ健康法

　ハナはブルームと同じように、ハタ・ヨガは身体を美しく鍛え上げるだけではなく「柔軟性も与える」［Hannah 1933d: 239］と書いていたものの、彼が紹介したエクササイズは、ポーズをとる近代ヨガによるストレッチ健康法的な要素をまったく持ち合わせていなかった。『健康と力』（およびその姉妹誌『スーパーマン』）に1930年代に載ったヨガの記事では、今日のハ

タ・ヨガの教室で普通に見られる身体を伸ばすようなコースのことはまったく書かれていないのだ。一方、もっぱら女性用に作られたエクササイズに、ストレッチングの要素を多く含んだものが載せられていた。しかし、当時はそれはヨガとして考えられておらず、ヨガに結びつけられてもいなかったのである。「主に女性に向けて」という連載記事に現れた、ベルトラン・アッシュの「美しい身体を作る：ストレッチ、あなたの身体を完璧にする方法」[Ash 1934: 170] は、そのような記事の例で、男性向けのアクロバティックにバランスをとるタイプのウエイトを使わないエクササイズのタイプとは明らかに異なった、女性向け体操で（男性）記者によるものだった。そこに紹介されていたのは、今日ではヨガ実践者に（例えば、アイアンガーの本 [Iyengar 1966] で言うところのサランバサナ、パシモタナサナ、トリコナサナとして）よく知られているポーズの数々だった。しかし、これらは同時代のヨガ関連記事には現れたことはなかったのである。

1937年の「本当の柔軟性とは」という論争を巻き起こした記事では、フランク・マイルズは、柔軟体操ブームに対して冷や水を浴びせかけ、「女性は生意気にも、役にも立たない柔軟体操をせっせと行っている」[Miles 1937: 572] と書いた。この記事は、第二次世界大戦後の欧米でのアサナ・ブームよりはるか以前から、ストレッチングが女性向け体操の中心的な位置を占めていたことを示すよい例だ。実際、『健康と力』に現れる女性によるポーズの写真は主にストレッチングをしているものだったのに対し、男性の写真は（アイアンガーの本 [Iyengar 1966] で言えば、アドムカヴィクラーサナ、ピンチャマユラサナ、バカサナといった）アクロバティックなバランスポーズや、宙返りや、昔からある男性的なポーズをとっていた。また、子ども向け体育の記事では、デンマークのニールス・ブク流の激しい体操に加えて、柔軟性を高めるものも扱われていた [Ash 1935; Gymnast 1934]。アッシュは、バクーの標準的なかけ声「うつ伏せ」などを使ってさえいた。このことは、第9章で論じる、1930年代にクリシュナマチャルヤによって生み出された今日の「パワー・ヨガ」のスタイルが、バクー流の

YOGA BODY

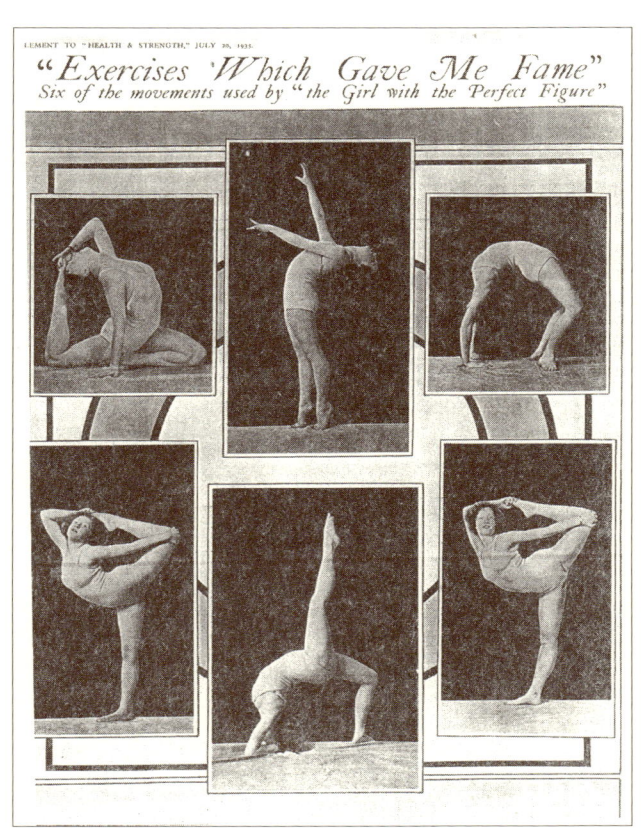

アドニア・ウォレス「イギリス全島でもっとも美しい身体」
(『健康と力』1935年7月号より)

子どもの体操とヨガの呼応関係を意味しているということに通じている。
　1930年のクレイトンによる『健康と力』の記事「イヴのための、優雅さ・健康・フィットネスにいたる理想の道」では、「シルバー・リーグ」の女性たちが、近代ハタ・ヨガのポーズに相通じる、数々のストレッチポーズを披露していた。クレイトンによれば、これらのポーズは、ミュラーの体操と「スウェーデンの器具を使わない体操」を掛け合わせたもので、「それぞれのポーズが全体としてリズミカルなシークエンスになる

ように組み合わされたもの」[Clayton 1930: 315] だった。こうした特徴は、特にアメリカのスポーツクラブで現在教えられているハタ・フローヨガのコースの特徴の多くをまさに言い当てている。しかし、しつこいようだが、当時の『健康と力』はこれをヨガとして扱っていなかった。

「イギリス全島でもっとも美しい身体」(1930年) の優勝者のひとり、アドニア・ウォレス嬢による、美しいポーズ写真の数々は、彼女の受賞した身体が超絶ストレッチング・エクササイズによって鍛えられたことを示していた。このようなポーズ群は今日なら、一目見ればヨガの上級ポーズと認識されるものだった (p.205写真参照)。アイアンガーの本 [Iyengar 1966] で言えば、エカ・パダ・ラージャカポタサナ (左上)、ウルドヴァ・ダニュラサナ (右上)、エカ・パダ・ヴィパリタ・ダンダーサナ (下中)、ナタラージャーサナの二つのバリエーション (右下、左下) にあたる。

つまり、1930年代の女性たちは、今日でいえばヨガと呼ばれているのと同じエクササイズをよく行っていたのであり、それ自体ヨガとは独立して、欧米では人気のある歴史を誇っているものだった。例えば、1869年にアーチボルド・マクラーレンはイギリスやヨーロッパ大陸では、柔軟体操が身体文化の一部として確立していると述べていた (が、彼自身は、柔軟体操の「やりすぎ」にはマイルズ同様批判的だった)。柔軟体操に重きをおいたのはフランスの体操システムだったが、「国内でも国外でも、市民も兵士も、鍛える前に柔軟性を高めることが大事」と考えられていた [Maclaren 1869: 82]。ストレッチングは、19世紀半ば以降の身体文化再興の中で重要な位置を占めてきたが、少なくとも20世紀初頭には女性の体操と深く結びつけられるようになった。ビカーダイクの『正しい姿勢の重要性』[Bickerdike 1934] や、スタンリーの『力強くなるためのストレッチング』[Stanley 1937] は、こうした流れを示す例である。こうして、近代身体文化再興の初期に、男性向けの力と精力を誇る健康法と、女性向けの優美と動きをもたらす健康法とが分かれて、20世紀を通じて21世紀に至るまでそうしたジェンダーの区別が続いてきたのである。こうした二分法は、必ずしも激

しいものではなく、例えば、男性でも柔軟体操をしようとか、女性でも従来の美容健康法とは異なる力強いエクササイズを行うというような例はあった（Todd 1998に取り上げられているディオ・ルイスの例など）。しかし、こうした例外はあるものの、女性のエクササイズは、ストレッチングやリズミカルな体操という方向へ固まる傾向にあり、そこにステビンス、コール、スタックが広めた「精神性」が結びつけられていたのである。

ジェンダー別ヨガ？

こうして『健康と力』に現れたジェンダーを分ける傾向（男性の体操は力と精力、女性の体操は優美な動きをめざすという傾向）は、既にヨーロッパの近代体操の初期から定着していた [Todd 1998: 89]。例えば、近代オリンピックの初期には、女性が参加出来る競技は「見て美しく」女性の身体の良さを活かすものだった [Mitchell 1977: 213-14]。こうした意図は『健康と力』で女性向けの記事を書いていた男性記者たちにも共通していたと言える。

この本でも、これまでにこうした流れが20世紀の国際的なハタ・ヨガの展開に続いているとして扱ってきたわけで、第4章、第5章でとりあげた雄々しいクリスチャンとしての愛国主義的な武闘的な文脈と、女性向け体操と秘義的なキリスト教の融合から生まれたポーズをとるヨガの要素があるハーモニアル体操の「ストレッチしてリラックス」との違いを確認してきた。強さと古典的な男らしさを誇る前者には、ボディビルダーのアイヤーやゴーシュ、ティルカのような解放を求めるヨギ、オーロビンド、マニック・ラオなどがいた。また、今日にも続くRSSなどのインドの愛国的「武闘派」ヨガ健康法の流れもある [Alter 1994; McDonald 1999]。

一方、穏やかなストレッチングと深い呼吸と、「精神的な」リラクゼーションといった、今日の欧米の「ハタ・ヨガ」に近い要素は、ステビンス、ペイソン・コール、ケイジョラン・アリ、スタックなどのハーモニ

アル体操の派生系や、宗教とは関係ない女性の柔軟体操健康法に見られた。しかし、こうした二分法は経験則的なもので、実際にポーズをとる近代ヨガは、どちらか一方の要素だけで出来ているのではない。それでも、今日のさまざまなヨガのスタイルを作ってきた影響力を考えるうえで、なんらかの枠組を与えてくれるだろう。

この章で私が明らかにしたかったのは、要するに欧米にはエクササイズの伝統があり、そこには、今日ヨガとしてアメリカやヨーロッパで教えられている「ハタ・ヨガ」の要素は既に以前から存在していたということである。そして、ポーズや動きは数多くあり、それが後にアサナとして定着して数を増やして今に至るのだ。ブーネマン［Bühnemann 2007a］やスジョーマン［Sjoman 1996］が指摘したように、近代以前のヨガには立ちポーズというものはなかったのである。つまり、ヨガの立ちポーズの多くが、近代の体操のポーズと重なっているのは、それらがヨガと身体文化の交流を通じて、近年になって加えられたものだったことを物語っているのだ。この仮説は立ちポーズに限らず、新しく加わったヨガのポーズの多くに当てはまっていると考えられる。

ジャン・トッドは「20世紀の女性向けエクササイズの多くが、19世紀の目的を持ったトレーニング（つまり健康とフィットネス法）に淵源を持っている」［Todd 1998: 295］と指摘した。同様に、今日では「ハタ・ヨガ」と呼ばれている健康法の方法論は、長い体操の歴史（特に女性向け体操の歴史）に淵源があると言えるだろう[17]。しかし、こうした系統論には、ここでは深入りしない。むしろ、私が興味を持っているのは、「外国」の似たようなものに対して、ポーズやエクササイズをどのように重ね合わせていったのかという、その過程である。例えば、インドのハタ・ヨガでクンダリニーの上昇といった考え方の一要素である身体の節といった考え方が、こうした異文化への対応によって、健康と美のための柔軟体操の中にどのように入り込んでいったかというようなことである。つまり、肉体のポーズが「浮遊するシニフィエ」となって、文脈によって意味が変

わるようなものとなったということだ（Urban 2003: 23-25にこうした「浮遊するシニフィエ」としてのタントラのことが扱われている）。同じポーズが欧米のヨガで使われる場合、両方の文脈が残るが、しばしばハタ・ヨガの文脈はかすかであったりなくなってしまっていたりするのである。

　例えば、逆立ちするヴィパリタ・カラニ・ムドラ（いわゆる「肩立ち」のサルヴァンガサナ）がそうだ。こうした逆立ちポーズは、中世のハタ・ヨガにも存在したのは間違いない。そしてこうしたポーズは、いわゆる「すべてのタントラの秘密」［サルヴァタントレス・グプタ、Gheraṇḍa Saṃhitā 3.32］であり、口蓋に位置する「月」から出る内なる万能薬（アムルタ）は、へそに位置する「太陽」では使われないといった、身体の中の陰と陽のエネルギーの流れを逆流させるもので、老化を防止すると考えられていた。一方、同じポーズがリン体操でもあり、「スウェーデンのろうそく」と呼ばれていた。1930年代にはこのポーズがイギリスの読者に親しまれていたので、『健康と力』の「主に女性に向けて」の連載ページには、このポーズの絵のマークが付けられていたくらいである。このポーズが老化防止という意味では似た意味を持っていたとしても、インドの『ゲランダ・サンヒター』に現れた意味は、『健康と力』のマークが意味していたものとはかけ離れていた。こうした雑誌の読者にとって、インドのヨガの文脈より、欧米の身体文化の文脈のほうが強かったので、S・ムズンダーの言葉を借りれば、サルヴァンガサナやシルシャーサナ（ヘッドスタンド）は、読者の理解しやすいように「欧米の体操用語で紹介された」［Muzumdar 1937a: 861］のである。実際、現在でもこのポーズは、スウェーデンの体操の影響から、ドイツのヨガ教室でも、イタリアのヨガ教室でも「ろうそくのポーズ」と呼ばれている。

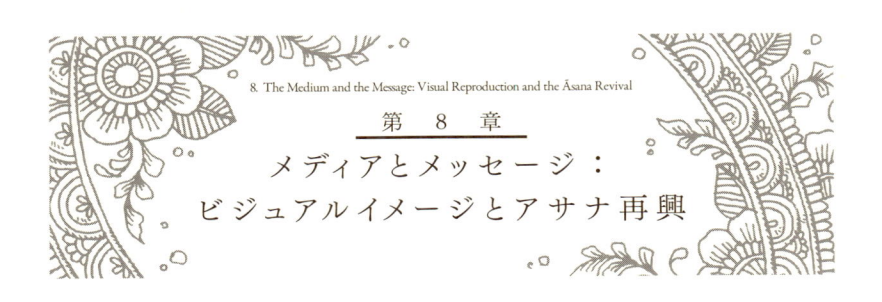

8. The Medium and the Message: Visual Reproduction and the Āsana Revival

第 8 章
メディアとメッセージ：
ビジュアルイメージとアサナ再興

　欧米諸国からマハラジャのヨガシャーラにやってきた人びとが、ヨガ・アサナの写真を撮って帰り自国でそれを見せ始めたとき、ヨガ・アサナは化石のように静かにしていることは出来なくなった［Krishnamacharya c.1941, in Jacobsen and Sundaram (trans.) 2006(c. 1941): 6 ］。

　健康法、百聞は一見に如かず［Bernarr MacFadden, cited in Whalan 2003: 600］。

　印刷技術と手軽な写真撮影の普及がなければ、ポーズ中心のヨガが国際的に広まることはありえなかっただろう。また、そうしたメディアに現れたヨガの印象は、ヨガ的身体の概念とヨガ練習の意味を根本的に変えたのである。これは、写真（および写真に添えられる文章）がただ「そこにある」ものを記録するだけの客観的なメディアではなく、それを通じて、社会や「リアリティ」そのものの意味を構造化するプロセスだからである［Barthes and Howard 1981; Burgin 1982］。また、ポーズをとるヨガが広く人びとに知られるようになったのは、こうしたビジュアルイメージ、特に写真を通じてだった。私は、この写真の流通とポーズ中心のヨガの成立との関係を、後付け的な事実確認としてではなく、近代ヨガ的身体の概念の形成過程として、当時の文脈において考えたい。技術は、単に人びとが利用するものなのではなく、それによって人びと自身が変化させられるものだ［McLuhan 1962］。ヨガ的身体は、突然現れたわけでもなく、先駆的なものがなかったわけでもないが、紛れもなく、（主に男性の）身体がヨガ

のポーズをとっている写真や写実的な表現が、ヒンドゥー再興と世界的な身体文化の潮流の中で、新しい身体観を表現したものだった。この章では、まず、ヨガの写真について検討する前に、一般的に歴史における写真の役割とそのインパクトについて触れておくことは有意義だろう。特に、そうしたインパクトが単に身体観にのみではなく、主観やリアリティそのものにもあったことを確認しておきたい。この議論は、主にジョン・パルツの『写真と身体』[Pultz 1995] に依っている。

　パルツは、写真は、人間のリアリティを理解するためには感覚的なものがもっとも重要だとするような、経験による啓蒙を導く、とする。彼は、写真は「完璧な啓蒙のツールであり、考えや感情抜きに、機械的・客観的に経験的知識を与えるものだからだ」[Ibid.: 8] と述べている。写真を通して、世界が捉えられ、並べられて、吟味され分類されるというのだ。写真の大衆化、ことに肖像写真の大衆化により、その時代の身体の図像的表象を大衆自身が、写真によってほぼ初めて目の当たりにすることによって、社会的な意識が変容する [Ibid.: 13]。パルツは、そうしたイメージが社会における身体の意味を変え、自意識が強く自己を観察する身体を意識したヨーロッパの中流階級が立ち現れるきっかけとなったと論ずる [Ibid.: 17]。こうした議論とともに喚起しておきたいのは、写真はまた、帝国にとっても「完璧なツール」であり、「科学的な」人類学の観点から、さまざまな人種をエスノグラフィックにカタログ化する、客観的で都合の良い方法でもあったということだ。例えば1869年には、大英帝国植民地省が、人類学会会長で有名な進化生物学者であったT・H・ハクスレーに「大英帝国内の人種の写真を系統的に整理」して欲しいと頼んだという [Ibid.: 24]。この写真群は、人種を分類し固定化するのに役立てるために企図されたのであり、白人であるヨーロッパ人の優位を見せつけんとするものであった。一方、商業写真の世界でも、第3章で触れた「ファキール」のスナップ写真などのような、世界中の植民地のエキゾチックで風変わりな人びとの写真はがきが1850年代以降に人気

となり、ヨーロッパの家々の応接間に飾られ「新たに植民地となった地域の原住民の身体を蒐集し、統制し、定義付けるべく利用された」[Ibid.: 21]のである。

つまり、写真は帝国らしい商業的・文化的優位性を示すしくみの一部であったということだ。また、同時に植民地的「他者」への制御や力のひとつのありようでもあったし、他者とは異なるものとしての個人的・集団的アイデンティティを埋め込むものとして機能もしたのである。だからこそ写真は、外国人によるエスノグラフィーや見世物的なまなざしを退け、自らのアイデンティティや身体観を主張しようとしていた、撮られる側の植民地の人びとが敵視するものともなったのである。ナラヤン[Narayan 1993]が述べるように、そうした写真は「客観的」に見えるものが、「はっきりとそれと目立たせられたり、それと認識されたり、暗黙のうちになされたり、と意識のされようはさまざまではあるが、とにかく、実は権力構造を反映した社会的関係のシステムの中で位置付けられた、ある一定のまなざしに由来している」[Ibid.: 485; Pinney 2003も参照]ものなのである。インドの中で、こうした葛藤が起こっていた領域のひとつ

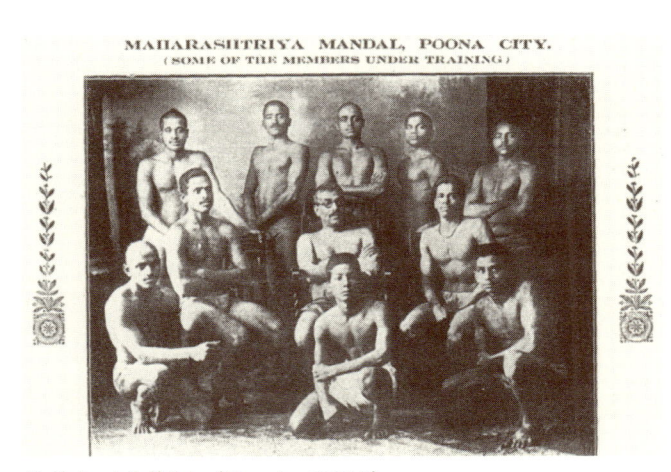

ボパトカーと生徒たち（Bhopatkar 1928より）

が、まさに身体文化だった。国際的に広まっていた身体文化そのものが、まず男性の肉体のイメージが大量に複製され、大衆的に拡がっていたことに大いに依存していたのだが、インドも例外ではなかった。写真に撮られる身体への意識が、それまでになく強くなり、身体を鍛えることへの興味も広まったのだ。そしてそれが、それまでになかったほど公の関心事となっていったのである。だから、ヨーロッパのエスノグラファーが撮ったひ弱なインド人の写真に対抗するため、インド人自身の力強く鍛え上げられた身体の明らかに凄い写真が、国の強さを示す重要な証拠だということになった（第 5 章参照）。そのため、インドの雑誌『ヴィヤーヤン：ボディビルダー』や、身体文化のきら星、ゴース、ボパトカー、ラマムルティらの本などは、そのような愛国的な国民を育てるプロジェクトの意図に沿った写真で一杯になっていたのである。ボパトカーの本 [Bhopatkar 1928] などでは、ヨガ・アサナはその一環に組み込まれていた。

ポーズをとるヨガは、このビジュアルイメージの文脈があったからこそ、構築され人気が出たのである。1920年代半ばに新しいアサナのありよ

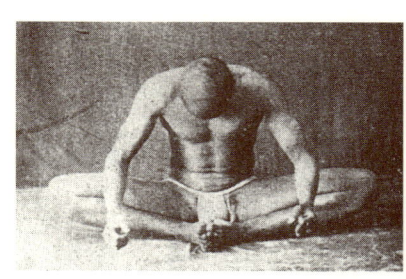

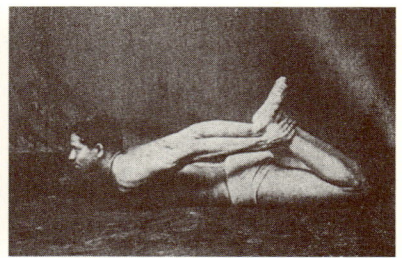

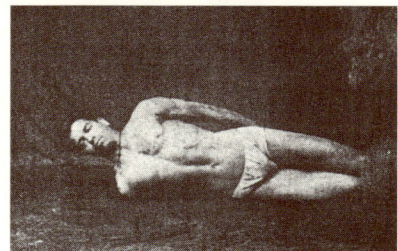

ヨガのポーズ（Bhopatkar 1928より）

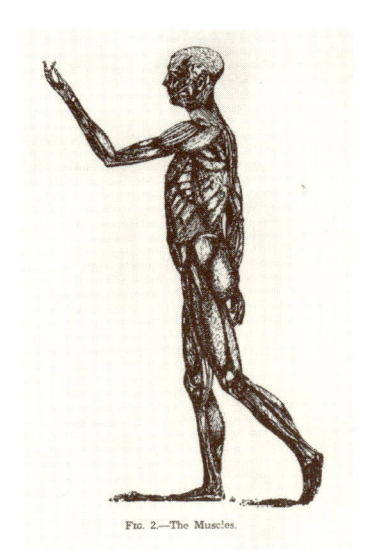

クヴァラヤナンダ『アサナ』
(1972［1931］)の解剖学的な図
(図版提供 Kaivalyadhama Institute)

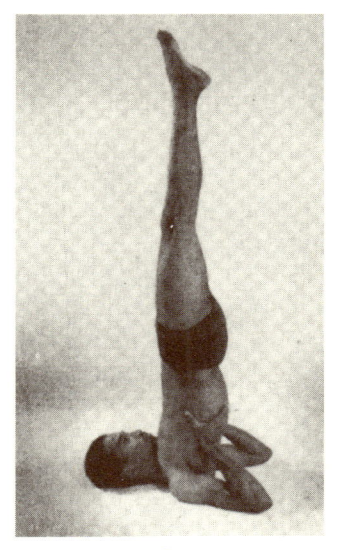

クヴァラヤナンダ『アサナ』
(1972［1931］)の肩立ちの図
(図版提供 Kaivalyadhama Institute)

うに人気が集まったのは、まさにこの流れの中で、インド人の力強い身体を伝える大衆的雑誌などにより、身体文化関係の記事などとともにイメージが流布したからである。当然といえば当然であるが、もっと「精神性」を強調するタイプのヨガには、こうしたビジュアルイメージは必要なかったが、近代的なポーズをとるヨガには必要だった。例えば、ヴィヴェカナンダの『ラージャ・ヨガ』では、アサナにはあまり重きが置かれていなかったため、ビジュアルイメージがなくても価値は減らない。つまり、本の内容が伝えたいことはほぼ的確に（ときには必ずしもわかりやすくはなかったが）主に文字で伝えられていたのである。これに対し、クヴァラヤナンダのアサナの本 [Kuvalayananda 1972(1931)] は、ポーズや動きの説明にきれいな写真がついていなければずっとつまらないものであり、内容を理解するのさえほとんど困難であっただろう。

第8章　メディアとメッセージ：ビジュアルイメージとアサナ再興

一方、逆に、ビジュアル文化により、イメージを通じて示しうるものの重要性が増したことにもなる。つまり例えば、写真が多い本のほうが、ない本より魅力的と感じられ、手にとってもらいやすくなったということだ。パーサ・ミッターが強調するように、印刷技術と機械的な写真製版法は、インド人の感覚に深い影響を与え、「インドの都市を印刷されたイメージがいっぱいの『ビジュアル社会』に変えた」[Mitter 1994: 120]のであった。グハ=タクルタもこの点について、「当時は、ビジュアルなものの中でも、写真などのリアルな画像が量も多く、好まれていた」と指摘している[Guha-Thakurta 1992: 111]。ポーズをとるヨガの人気が出たのは、まず単純に、当時の社会においてビジュアルに訴える要素があったこと、そして文章などのメディアでははっきりせず通じにくかった内容を、直接的に伝える術が出来たことによる。ヨガ的身体に光が当たるようになったのだ。こうして機械的にコピーされるようになったヨガのポーズの目を奪う写真表現は、これまでにないやり方で「ヨガ的身体」を客観的に考察し模倣するきっかけとなったのである。ヨガ的身体は、私的な場から公の場に出るにつれ、タントラ的なハタ・ヨガの概念的で儀式的で「文字的に」理解されていた身体[Flood 2006]から、近代的で科学的な英語圏のヨガの感覚による自然な身体へと変化していったのである。こうしてヨガ、特に近代的なハタ・ヨガの変型版は、まるでダヤナンダがハタ・ヨガが取り上げる物体を探そうと人体解剖を行ったように、「病理学者の客観的な姿勢」[Budd 1997: 59]をもち、写真によって図示され記録されていったのである。それらはいずれも、近代ヨガと「伝統的」ヨガの知は、ひとつの統一的なリアリティで説明出来るのであり、前者がはっきり示せば後者が正しいことも示せると考えたところが似ている。それが伝統からの逸脱であったにもかかわらず、写真で示される近代のヨガ的身体の登場により、それが伝統的ヨガとひとつながりのものであるという幻想そのものが生じたのだとも言えよう。

インド美術における伝統と近代

　近代ヨガ再興の中でもっともビジュアルに魅力的であったアサナについては、インドの近代美術の流れに合わせて理解したほうがよい。双方とも、ヒンドゥーの文化的ナショナリズムの一環として、似たような思想的背景を持っていると考えるほうが、この類似性を単なる偶然の一致と見るより自然だろう。このことを考えるには、まず近代ヨガの誕生からひもといたほうがよい。結局それは、概念と技術に関する欧米とインドの交流の歴史であり、またヒンドゥーのアイデンティティの文化的価値を探る多彩で幅広い動きの歴史でもある。パーサ・ミッターは、「植民地」インドの美術の歴史に、2つの時期があったと分析している。まず1850年から1900年に至る「楽天的欧米化の時代」で、欧米の概念や感性に心酔した、欧米を支持する人びとが中心になっていた。次に、その反動として、芸術に関してもスワデシの方針を掲げ、新しく興ったヒンドゥーのアイデンティティの尊厳に共感する、文化的ナショナリズムを追求した時代（1900年頃から1922年まで）である［Mitter 1994: 9］。この新しい方向性により、「そもそもエリート階級は尻込みするような伝統的文化遺産」［Ibid.: 9］の再評価が行われ、また、今でこそ生き生きとしたインドらしいものと考えられている、それまで無視されてきた土着芸術の価値が認められるようになった。しかし、この再興の過程でも、欧米の技術的優位は変わらず、絵画や彫刻の分野でも一段上であるという見方は揺らがなかった。ミッターが記しているところによれば、インドの芸術学校では「学生は、インドの芸術を理解し取り入れる力が求められるのと同時に、真の力をつけようと思えば欧米に目を向けざるをえないといった、相反する態度が期待されていた」のである［Ibid.: 51］。こうした相反する態度のない交ぜになった状況は、文化ナショナリズム的な絵画からは、決して消えることはなかった。そうした絵画は近代化を通して素晴らし

土着文化を薄めていた。ヨーロッパ近代がそうであったように、「インドにおける『真の伝統』の復活は、むしろそれが欠けていることの象徴だった。本物らしさを求める動きは、まさに伝統がほぼ消えてしまったところで興っていることが、その証拠である」[Ibid.: 243] という。同じように「古典的な」という分類も、近代的なものと対置されて初めて認識されるものである。つまり、真に伝統的なものを求めることは、いかにも過去と切り離された、近代主義者の重大な関心事だと言えるのである。

こうした状況こそ、まさにヨガ再興の背景にあったものだ。芸術における「楽天的な欧米志向」は、パタンジャリのヨガを哲学に吸収しようとしたJ・R・バランタインの時代、つまりインド人学者が欧米の学者と「建設的なオリエンタリスト」の企みに参加していた時代以降に現れたと言ってよい [Singleton 2008b]。また、ヨガを単なる哲学的・言語学的なものから救いだし、インドの精神的伝統の最上のものとして復活したヴィヴェカナンダに代表されるのが、次の「スワデシ」時代といえよう。ヴィヴェカナンダのおかげで、信心深く教養のあるインドの人びとの気概とともに、ヨガがインド文化の象徴的存在になったと言っても過言ではない。しかし、ド・ミシェリス [De Michelis 2004] が指摘するように、この動きも欧米の影響を受け、欧米の基準に沿っていたのである。そして、とうとう正統的で伝統的なパタンジャリの教えに回帰しようとする動きにいたるわけであるが、この時点ではほとんど消滅した伝統だったので、つまり失われたものに回帰しようとする伝統回帰の動きだったといえる。同じようなことが、インドの身体文化の流れにも指摘出来る。19世紀半ばのマクラーレンやリンなどのスウェーデン体操といった「欧米志向の」時代から、「スワデシ」の流れの中で、欧米の価値観からインドの身体文化を再興しようと「正統で」伝統的な土着エクササイズを求めた20世紀初頭へという流れがそれである。

つまり、植民地時代における近代ハタ・ヨガとは、欧米的な身体文化とヴィヴェカナンダのヨガ、それに他の要素とがともに混ざり合ったも

のであり、ちょうど植民地時代のインド芸術がそうであったように、ミッターのいう「スキゾフレニア的に」伝統回帰と欧米文化への依存との両方を持ち合わせたものだった。「楽天的欧米化の時代」の植民地において、パタンジャリのヨガを哲学的に研究しようとした学者たちは、ハタ・ヨギンから目を背けたが、19世紀末の愛国的文化主義者は草の根の苦行者たちに目を向け、新しいヒーロー像を探した。こうした精神的ヒロイズムの再構成は、かなり変形された形ではあったが、ハタ・ヨガが国際的な英語圏ヨガに統合されていく基盤を作った。ソンディが後にサンタ・クルーズ・ヨガ研究所の雑誌に書いたように、ヨゲンドラのような人びとにより花開いたヨガ「再興」では、ハタ・ヨガは『スワデシ運動』という自由を求める動きに、合理的な理由を与える」ことが期待されていた［Sondhi 1962: 66］。言い換えると、ハタ・ヨガこそ、インドの身体鍛錬の技法として選ばれたものであり、ハタ・ヨガ実践は自律的な精神の現れであり、やがて伝統にとらわれないインドの文化的アイデンティティを形成するきっかけとなった。だからこそ、ヨガは「他のインド文化の諸派の基礎となっている」［Ibid.: 66］と考えられたのである。しかし、植民地下のインド芸術の場合と同じで、ヨガの基礎となる「『真の』原理」［Ibid.: 66］を見つけようとすればするほど、それを伝統文化の尺度とは異質な、科学的・医学的・身体文化的な視点から意義付けようとする結果となり、ミッターの言う「スキゾフレニア状態」にならざるを得ないというジレンマを抱えていた。

ポーズをとるヨガの図解マニュアル

これまでポーズ中心のヨガの歴史と、芸術の歴史が、文化的ナショナリズムの観点から、よく似た流れになっていることを指摘してきた。この2つは、アサナの表現が身体図像として扱われる、機能よりも美的価

値を高く見る分野においては、もちろん融合的に立ち現れている。グドラン・ブーネマンによる、『ヨガ・プラディーピカー』(1737年)の挿絵入り写本(1830年)の研究によれば、アサナは近代に入って早い時期から芸術表現の対象になっていた[Bühnemann 2007a, 2007b]。ロスティ[Losty 1985]によれば、これらの84のアサナと24のムードラの絵は、ラジプ様式にカングラ的表現が加わったもので、おそらくパンジャブ地方で描かれた。ブーネマンによれば「この本に現れた挿絵の芸術的価値は総じて高い」[Bühnemann 2007a: 157]という。

私たちが確認してきたような、写真を使った大衆的ヨガ雑誌などと比べると、アサナの表現としては「とてもユニーク」[Ibid.: 156]なので、このテキストは非常に希な例だとして扱うほかない。まさにブーネマンが警

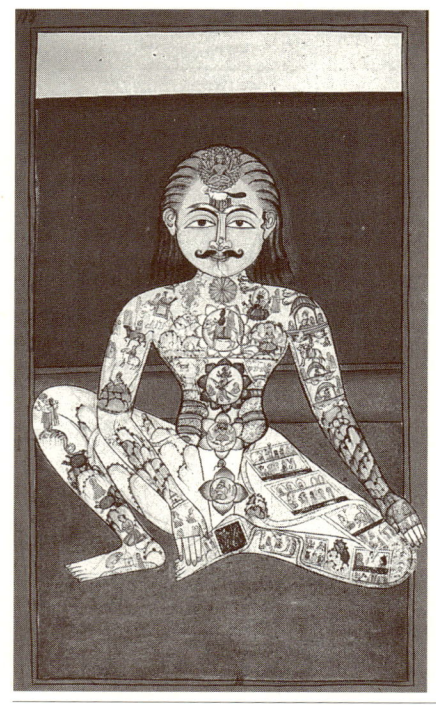

『ヨガ・プラディーピカー』(1830年)の図版
(© British Library Board. Add. 24099, f118)

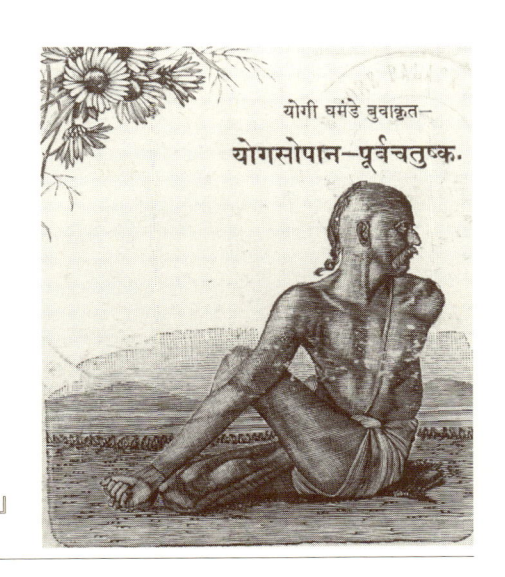

『ヨガ・ソパーナ・プルヴァカツシュカ』の表紙の一部

告しているように、このテキストと挿絵は、古代のアサナからの連綿とした流れを意味するものなどではない。彼女は「こうした84のアサナが古代からの伝統的なものであるかどうか、あるいはそんな伝統そのものがあったかどうかは確認しようもない」と述べている [Ibid.: 160]。また、19世紀にアサナの大衆的再興があったという証拠にもならない。むしろここで重要なのは、二次元的表現を行ったこのアサナの図と、大衆的なアサナの写真図版との間の芸術表現としての乖離である。そして特におもしろいのは、こちらの『ヨガ・プラディーピカー』に挿入された平面的な図のほうには、前近代の『ゴーラクシャ・シャタカ』に現れるようなハタ・ヨガ的な「身体観」(ナーディ、チャクラ、グランティ)が書き込まれていることであろう。これはリアリズムに価値を置かない、主観的で比喩的な世界を描いたものだと言える [Flood 2006]。後の写真図版で、より自然に見えること、より表面的で客観的な外観が重視されているのとはかなり異なる。アサナが身体文化(特に医学的な観点からの身体文化)と親和性を持つようになればなるほど、「繊細な」ハタ・ヨガ的身体観は欠落する

ことになり、写実的な（つまり解剖学的に自然な）身体が前面に出てくるようになったのである。こうした変化に写真というメディアは大いに寄与した。

ヨガ的身体の描き方という点で、重要な転換点のひとつが、ボンベイのニラナヤサガラ出版のジャナルダン・マハデヴ・グルジャーによって出版されたヨギ・ガーマンド『ヨガ・ソパーナ・プルヴァカツシュカ』［Ghamande 1905］であろう[1]。同書には、ガーマンド自身によって描かれた37のアサナと6つのムードラと5つのバンダの図が使われていたが、それらは、当時は最新だった、1885年ごろに発達した欧米の「ハーフトーン」を使っていた［Mitter 1994: 121］。こうした技術により写真を使えば光と影の微妙な表現が可能になり、写実的な表現が可能となった［Ibid.: 121］。この『ヨガ・ソパーナ（ヨガの階梯）』は、おそらく最初の（そして唯一の？）、この方法で作られた独習ヨガ・マニュアルとなったのである。こうして同書は、技術的、また年代的という点で、1830年に伝統的な絵画の技法で描かれた『ヨガ・プラディーピカー』と、1920年代に現れる写真入りのマニュアル本の中間的な位置を占めた。『ヨガ・ソパーナ』は芸術と実用マニュアルの両方の要素を持っていた。

版木は、伝説の芸術家ラヴィ・ヴァルマ（1848-1906年）の画商［例えばGhamande 1905: 11］である、プルソッタム・サダシヴ・ジョシ（A・K・ジョシの主任）により作られた。ヴァルマと言えば、インド芸術界の有名人でヒンドゥー的なテーマでの写実的な大量複製された作品群で知られる。「貧富や階級の差を超えて、誰にでも手に入るわかりやすい芸術表現」のひとつとして、ヴァルマの大量印刷された作品は「社会に大きな影響を与えた」［Mitter 1994: 174］という。ヴァルマは、多くの職人を抱えたA・K・ジョシという版元と組むことで大いに成功した［Ibid.: 213］。しかもヴァルマはヴィヴェーカーナンダと同様、シカゴで行われた1893年のコロンブス万国博覧会に、インド代表として参加していた［Ibid.: 207］ことも記憶にとどめておきたい。つまり芸術とヨガが、まったく同じように世界の舞台にあが

YOGA BODY

っていたということになるからだ。また、次のような関係もあった。マイソールのジャガンモハン宮殿のシトラ・シャーラ(「絵画の間」)は、「近代インド美術の最初のギャラリー」として「ラヴィ・ヴァルマの作品を多く抱えていた」[Ibid.: 329] が、この宮殿には、近代的なポーズをとるヨガのもっとも有名な「ギャラリー」であったT・クリシュナマチャルヤのヨガ・シャーラもあった (第9章参照)。

　自意識的に近代的で写実的だった『ヨガ・ソパーナ』の図版は、近代的インド芸術とハタ・ヨガが交差したところに位置していたが、まさに、ヨガ的身体が複製技術との関わりによって変化していくことを予兆してもいた。1830年の『ヨガ・プラディーピカー』の図版が、「もともとの二次元的な線描に忠実に色が塗られているような」「古代からインドの芸術家がたどってきた観念的な様式」[Ibid.: 30] を代表しているとすれば、さしずめ『ヨガ・ソパーナ』はそこから離れて、ヴァルマによって人気を獲得した「欧米的な知覚のモデル」[Ibid.: 30] へといたる道に入ったと

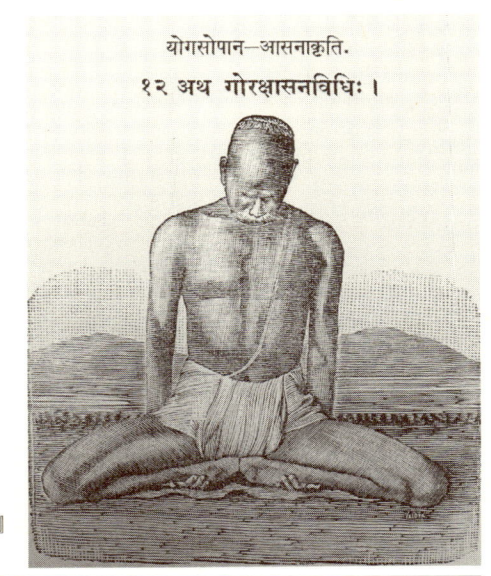

『ヨガ・ソパーナ・プルヴァカツシュカ』に載ったムーラバンダーサナ

言える。こうした複製技術の革命は、ヨガ的身体のとらえ方も変えていった。つまり観念的で発見的なタントラ的身体観から、近代ヨガの知覚的で客観的で経験的な写実的身体へとの移行をうながしたのである。ちょうど、インドの説話の名場面を描くヴァルマの絵画が「インドの『古典的な』な戒律を支えた」[Guha-Thakurta 1992: 110] ように、ヨガ的身体を芸術的に描くガーマンドにより、当時失われていたファキールのイメージが「クラシックに蘇った」のであった。つまり『ヨガ・ソパーナ』は、ヴァルマがインドの芸術で興した変革と、単に似ているというよりも、むしろその一部だったのである。

『ヨガ・ソパーナ』は、ヨガの師弟関係で伝授するというようなあり方を、オープンで大衆的なモデルへと変革することにもなった。ガーマンドはハタ・ヨガ文献の秘義的な部分にメスを入れたとも言われるが、多少こじつけ的に「誰に対して秘密にしないといけないのかとか、またどの程度秘密にしないといけないのかについては誰も述べていない」として、ヨガをオープンなものにしたことを正当化している [Ghamande 1905: 6]。ヴェロニク・ブイヤーは、カトマンズのコーゲラでヨギが秘義を守るか自己表現するかで揺れ動く様を非常に巧みに描いた [Bouiller 1997: 19]。しかしガーマンドの作品も、大衆的な印刷技術の領域で、こうしたナータのヨギたちによる「明かされたものと秘されたものとの対話」から明らかにされるものを描いているには違いなかった。

『ヨガ・ソパーナ』に描かれているヨガの方法について疑問があった生徒はタルカ（プネの近く）にあったガーマンドの家に手紙を書くか、訪ねるようにとされていた [Ghamande 1905: 10]。これは、後のハタ・ヨガの通信講座のはしりでもあり、シヴァナンダなどの国際的指導者たちが行った方法の可能性を拓いたものだった [Strauss 2005]。こうした秘義的なやり方を迂回する方法、つまり写実的なアサナのイメージの複製方法と、独習書という指導者のいらないヨガの方法は、後のヨガ雑誌の原型をつくった。『ヨガ・ソパーナ』の出版から第6章で一部を扱ったヨガ独習書の間

には20年の年月が経つことになるが、それだけ時間が掛かった理由は、当時は異常なファキール＝ヨギのイメージが広く流布していたからだろう。ガーマンドの絵がいかに尊厳を持って描かれていて、「カーニバルのスワミ」とは違うものであったとしても、曲芸的なポーズが、健康とフィットネスに関わるとされる文化的な状況にいたるまでには、まだ時間が必要だったと言えるだろう。

　今日、ヨガ的身体は、個人的な健康と結びつき、『ヨガ・ジャーナル』のような雑誌を飾るイメージとなって、世界的に流布している。ヨガの位置は、もう秘されたエリートや仙人のものではなく、ヨガモデルの透明な肌はスピリチュアルな可能性がどこにでも存在することの象徴となり、近代的で民主的で宗教的な表現を投影するスクリーンとなった。金をかけることを惜しまない実践者たちにとって、ヨガ的身体は、健康的な自己という魅力的で金をかけるべきものとなり、その表面と解剖学的な構造は神聖な深みをもち、超越的なものが再生するという夢が宿る場所となったのである。

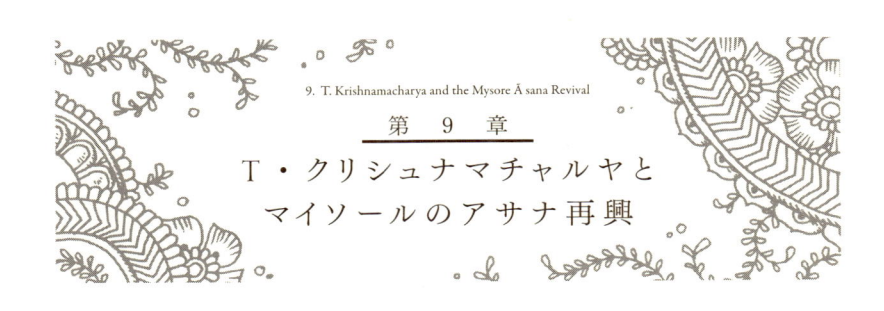

第 9 章
T・クリシュナマチャルヤと
マイソールのアサナ再興

9. T. Krishnamacharya and the Mysore Āsana Revival

「インド人にはいいかもしれないが、既に健康で長生きのヨガをしない外国人はどうなるんだ？　彼らには知性がない？　幸せじゃない？」などと聞く人もいるだろう。もっともだが、神はそれぞれの国の地理的条件や空気の質や植生に合わせて最適の教育システムをお与えになったということを理解すべきだ……。そうしたエクササイズのシステムが、我々の行っているヨガ・システムと相容れないということもないのだ。外国人がこれまでにどんなエクササイズをしてきたかは知る由もないが、今日においては、世界中で我々がしているのと同じヨガ・サダナが行われているのは間違いない［Krishnamacharya 1935: 22］。

あなたがたのため、また世界のため、そして特にマイソールの青年のため、未来を見失った文明に方向性を与えようというあなたがたの試みがうまくいくことを祈っている。そして、よい道しるべは、すべての宗教の基礎にある純然たる真実と、科学の偉大な発見により宗教を今日的な必要性へ適用したことに見出されるのだということを忘れないで欲しい（マハラジャ・クリシュナラジャ・ウディヤ四世による1937年YMCA世界大会開会の辞［Mathews 1937: 90］。）

今日国際的なヨガにおける有名人と言えば、T・クリシュナマチャルヤ（1888-1989年）の右に出るものはいない。弟子にK・パタビ・ジョイス、B・K・S・アイアンガー（義兄弟）、インドラ・デヴィ、T・K・V・デシ

カチャ（息子）などがいることで、その教えが広まったためである。近年では、クリシュナマチャルヤは没後ながら注目が増し、2冊の伝記が出版された。ひとつが弟子のマラ・シュリヴァトサンによるもの［Srivatsan 1997］で、もうひとつが孫のコースタブ・デシカチャによるもの［Desikachar 2005］だ。また、1998年のT・K・V・デシカチャによる伝記とヨガの癒しの力についての『健康、ヒーリングを超えて』［Desikachar 1998］も重要だ。また、さらに近著のコースタブ・デシカチャによるクリシュナマチャルヤらの「家族アルバム」であり、20世紀の偉大なヨギたちへ捧げられた『注目の達人たち』［Desikachar 2009］も忘れてはならない。

　クリシュナマチャルヤは70年の長きにわたってヨガの指導を行ったが、彼のマイソール時代（1930年代初めから1950年代初めにかけて）が、非常に革命的に体操的なヨガを世界に広めたため、もっとも影響力があったとされている。この時期、クリシュナマチャルヤは激しい（エアロビックな）動きが中心となった、繰り返される移行のシークエンスを含んだ、連続したアサナのシステムを編み出していた。パタビ・ジョイスの非常に人気のあるアシュタンガ・ヴィンヤサ・ヨガは、この時期のクリシュナマチャルヤの教えていたシステムを発展させたものであるし、ここから特に1990年代からアメリカで流行っている数々の流派（例えば「パワー・ヨガ」「ヴィンヤサ・フロー」「パワー・ヴィンヤサ」）が生まれたことで知られる。この分派のうちでも明らかなのはベリル・ベンダー・バーチの「パワー・ヨガ」［Bender Birch 1995］だろう。バーチはパタビ・ジョイスの長年の弟子だったラリー・シュルツとともに、アメリカのパワー・ヨガ・ブームに火を付けた張本人だ。20世紀にアサナ中心のヨガを世界に流行らせたことでは人後に落ちないB・K・S・アイアンガーも、マイソールでクリシュナマチャルヤから習ったことを基礎としていた。アイアンガーの教え方からはエアロビックな側面は落ちてしまっているが、師から学んだアサナの影響を色濃く残している。

　これまでこの本では、ポーズをとるヨガの発展を身体文化再興の流れの

中において考えてきた。この章では、さらに焦点を絞って、ジャガンモハン宮殿のクリシュナマチャルヤのヨガ・シャーラで教えられたひとつの流派に焦点を絞って、インドの身体文化という背景を知って初めて、クリシュナマチャルヤのハタ・ヨガ・システムが理解出来ることを示したい。また、欧米で1980年代後半以降、パタビ・ジョイスのアシュタンガ・ヴィンヤサ（と、そこから派生したシステム）を通じて広まったヨガ練習法が、クリシュナマチャルヤのこの時期のユニークな教え方を反映したものだったことも描き出したい。1950年代初めにマイソールを離れてからも、クリシュナマチャルヤの教え方は進化し続け、新しい環境に合わせて変わっていった。だからこそ、後年のチェンナイでの弟子である息子のＴ・Ｋ・Ｖ・デシカチャやＡ・Ｇ・モハンなどの教え方には、パタビ・ジョイスが教えるような激しいエアロビックな要素がないのである。近代的な「パワー・ヨガ」のスタイルがどうして興ったのかを知るためには、クリシュナマチャルヤのマイソール時代のスタイルがどうして出来たのかについて知る必要がある[*1]。

　そこで、まずクリシュナマチャルヤがヨガ教師として雇われた環境について触れる。マハラジャ・クリシュナラジャ・ウディヤ四世のおかげで、クリシュナマチャルヤが現れる頃既に、マイソールは身体文化再興の動きのひとつの全国的な拠点となっていた。クリシュナマチャルヤはマハラジャの指揮下で働き、ヨガ練習を普及する使命を帯びていた。彼の編み出したスタイルは、まさにこの任務のためのものであった。こうした議論の基礎となる資料は、クリシュナマチャルヤがヨガ・シャーラを拓いた1933年のジャガンモハン宮殿の管理資料と、（主に2005年夏に参集した）当時の弟子の存命者からの聞き取りや資料である。それらから、今日の多くの体操的なスタイルのヨガの元となったこのシステムは、当時行われていた、それまでならヨガとは呼ばれなかったようないくつかの身体トレーニングの技法の影響を受けていたことがわかった。このユニークなスタイルのヨガは、今日のポーズをとるヨガの源流となったもの

である。

　カルナタカ州ムチュクンダプラムに生まれた、ティルマライ・クリシュナマチャルヤは、ヴィシュヌ派のバラモンの一家の長男として生まれた。彼の曽祖父はマイソールのシュリ・パラカラマタの長であり、そこはT・K・V・デシカチャによれば「南インドで最初のヴィシュヌ派を学ぶセンター」であったという［Desikachar 1998: 34］。クリシュナマチャルヤの父は、彼を幼い頃からこの文化になじませ、ヨガを教えた。彼の修行は、主にベナレスとマイソールで行われ、いくつかの正統的なダルシャナ（哲学体系）を学んだという。1915年にヨガをもっと学ぶために、ラーンモハン・ブラマーチャリなる人物を探した。ベナレスでのクリシュナマチャルヤの師から聞いたところでは、その人はパタンジャリの『ヨガ・スートラ』の本当の意味をきちんと教えられる唯一の人だったという［Desikachar 2005: 54］[*2]。チベットのマンサロヴァ湖のそばで、7年にわたってその人の許で修行したクリシュナマチャルヤは「ヨガの哲学と精神のすべてを理解し、ヨガによる治療も覚え、アサナやプラーナーヤーマの練習も完璧になった」［Desikachar 1998: 43］という。そして、この師弟関係の最後に、師はクリシュナマチャルヤにインドに帰り、家族を持ち、ヨガを教えるようにと言った。そこで、その言葉を守り、クリシュナマチャルヤは1925年にマイソールに帰り、ナマギリアンマという若い女性と結婚し、5年間ヨガの教えを広めながら地域を回った［Chapelle 1989: 30］。

　パタビ・ジョイスによれば、この時期、影響力を持っていたマイソールの役人、N・S・スッバラオが後ろ盾となり、州内でのクリシュナマチャルヤのヨガの講義に謝礼を支払ってくれたという（パタビ・ジョイスへの聞き取り調査、2005年9月25日）。そして1931年になり、マハラジャにマイソールのサンスクリット・パータ・シャーラで教えるように請われ、2年後、ジャガンモハン宮殿の片翼でヨガ・シャーラを開くことを許されたのだった。この時期、彼の弟子のうち、もっとも有名になった2人、つまりB・K・S・アイアンガーとパタビ・ジョイスがクリシュナマチャルヤの

YOGA BODY

許で学んでいた。しかしながら、ヨガ・シャーラを閉じて独立してからは、パトロンはいなくなった。クリシュナマチャルヤは、1952年に有名な法律家にチェンナイに呼ばれて、ヴィヴェカナンダ・カレッジの夕方のヨガクラスを教えるようになった [Chapelle 1989: 31]。そして死去する1989年までチェンナイにとどまったのである。1976年に息子のT・K・V・デシカチャが、父の業績をたたえてクリシュナマチャルヤ・ヨガ・マンディラムを創始し、以後、デシカチャが引き継いだ父の教えを伝える主な機関として現在に至る。

マハラジャとマイソールの身体文化運動

マハラジャ・クリシュナラジャ・ウディヤ四世 (1884-1940年) は、マイソール州と市を1902年から彼の死まで統治した「誰に対しても穏やかで思慮深く、宮殿で静かな人生を送った」人物である [Manor 1977: 14]。おとなしい性格とはうらはらに、マハラジャは38年の治世を絶え間ない文化的改革、科学・技術の実験、地域の教育改革、民主化を含めた政治改革の時代とした。彼の時代は「マイソールの歴史でもっとも素晴らしく輝いた時代」とする人が多い [Ahmed 1988: 4]。

なかでも、マハラジャが心から取り組んだ体育の促進は、彼の治世の大きな特徴となった。彼は身体文化についての取り組みを、早いうちから行っており、例えば、1937年1月には、「インドYMCAの歴史の中でも初めてにして唯一の世界大会」を開催したり、バンガロールのYMCAのために広大な土地を寄付したりした [David 1992: 306; Mathews 1937]。インドの文化宗教表現にたけていたクリシュナラジャ・ウディヤは、外国の文化も尊重し、それらを社会改革の動きに取り入れることに熱心だった。後にノーベル平和賞を受賞した、YMCA世界委員会会長のジョン・R・モットは、世界大会の開会の辞において、マハラジャのことを、

> 古代インドの伝統を大事にしつつも、世界の進歩の現状を見つめ、新しい感覚を持ち、東洋の智慧と西洋のよいところを合わせることの出来る人物［Mathews 1937: 90］

と評したという。

インドのYMCAと言えば、土着の、また外国の身体文化を通じて、人びとの気概を立て直そうとしており、ヨガ・アサナもそうした試みの重要な要素のひとつだったことを想い出そう。実際、B・K・S・アイアンガーは、マハラジャとYMCA関係者の前でアサナのデモンストレーションをしたときのことを覚えているという［Iyenger 1987 (1978)］。

マハラジャはYMCAの使命を早くから広めていた。マイソール政府は「1919年という早い時期から、土着の身体文化を取り上げており」[*3]、M・V・クリシュナ・ラオ教授をオーガナイザーとして雇い上げ、プログラム全体を見てもらうこととしていた［Kamath 1933: 27］。ラオの使命は州にインドのエクササイズや競技を広めることだったが、「土着のシステムを再興するという重要な意味を持っていた」［Ibid.: 27］のである。第5章で取り上げたように、ラオが身体文化とアサナの統合を早くから行っていたという点も重要だ［Ghosh 1925: 25］。結果として、「土着のシステムを取り上げ、広めて人びとの関心を喚起したことにより、似たような性格の組織が、K・V・アイヤー教授、サンダラム教授などによってバンガロールに開かれていく呼び水となった」［Ibid.: 25］。

マハラジャは、マイソール州に身体文化の華を咲かせるべく、機運を盛り上げ、物質的にも精神的にも、アイヤーやその弟子たち、そしてサンダラムらのハタ・ヨガ実験を支えた（第6章参照）。ここで重要なことは、1920年代、30年代のマイソールの身体文化は、クリシュナ・ラオを通じ、マハラジャの前向きな改革精神に支えられており、この中でヨガ・アサナが大事な位置を占めていたことだ。またメイナーが指摘するよう

に、マハラジャの政府に対する権威は、植民地化のインドにあっても、他の施政者をしのぐ個人的な力量によって揺らぐことがなかった［Manor 1977: 15］という特徴もあった。この時期のマイソールの身体文化は、やはりマハラジャ個人の意志と、クリシュナ・ラオらを通じてのアサナと身体文化とを融合したスタイルに特徴があるということだ。マハラジャの庇護を受けたクリシュナマチャルヤが、自らのハタ・ヨガ・システムを発展させていく背景は、まさにバラモン的な伝統と、さまざまな要素を組み合わせる身体文化の時代の空気だったのである。

太陽礼拝（スーリヤナマスカーラ）と宮殿での体育教育

クリシュナマチャルヤがヨガ・シャーラを始めたジャガンモハン宮殿

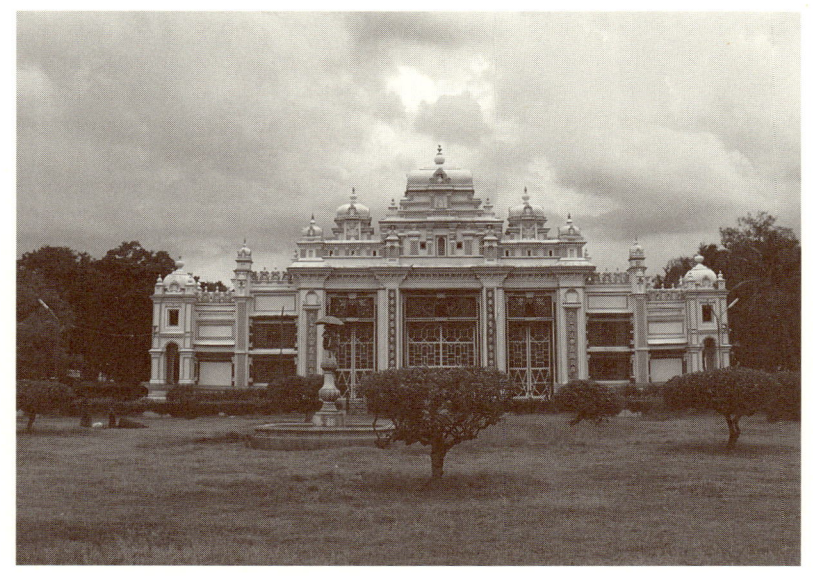

マイソールのジャガンモハン宮殿（著者撮影）

の管理記録の1933年8月11日の記録では、身体能力の卓越に関して特筆されている。体操、軍隊教練、欧米スポーツは、警護隊の日常訓練に含まれていたし、王族関係者「アラス」（あるいは記録では「ウルス」とも）も行っていたというのだ。この記録で最初にクリシュナマチャルヤの名前が現れるのは、宮殿の男子クラスの教師として1932年から33年にかけてのことであった。「体操教室はV・D・S・ナイドゥが教えていたが、1932年から33年にかけての年度の後半にクリシュナマチャルヤもヨガ・システムによるエクササイズを教える仕事を得た」[n.a. 1931-1947: Year 1932-33: 33] とある。

この記録を通じて、クリシュナマチャルヤのヨガクラスは、「身体文化」あるいは「エクササイズ」と分類されており、同僚であるナイドゥの行っているヨガ以外のクラスと並びで扱われていた。1934年から35年にかけての学校記録では、「身体文化」の項目に「32人の少年がヨガ・アサナ・クラスを受講し、多くの少年が太陽礼拝（スーリヤナマスカーラ）・クラスを受講している」と記されている [n.a. 1931-1947: Year 1934-35: 10]。ここで注目に値するのは、当時太陽礼拝（スーリヤナマスカーラ）はヨガ・アサナの一部とは考えられていなかったということであろう。クリシュナマチャルヤは、やがて、その太陽礼拝（スーリヤナマスカーラ）の流れるような動きをマイソールのヨガスタイルに取り入れていくことになる。パタビ・ジョイスは師から習った太陽礼拝（スーリヤナマスカーラ）のシークエンス（「A」と「B」）と同じものがヴェーダにあったものだと述べている。しかし、その証拠を見つけるのは難しい[*4]。ここで大切なのは、当時太陽礼拝（スーリヤナマスカーラ）とヨガは同じような知識、あるいは実践の一部だと決して明白になっていなかったということだ。シュリ・ヨゲンドラは「スーリヤナマスカーラ、あるいは太陽礼拝は、インドの太陽崇拝に合わせてつくられた体操の一種で、間違った情報を得た人びとによってヨガの一部のように扱われてきているが、権威ある筋からははっきりと禁止されているものだ」[Yogendora 1988 (1928)] と主張していた[*5]。

ゴールドバーグ [Goldberg 2006] は、太陽礼拝（スーリヤナマスカーラ）がク

リシュナマチャルヤのヨガ・システムに取り入れられるようになったのは、クリシュナマチャルヤのヨガ・シャーラの数メートル先にあった教室でアイヤーの方法を教えていたK・V・アイヤーと彼の高弟アナント・ラオの影響だという。当時少年としてシャーラで練習していたというT・R・S・シャーマは、双方の教室が近かった記憶があり、さらに、そうし

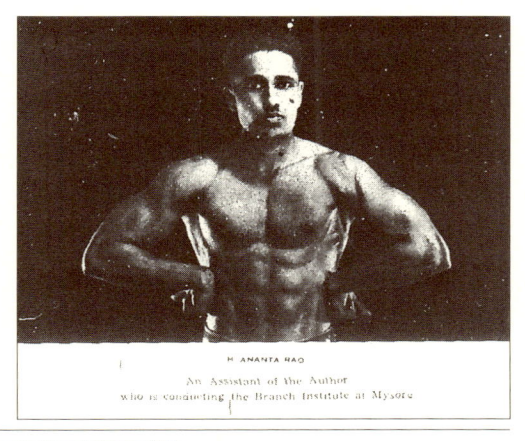

アナント・ラオ（Iyer 1936より）

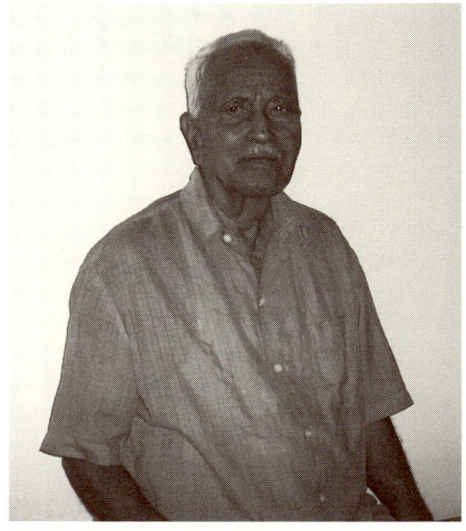

100歳のアナント・ラオ（2005年）
（著者撮影）

第9章 T・クリシュナマチャルヤとマイソールのアサナ再興

たボディビルディングのクラスと夕方のヨガのクラスが同じ時間に開かれていたことを付け加えてくれた（T・R・S・シャーマへの聞き取り調査、2005年8月29日）。K・V・アイヤーの息子のK・V・カルナは、アイヤーとクリシュナマチャルヤは私生活でもときどき一緒にすごしており、アイヤーは当時、身体文化の世界ではインド中に知られていた有名人で、マハラジャのお気に入りだったので、宮殿でのヨガクラスについてアドバイスしていたと証言している（K・V・カルナへの聞き取り調査、2005年9月17日）。ちなみにゴールドバーグ [Ibid.] は、この聞き取り調査の内容をもとに、クリシュナマチャルヤは太陽礼拝（スーリヤナマスカーラ）をアイヤーの影響で取り入れるようになったと書いた。この証言内容はあり得ることではあるが、もう少し引いた解釈をする必要があるかもしれない。ヨゲンドラの前述の記録などから見ても間違いのないところとしては、クリシュナマチャルヤが太陽礼拝（スーリヤナマスカーラ）をヨガ・アサナ・シークエンスに加えた理由は、当時のポーズをとるヨガのトレンドに合わせようとしたという辺りが妥当だろう。

　1933年から34年にかけての宮殿の記録では「ファラシカーナ部門」の項目に、「（その部門の部屋のひとつで）Br・シュリ・クリシュナマチャリの指導の許に」新しいヨガ・シャーラが開場したという記録がなされている [n.a. 1931-1947: Year1933-34: 24]。そして1947年に記録が終わるまで、毎年、シャーラの堅調な発展が短く記録されている[*6]。記録によれば、シャーラは「ウルスの少年たちの健やかな成長のために」[Ibid.: 24] 作られたとある。こうした少年たちはシュリ・チャムラジェンドラ・ウルス寄宿舎学校の生徒たちで、体育の一環でクリシュナマチャルヤとその弟子たちの訓練を受けていたのであり、アサナが出来るようになると免状をもらっていた [n.a. 1931-1947: Year1934-35: 20]。このことは、シャーマへの聞き取り調査でも確認されるし、シャーマ自身が免状をもらってもいる（T・R・S・シャーマへの聞き取り調査、2005年8月29日）。宮殿記録1938-1939年の部には、「スポーツ、競技、そしてスカウトは、引き続き人気がある。少年たちは、ダサラな

どの競技トーナメントに参加しており、一部の学生は『宮殿のヨガ・シャーラ』に参加している」[n.a. 1931-1947: Year1938-39: 9] と書かれている。

　記録で一貫しているのは、ヨガ・シャーラは若い王族の身体を鍛えるために作られたということで、クリシュナマチャルヤのクラスは身体文化クラスのオプションとして設けられていたようなのである。しかし、こうしたアサナとエクササイズを融合的に捉える考え方は、ジャガンモハン宮殿だけのものではなく、マイソールの教育全体に拡がっていた。この特殊性については後にも触れるが、ここではクリシュナマチャルヤの教え方は、既に人気の出ていた、1930年代インドの子ども向けの体育の教育方法を基礎に、個人的な創意工夫を付け加えていったものだったのだろうということに注意しておこう。

　また少なくとも初期には、王族以外の学生がヨガ・シャーラにいたということにも注目しよう。B・K・S・アイアンガーは、

> ヨガ・シャーラはもともと王族のみが対象だった。特別な場合のみにしか部外者は許可されなかったので、部外者が入るのは大変だった。グルージは王族以外に数人しかいなかった選抜された部外者のひとりだったのだ [Desikachar 2005: 188; Iyengar 2000: 53]。

と述べている。

　こうしたパタビ・ジョイスのような部外者は、やはりクリシュナマチャルヤがアサナを教えていたサンスクリット・パータ・シャーラから来ていた。T・R・S・シャーマは、自分がこの限られた輪の中に入れたのは、父がクリシュナマチャルヤと同じヴィシュヌ派のバラモンだったからだと考えている。つまり「相手が誰だかわかり合えたので」子どもがシャーラに招き入れられたのだろう（T・R・S・シャーマへの聞き取り調査、2005年8月29日）というわけだ。こうした背景のグループには、T・R・S・シャーマのいとこのナラヤン・シャーマ、マハデヴ・バット、それにシュリニヴァーサ・ランガーカーがいた（後出の「批判」の項参照）。

第9章　T・クリシュナマチャルヤとマイソールのアサナ再興

『ヨガ・クランタ』とアシュタンガ・ヴィンヤサの起源

　パタビ・ジョイス公認のアシュタンガ・ヴィンヤサの起源の物語では、クリシュナマチャルヤはヒマラヤの師、ラーンモハン・ブラマーチャリから、ヴァマナ・リシの書いた5000年前の本『ヨガ・クランタ』に基づいた体系を習ったものだということになっている。チベットからインドへの帰途、クリシュナマチャルヤは、その本をカルカッタの図書館で発見し、翻訳して、パタビ・ジョイスに逐一伝えたという（例えば、欧米人としてパタビ・ジョイスのもっとも古株の弟子のひとり、エディー・スターンの書いた、ジョイスの本の導入部に、こうした物語が紹介されている［Jois 1999: xv-xvi］）。もう少し古くからアシュタンガ・ヴィンヤサを学んでいた弟子には、パタビ・ジョイスはクリシュナマチャルヤがカルカッタで本を見つけたときに一緒にいたと話していたともいう（筆者のフィールドワークによる）。いずれにしても、彼によれば、その本にはアサナとヴィンヤサのシークエンスのことが書かれており、紛れもなくアシュタンガ・システムが説明されていたという（パタビ・ジョイスへの聞き取り調査、2005年9月25日）。不幸にも、この『ヨガ・クランタ』はアリに食べられてしまったというが、これまで他にひとつも写本が見つかっておらず、パタビ・ジョイス（あるいはクリシュナマチャルヤの他の高弟）によって翻訳が残されているわけでもないし、バラモンの間での口承による伝統に沿って弟子に伝えられもしなかったため、そのようなことが本当だったかは確かめようがない。また、同時期にクリシュナマチャルヤの残した『ヨガ・マカランダ』［Krishnamacharya 1935］や『ヨガーサナガル』［Krishnamacharya c.1941］にも（部分的にすら）その本の存在について書かれていないし、私の知る限り、クリシュナマチャルヤのどのテキストにもその本のことは出てこない。また、『ヨガ・マカランダ』に引用されている27のテキストにも触れられてもいない[*7]。むしろ、その本は本当に存在したのかどうかが、ジョイスの弟子たちの間で論争にす

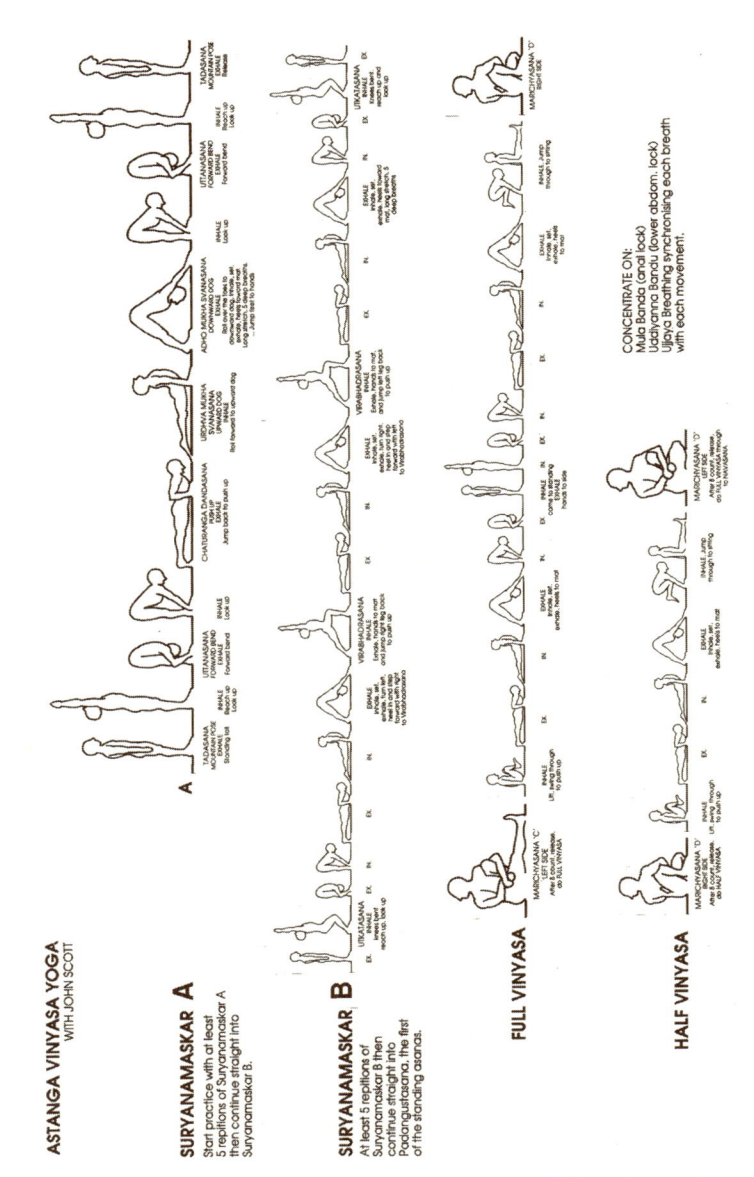

アシュタンガ・ヴィンヤサ・ヨガのスーリヤナマスカーラAとB、およびヴィンヤサ・シークエンス
（図版提供　John Scott）

らなっている。

　『ヨガ・クランタ』はクリシュナマチャルヤの教えにとって重要な多くの「消えたテキスト」のひとつである。また、シュリ・ナタムニが言及する、クリシュナマチャルヤが16歳のときに啓示を受けたという『ヨガ・ラハシャ』もそのひとつだ。一部の学者は、『ヨガ・ラハシャ』は有名な詩の断片と、クリシュナマチャルヤ自身が書き加えたもので出来上がっているという（ソンデヴァ・ヴァスデヴァとの個人的なやりとり、2005年3月20日）が、クリシュナマチャルヤの弟子の中にはその存在自身を疑っている人もいる。例えば、クリシュナマチャルヤのもとで、1989年の彼の死まで33年も学んでいたシュリヴァトサ・ラマスワミは、師にどこで『ヨガ・ラハシャ』のテキストを手に入れられるのですかと尋ねたところ、タンジョールのサラスワティ・マハール図書館に尋ねるとよいと「クスッと笑いながら」教えてくれたという [Ramaswami 2000: 18]。図書館に尋ねてみると、そんなテキストはないと言われたので、ラマスワミはクリシュナマチャルヤが引用しているこのサンスクリットの詩が、しょっちゅう変化していたことからも、それが「クリシュナマチャルヤ自身の作になるものだ」[Ibid.: 18] と確信した。こうしたことから、『ヨガ・クランタ』も同じようなテキストで、古代の聖人が書いたことにすることで権威付けがなされたものだったと考えうる。

　また、クリシュナマチャルヤの孫、コースタブ・デシカチャは、祖父の書いたものに関して「一般的に信じられているような『ヨガ・クランタ』がアシュタンガ・ヴィンヤサ・ヨガの基礎であるというのに反するような内容がある」[Desikachar 2005: 60] と書いている。誰もそのテキストを見たことがないため、そのようなさまざまな内容が残されているということは、クリシュナマチャルヤの教え方が変われば、そこに書かれている「内容」も変化したと考えるのが妥当であろう（また、クリシュナマチャルヤの教えと伝統をなんとか残したいという人びとの気持ちも関係しているかもしれない）。とにかく、マイソールでパタビ・ジョイスらに教えていた時期に、後に

アシュタンガ・ヴィンヤサのもととなったシークエンスを正統化するために、あるテキストの存在に言及していたのかもしれない。しかしクリシュナマチャルヤ自身は、後にもっと多様な実践のあり方を認めるようになっていったのである。

　こうしたとらえどころのない指導書は、今日ではパタンジャリの実践法を反映していると考えられている。クリシュナマチャルヤの伝記のひとつで、『ヨガ・クランタ』はヴァマナの「ジャンピング」法のアシュタンガ・ヨガと、ビャーサ・バーシャの『ヨガ・スートラ』がひとつに合わさったものとされ、それ故に「パタンジャリのスートラが今日に息づいている」もののひとつであるとされたのである［Maehle 2006: 1］。ハスタム［Hastam 1989］もクリシュナマチャルヤに対して、似たような評価をしている。しかし、以前にも書いたことがあるように、私はこうした評価そのものが、クリシュナマチャルヤの没後の聖人視の過程で、近代的アサナ練習は「パタンジャリの伝統」に基づいているという解釈が行われるようになったと考えるほうがよいと思っている。こうした見方はオリエンタリスト的な研究者の視点と、インドにおける近代ヨガ再興の動きとがないまぜになって起こったのであり、これを以てアシュタンガ・ヨガと呼ばれるダイナミックなポーズをとるヨガが古代にルーツを持っている歴史的な証拠だと解釈するのは適切ではないだろう。この類の解釈では、今日広く行われている根本的に体操的なアサナ練習に、パタンジャリの威光による伝統の権威付けが行われている。1960年代にパタビ・ジョイスとともにマイソールでヨガ実践を習っていたという、ある匿名の情報提供者は「アシュタンガ・ヴィンヤサ」という名前は、1970年代になってアメリカから実践者が訪れるようになってから付けられたと証言している。それ以前は、ジョイスは単に「アサナ」を教えていると言っていただけだったという。

　クリシュナマチャルヤは、むしろ、体操的なアサナ練習とパタンジャリの伝統を結びつけた主要人物のひとりと捉えるほうがよいだろう。ピ

ーター・シュライナー［Schreiner 2003］は、クリシュナマチャルヤにとっては「『ヨガ・スートラ』はハタ・ヨガ文献の上位にたつ権威あるもの」であり、それを根拠に（近代的にかなり変化した）アサナ練習を行うことを正統化出来たが、第1章で取り上げたシャトカルマのようなハタ・ヨガ実践を教えることは滅多になかった。クリシュナマチャルヤの『ヨガーサナガル』［Krishnamacharya c.1941］には以下のように書かれている。

> 多くの人がヨガ・クリヤ（つまりシャトカルマーニ）もヨガの一部と考えて、そのようにあるべきだと主張している。しかし、ヨガの主たる文献であるパタンジャリの詩（つまり『ヨガスートラ』）にはそれは含まれていない。そういう主張をする人たちがヨガの名前を汚しているのには大いにがっかりである　［Jacobsen and Sundaram (trans.) 2006 (c. 1941): 18］。

このようにクリシュナマチャルヤが「パタンジャリの伝統」に立脚していたことから見ても、また、『ヨガ・スートラ』に書かれていないからシャトカルマなどを行う必要はないとしていたことからすると、むしろ、伝統とはつながりが希薄なエアロビックなアサナ練習を推し進めたのは無理があったようにも見える。結局、クリシュナマチャルヤによって20世紀の体操スタイルがパタンジャリの伝統へと昇華されたことは、それが「古典的な」アサナの歴史的なつながりが示されているというよりは、体操的、エアロビック的なアサナ練習を『ヨガ・スートラ』の上に接ぎ木するという近代的な試みなのであって、新しい伝統を生みだすことだったと言えよう。

才能あふれる方法：クリシュナマチャルヤのヨガにおける現実主義

クリシュナマチャルヤの『ヨガ・マカランダ』［Krishnamacharya 1935］の序文で、マイソールのマハラジャの事実上の「哲学講師」であったV・サ

ブラマニャ・アイヤー［例えばWadia 1951］は、同書が「マイソールのマハラジャの指示のもとで行われた、さまざまな実験の成果」だと述べている［Krishunamacharya 1935: v］。このアイヤーの指摘からは、マハラジャがヨガ・シャーラで行われていることに強い興味を持っていたということと、影響力があったことがわかるが、それだけではなく、そこで行われていたことが「パイロット」的な先進事例と考えられていたことも読み取れる。つまり、クリシュナマチャルヤがそこで教えることは、「パイロット的」なものと意図されていて、実際に実験的だったということだ。この時期、王族ではない生徒のうちのひとりだったＴ・Ｒ・Ｓ・シャーマが、この点に関して証言している。シャーマによれば、ヨガクラスでのクリシュナ

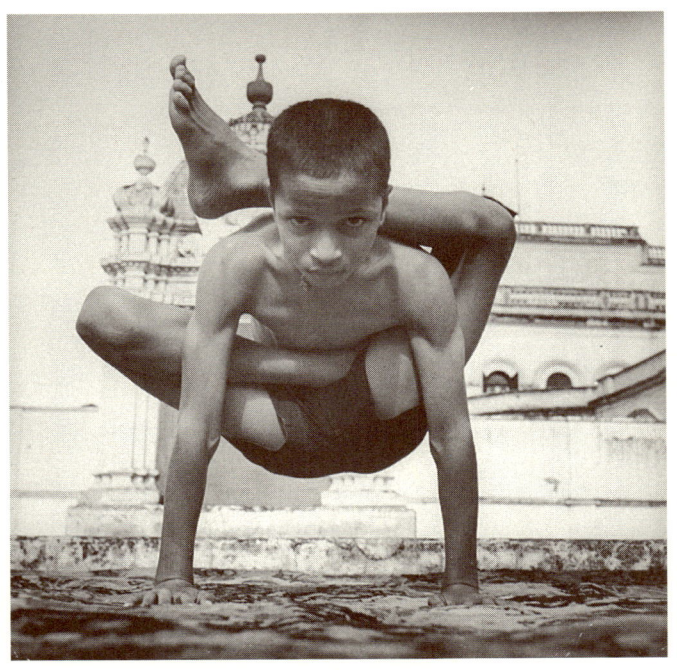

幼いＴ・Ｒ・Ｓ・シャーマがマイソールの宮殿の外でヴィランチャーサナをしているところ（*Life Magazine,* [Kirkland 1941], © Getty Images）

マチャルヤは、

> いつも生徒の様子をみながら、いろいろなことを試していました。もし、うまく出来る生徒がいたら、それに合わせてバリエーションを作ってあげたりもしていました。「こうしてみてごらん。これはここに、それはそこに置いてみて……」などと指示していました。いつも新しいことを考えついていたのです。クリシュナマチャルヤは、特定のポーズの順番にこだわることはなかったし、自分の指示について権威を振りかざすこともありませんでした。いつも「自分が出来るだけ練習しなさい」と言っていました（T・R・S・シャーマへの聞き取り調査、2005年9月28日）。

つまりシャーマは、クリシュナマチャルヤの教え方では、固定した厳密なポーズの順番はなく、よりよく改善し試していくような風があったと強調している。これはパタビ・ジョイスがその時期のことを語る内容とは異なっており、T・K・V・デシカチャがその時期のクリシュナマチャルヤは、生徒に合わせてポーズを変化させたり、必要に応じて新しい

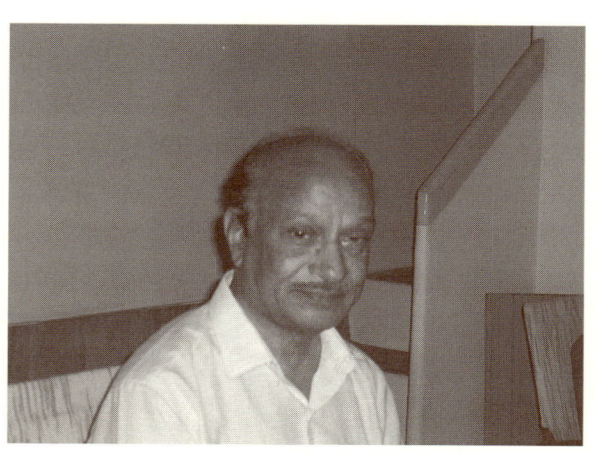

2005年のT・R・S・シャーマ（著者撮影）

ポーズを作ったり（「発見したり」）していた時期だという見方と合致している [Desikachar 1982: 32]。クリシュナマチャルヤがチェンナイに移って後の1950年代半ばには、T・R・S・シャーマは2年ほど、当時既に世界的に有名だったロナヴラのスワミ・クヴァラヤナンダの許で練習しており、J・B・S・ハルデインのヨガ練習の生理学的影響に関する実験にも参加していた[*8]。そのとき、シャーマは、カイヴァルヤダーマでの教え方は、クリシュナマチャルヤがマイソールのヨガ・シャーラでしていた「荒削り」の教え方とは異なり、はるかにシステマティックで秩序だっていると感じたという（T・R・S・シャーマへの聞き取り調査、2005年9月28日）。

　もちろん、パタビ・ジョイスのシステムとよく似たアサナとヴィンヤサの表が入っている『ヨガーサナガル』[Krishnamacharya c.1941年] としてまとめたように、クリシュナマチャルヤもやがてマイソールでの教え方をシステムとして整えていったのではあるが、とにかくジャガンモハン宮殿で盛んに行われた「ジャンピング」スタイルのヨガは、まだ流動的で変化を受け入れている状態だったことは間違いないだろう。このことは、クリシュナマチャルヤの長いヨガ教師人生における原則、つまりヨガ練習は、時と場、それに練習する人が何を必要としているかに合わせるべきだという考え方と合致している [Desikachar 1982: 10]。時代と生徒のありよう（デハ）、彼らの使命感（ヴィティブヘダ）、能力（シャクティ）、彼らが進むべきと思う道（マルガ）といったものすべてがヨガ練習のありようを決めるというわけだ。デシカチャによれば、これこそ「クリシュナマチャルヤの教えの基礎となっているもの」なのである [Ibid.: 13]。

　マイソールに長く住み、初期のヨガ・シャーラの弟子のシュリニヴァーサ・ランガーカー、マハデヴ・バット、ケシャヴァムルティ、パタビ・ジョイスなどの人びとと知り合いだったある人は、クリシュナマチャルヤの教え方は当時も確かに「生徒それぞれ」に合わせたものだったと証言した。

そのとき、プライマリ・シリーズなどという概念はありませんでした。クリシュナマチャルヤなら、ある生徒がバックベンド（反り）が得意であれば、それを活かした教え方をしていたものです。もし生徒の身体が硬いと見れば、マユラサナを教えていました。シリーズなどというものはなかったのです（匿名希望の情報提供者への聞き取り調査、2005年9月）。

その人によれば、アシュタンガ・ヴィンヤサのいろいろなシークエンスは、パタビ・ジョイスが考えついたもので、クリシュナマチャルヤがその時期どう教えていたのかを反映しているわけではないという。彼に言わせれば、パタビ・ジョイスのシステムは、「生徒の個性に合わせていないので、場合によっては害もある」かもしれないのだ。

この証言はT・R・S・シャーマのヨガ・シャーラでの教授法に関する記憶と合致しているものの、クリシュナマチャルヤが『ヨガーサナガル』を発表していることからも、アシュタンガ・ヴィンヤサをパタビ・ジョイスに帰するのは恐らく正しくはないだろう。また、B・K・S・アイアンガーによれば、1933年にヨガ・シャーラが始まったとき、パタビ・ジョイスはクリシュナマチャルヤに代理を命じられて、サンスクリット・パータ・シャーラでアサナを教えていたため、「いつも来ている弟子ではなかった」という [Iyengar 2000: 53]。このことに、どうしてジョイスのシステムがクリシュナマチャルヤが同時期に他の人に教えていた内容と違うのかを解く鍵があるようだ。つまり、現在のアシュタンガ・ヴィンヤサの基礎となっているエアロビックなシークエンスは、初期のクリシュナマチャルヤのヨガ教授内容を代表するものではないが、クリシュナマチャルヤからパタビ・ジョイスに伝えられた何か特別な方法だったということが考えられるのではないか。

クリシュナマチャルヤが、生徒の個性に合わせる主義だったということからすると、この方法は、まさにパタビ・ジョイスや彼のような若い男子生徒に合わせて作られたものだったと言えるはずだ。パタビ・ジョ

イスがパータ・シャーラでヨガを教える役割を担っていたのであれば、T・R・S・シャーマなどの他の生徒に教えていた方法をあまり知らなかったと考えられるので、彼の教え方が自分とその仲間のためにクリシュナマチャルヤが与えた、力強いエアロビックな連続的アサナに限られていたのも理解出来る。そのシリーズが、やがて今日のアシュタンガ・ヴィンヤサ・ヨガとなっていったのである。また、シークエンスがあらかじめ決められていた順番を変えずに、かけ声をかけて繰り返し練習が行われるようになった理由は、当時18歳というジョイスのような若い新米教師にとって、便利ですっきりした方法だったということもあるだろう。そういう教え方にしておけば、個々の生徒のありよう（デハ、ヴティブヘダ、マルガなど）に合わせてそれぞれに練習を作ることで起こる複雑さはなくなるし、大勢の少年たちに教えるのには都合が良かったかもしれない。これが、ジョイスのシステムが（デシカチャやA・G・モハンやシュリヴァトサ・ラマスワミのような他のクリシュナマチャルヤの弟子たちの教え方に比べて）個々の生徒のありようについての配慮にやや欠けていることの理由でもあり、また、19世紀の身体訓練型の体操の都合の良い点が反映しているとも見られるので、アシュタンガがそれと深い関係があったかもしれないということも考えられるだろう（これについては後にもう少し触れる）。

　実際、クリシュナマチャルヤがラマスワミに、ヴルディ（「成長」の意）やスラシュティクラマ（「従順」から派生）といったダイナミックなシークエンスは、「青年向け」でグループで練習を行うのに適していると言ったことがあるという［Ramaswami 2000: 15］。そのようなシステムにおいては、「自分にあったヴィンヤサを組み合わせることも出来る」はずである。1970年代から「アシュタンガ・ヴィンヤサ」として整えられていったのは、クリシュナマチャルヤが1930年代に南インドの青年向けに作ったヴィンヤサの組み合わせが、パタビ・ジョイスによって国際的な英語圏ヨガの世界で組織化されていったものだが、パタビ・ジョイスによって（主に欧米の弟子たちに）、ヴェーダと失われた『ヨガ・クランタ』によって伝えら

れた、古代の正統的なヨガ練習法として広められた、とまとめることが出来るのではないだろうか?

「ヴィンヤサ」という単語の使い方にはいろいろな用法がある。パタビ・ジョイスのシステムでは、太陽礼拝（スーリヤナマスカーラ）の一部（ハーフ・ヴィンヤサ）か全部（フル・ヴィンヤサ）である、「ジャンプ・バック」と「ジャンプ・フォワード」を含むポーズとポーズをつなぐ繰り返されるシークエンスのことを指す。しかし、クリシュナマチャルヤの後年の教授法では、この語は、あるポーズに至るために適切に調整されたステップのシークエンス（クラマ）を指し、特に固定化して繰り返されるアシュタンガ・ヴィンヤサを指すものではない。T・K・V・デシカチャは「1932年頃のクリシュナマチャルヤの初期の教授法では、あるポーズにいたる前と終わってからのポーズのリストを作っていた」[Desikachar 1982: 33]という。これがパタビ・ジョイスのシステムの元となった最初の試みだったのであろう。こうした「ヴィンヤサ」という語の定義が狭くなり、アシュタンガ・ヴィンヤサの繰り返しシークエンスのみを指すようになっていったということそのものが、クリシュナマチャルヤの教授法の全体の中でのアシュタンガの位置付けを示していると言えよう。

しかし、どうしてクリシュナマチャルヤがこのような繰り返しのエアロビックなアシュタンガ・ヴィンヤサのジャンピング・シークエンスや、マイソールのユニークなカウントの方法をつくったのかということの謎は残る。それについては次の項で述べる。

デモンストレーション：見世物としてのヨガ

> ノーマンが練習しているところを見るのは、オリンピックの体操選手がワークアウトしているのを見ているようだ（ベリル・ベンダー・バーチが初めてアシュタンガ・ヴィンヤサ・ヨガを見たときのことを書いた記録 [Bender

Birch 1995: 19]）。

　ヨガに人生を捧げた人、ヨギンの精神的な到達点は、目に映る物ばかりを追う人や、観光写真家には何もおもしろくない。一方、アレキサンダーの時代から今日まで、ヨガ練習は外から見ても、非常に感動的で感情が揺さぶられるほどなので、見物人を集めてきたのである [Lanman 1917: 136]。

　上級のアシュタンガ・ヨガのリズムとよどみない流れは、間違いなく人びとの美意識に訴えるものがある。達人が行うスムーズな動きは、まるで重力に逆らっているかのようで、一流の体操選手のようだ。しかし1930年代のインドでは、ヨガにはそのような、現在の欧米でもてはやされるような輝きはなく、むしろ蔑まれてさえいた [Iyengar 2000: 60]。T・R・S・シャーマによれば、当時のマイソールの青年にとって、アナント・ラオが統括する宮殿の回廊のすぐ近くにあったアイヤーのジムに通うのはかっこいいことだったが、クリシュナマチャルヤのヨガ・シャーラのほうは、なんとなく野暮ったい感じがしていたという。シャーマは、ボディビルディングの生徒にからかわれたのを覚えている。アイヤーのジムの男らしくて筋肉隆々のボディビルディングに比べて、ヨガは弱い女々しいヤツのすることで、バラモンに任せておけばよいというのである（T・R・S・シャーマへの聞き取り調査、2005年9月29日）。また、「金がかからないので、貧乏人の身体文化」と考えられてもいて、若い男子の中には、「K・V・アイヤーのボディビルディングではなく、ヨガ・シャーラに連れてこられたことを嘆いている」人もあったという（T・R・S・シャーマとのやりとり、2006年1月3日）。オルターは、「ヨガは苦行生活や世間から隔絶した感じと結びついていて、禁欲的であるために、筋骨隆々の男性的なものと正反対だと考えられていた」[Alter 2007: 22] と述べている。シャーマの証言は、そうした状況が1930年代にも続いていたことを物語っている。シャーマは、バラモンやヴェーダ的なものと結びついたヨガには、伝統を

重んじる青年が集まっていたとも回顧している（T・R・S・シャーマとのやりとり、2006年1月3日）。

実際、当時のクリシュナマチャルヤの生徒たちの中には、同時にK・V・アイヤーのところでも学んでいるものもあった。B・N・S・アイアンガーは、1950年代初頭マイソールでのクリシュナマチャルヤの最後の生徒の一団の中にいたのだが、ヴィンヤサ・ヨガを、師がかつてよく使っていたパラカラマタの部屋で今でも教えている。彼は、先ずバンガロールでアイヤーのジムに行って、ダンベルやバーベルを有名なボディビルダーから習ったりもしたが、結局ヨガを選んだのは、「それがより文化的だと思ったから」だという（B・N・S・アイアンガーへの聞き取り調査、2005年9月23日）。これは第5章で取り上げたK・ラマムルティ教授が初期に掲げていた、インドの身体文化を「文化の流れにそって」再構築するという考え方と軌を一にしている。マイソールの青年にとって、クリシュナマチャルヤのヨガは欧米のボディビルディングや体操に比される選択肢のひとつであり、土着の「文化的」な実践というよい点があったということになる。

マイソール大学の学生のためのアサナ教科書として書かれた、クリシュナマチャルヤの『ヨガーサナガル』の英語版の序文で、T・シンガラヴェル・ムダリアが、バーナー・マクファデンの『新しい身体文化』誌に言及し、「有名なハリウッド映画スターのアクアネッタがヨガ・アサナを練習しているところを取り上げ、ヨガ・アサナからどんな効果を得ているかの記事が出た」と述べているのは、なかなか興味深い[Krishnamacharya c.1941: iii]。というのも、この引用はアイヤーやラオのスタイルのような、マクファデン流のフィットネス・プログラムに魅了されているマイソール大学の学生に訴えるためであり、一般にヨガには足りないと思われている、そういった輝きを加えようとしているわけであるが、この序では主にヨガの健康への「科学的な」よい影響が論じられており、「ヨガのシステム」のほうが「今流行の身体文化の他のシステム」より優れてい

る［Ibid.: iv］と述べてもいたからである。これはまさに第6章で取り上げた、サンダラムや他の人びとのありようによく似ている。

　マハラジャの最新式ヨガ・シャーラは、ヨガの振興に寄与するために作られており、ヨガを土着の尊敬すべきエクササイズと位置付け、同時代の外来の体操にも負けないし、インド人が劣っているという文化的ステレオタイプ（第5章参照）も払拭出来るものとしていた。クリシュナマチャルヤらによるヨガのデモンストレーションは、マイソール大学で日常的に行われており、ともすると欧米の体操にながれてしまう学生にヨガに興味を持ってもらうための宣伝効果を狙っていたという（T・R・S・シャーマへの聞き取り調査、2005年9月29日）。このため、宮殿でのクリシュナマチャルヤのひとつの役割は、マハラジャが人びとに見せられるような、見栄えのするヨガの形を作りあげることでもあったと言える。それは、ヨガのしぼんだ評判を持ち上げるものでもあったし、また単にエンターテインメントでもあった。B・K・S・アイアンガーは、

> 私の師は、マハラジャの側近達への啓蒙と娯楽のために、生徒たちに身体を伸ばしたり曲げたりする能力を活かして、誰もが感心し驚愕するようなポーズをさせており、私もその中のもっとも若い一員だった［Iyengar 2005: xix］。

と回想している。

　1938年の貴重な映像記録で、アイアンガー自身が上級のポーズを難なく行っている様子が残されている。そこでは、ポーズはシークエンスに組まれ流れるように行われており、まったく同じではないものの、パタビ・ジョイスのアシュタンガ・ヴィンヤサを思い起こさせる［Iyengar 1938］。おそらくこれがアイアンガーやその仲間が、マハラジャや高官たちの前や、たくさんの講演ツアーで行うことを要請された、ダイナミックな演技の様子を伝えるものだと考えてよいだろう。もし21世紀にはいってからのアイアンガーのこの時期に関する記憶を信じるとすれば、大胆で見

栄えのするアサナのシステムは、ジャガンモハン宮殿の王族たちを楽しませるために生まれたと考えてよいことになる。言い換えると、今日アシュタンガ・ヨガでみられる流れるようなシークエンスは、インドの宮殿や人びとをヨガに呼び戻すような見世物として考えられたものの一部だということだ*9。この説明は完璧だとは言えないかもしれないが、クリシュナマチャルヤが自分の師にヨガを普及するように誓ったことや、それ以前にN・S・スッバラオのもとでヨガを広めていたときのこととも うまく呼応している。

　ここで、宮殿のシャーラ以前の様子に関するフェルナンド・パヘス・ルイスの『ヨガ・ジャーナル』の記事も見ておこう。その時期、クリシュナマチャルヤはヨガに人気を集め「廃りそうな伝統に興味を持ってもらえるように」、脈を一時的に止めたり、手で自動車を止めたり、難しいアサナをして見せたり、歯で重い物を持ち上げるといった、超絶的な力や生理的コントロールを見せるようなデモンストレーションを行っていた［Ruiz 2006］。ルイスが述べているように、「クリシュナマチャルヤはヨガを教えるためには、まず興味をひかねばと考えて」［Ibid.］いたのだろう。これから推察するに、後の上級の生徒による奇抜なデモンストレーションも、これと同じ効果を狙った「近代的な力持ち」という語りに沿ったものだったと言えるのではないか。第5章で見たように、こうした力自慢は（少なくとも言葉の上だけでも）ハタ・ヨガに関わるインドの身体文化のテキストでは、よく見られたことだった。ボディビルダーで身体文化の有名人であったラマムルティが、やはりクリシュナマチャルヤと同じような、力を誇示するデモンストレーションをしていたことも想起される。言い換えると、デモンストレーションを積極的に行うことは、近代的なボディビルディングとヨガの世界に共通していたということだ。

　ジャガンモハン宮殿の内側からおこった類似性の例は他にもある。以前にも取り上げた、宮殿の体育教師V・D・S・ナイドゥは、クリシュナマチャルヤと同様、アラスの少年たちのフィットネスを任されていたの

だが、マイソールの体育界で有名な人物で強靭な肉体を持っていた。パタビ・ジョイスは、少年時代に仲間と一緒にナイドゥのクラスに参加した経験を持つ。ジョイスらが平行棒などの体操器具を使わせても非常に長けていたため、ナイドゥは、どこでこんな身体コントロールを身につけたのかと聞いた。そこで少年たちが、クリシュナマチャルヤのヨガ・シャーラの生徒であることを告げると、「それならそこに戻りなさい。ヨガはこんな練習よりすばらしいものだ」と言ったというのだ。ナイドゥは力を誇示するデモンストレーションで有名で、例えば、車を持ち上げたり、トラックに身体の上を通過させたり出来た。ところが、ある日のデモンストレーションで、ナイドゥの準備が整う前に、5～6メートル上から少年が彼の胸に飛び降りてしまい、5日後に病院で内臓破裂のために亡くなったという（パタビ・ジョイスへの聞き取り調査、2005年9月25日）。このナイドゥのエピソードは、他にもアイヤーの弟子や、クリシュナマチャルヤのシャーラの隣でボディビルディングを教えていたアナント・ラオからも語られている（聞き取り調査、2005年9月19日）。このエピソードで重要なことは、ナイドゥがクリシュナマチャルヤのシステムが自分の教えているものより優れているといったことがあるということと、つまりそういう比較が出来たという意味で、クリシュナマチャルヤのある種のエクササイズのめざしたものが、彼のそれと共通点があったということである。これを踏まえて、クリシュナマチャルヤによるデモンストレーションも理解しなければならないのだ。つまり、クリシュナマチャルヤが宮殿のヨガ・シャーラに来たときには、ナイドゥと同じように王族の少年たちのフィットネスを担当し、それぞれの身体文化を普及させる使命を帯びていた。そして、2人とも以前にラマムルティのようなボディビルダーがしていたのを踏襲して、力を誇示しようとしたのである。そういった意味で、特にクリシュナマチャルヤは、この本で取り上げている、19世紀から20世紀にかけての身体文化の流れに属していたということである。

私が聞き取り調査したクリシュナマチャルヤの第1世代、第2世代の弟子たちや、マイソール時代の彼を知る人びとは、異口同音に彼の教え方がサーカスと似ていたと指摘した。例えば、クリシュナマチャルヤと数年間にわたってジャガンモハン宮殿の一角で一緒に過ごしていた、ボディビルディングと体操の教師だったアナント・ラオは、クリシュナマチャルヤは「サーカスの技術をヨガとして教えていた」と述べている（アナント・ラオへの聞き取り調査、2005年9月19日）。T・R・S・シャーマもカイヴァルヤダーマで彼が習ったヨガは、クリシュナマチャルヤに習ったものより「まろやか」で、クリシュナマチャルヤのほうはより「サーカス的だった」と証言した（T・R・S・シャーマへの聞き取り調査、2005年9月25日）が、そうしたポーズを「（サーカスの）トリック」だというのは不適切に思っているとも述べている（個人的なやりとり、2006年2月3日。この章の下書きを確認してもらった後での指摘）。また、シュリニヴァーサ・ランガーカー（クリシュナマチャルヤの最初の弟子のひとり）は、彼が習ったアサナの型は「サーカストリックだった」と見なしていたという（シュリニヴァーサ・ランガーカーへの聞き取り調査、2005年9月26日）。クリシュナマチャルヤの後の弟子のA・V・バラスブラマニアムは、ヨガの歴史についての最近の記録映画の中で、

> 1930年代から40年代には、クリシュナマチャルヤはヨガやヨガへの興味は、かなり廃れ気味だと考えており、若い人にヨガに熱心になってもらいたいと考え、多少サーカス的な目を引くことを行ったのだと思う［Desai and Desai 2004］。

と語っている。

　クリシュナマチャルヤの初期のアサナ・システムは、今日の欧米のヨガ練習の世界を席巻しているが、多くの人はそれがアクロバットや曲芸の長い伝統を築いてきた、人びとを惹き付けるための実利的なものから来ているということを見過ごしているようだ。もちろん、クリシュナマチャルヤがデモンストレーションをメーラ（インドの祭り）のようなサイド

ショーのように見なしていたとは思われないが、それを見た人びとが、ファキールやサーカスのようなハタ・ヨガの伝統的な位置付けにうまく当てはまると感じたということは指摘出来るだろう（第3章参照）。そうしたデモンストレーションの数々は、ヨガなどという古めかしいものに興味も持っていなかった人びとの興味を「惹き付ける」のには大いに成功した。シュリニヴァーサ・ランガーカーの弟子のひとりシャンカー・ナラヤン・ジョイスは、次のようにまとめた。

> クリシュナマチャルヤは、もともと身体中心の科学に興味があったため、北インドなどからもいろいろなポーズを集めて、改良を加えた[*10]。そしてそれらは、ドリル練習のような形で、大勢に教えやすかった。ヨガの上級テクニックは理解するのも教えるのも難しいので、彼はその簡単な方法を利用して何かを始めようとしたのだ。それが人びとを招き入れる道だったのだ（シャンカー・ナラヤン・ジョイスへの聞き取り調査、2005年9月29日）。

クリシュナマチャルヤはマハラジャの命による「宣伝活動」の一環として南インドのあちこちを回らされた[Sjoman 1996: 50]。そんな流れで、1938年にプネに行ったことがジャガンモハン宮殿の公式記録に残されている[n.a. 1931-1947: Year1938-39: 9]。ヨガ・シャーラの4人の代表のひとりに選ばれたT・R・S・シャーマは、大きなホールでのデモンストレーションをして万雷の拍手を浴びたことを記憶している。自分が難しいポーズをしているときに、クリシュナマチャルヤが彼を持ち上げて人びとに見せたという（T・R・S・シャーマへの聞き取り調査、2005年9月29日）。またシャーマは、こうしたときクリシュナマチャルヤが流ちょうなヒンディー語で講義したことに感激したことも記憶していた。

パタビ・ジョイスも、マハデヴ・バットのようなパータ・シャーラの上級の少年たちやアラスの少年たちと一緒に多くのデモンストレーションに参加していた。こうしたデモンストレーションに先立って、ポーズ

は、「プライマリ（初級）」「インターミディエット（中級）」「アドバンスト（上級）」に分類されており、小さな少年たちはプライマリのポーズを行い、ジョイスらはアドバンストのポーズをしていたという（パタビ・ジョイスへの聞き取り調査、2005年9月25日）。このときのシークエンスが、彼が今日教えているエアロビックな方法とほぼ同じものだったという。つまり、それぞれのアサナが、太陽礼拝（スーリヤナマスカーラ）をモデルとした繰り返しの短いポーズのシリーズとジャンプによってつなぎ合わされたスタイルのことである。パタビ・ジョイス自身がそのように位置付けたわけではないが、要するに彼の説明によれば、アシュタンガ・システムの3つのシリーズは、こうした公開デモンストレーションに由来していると言えそうである。つまり、もとは学生の発表のための「集団演技用のもの」だったということだ。

このように統制されたスピード感のある見世物での必要性が、おそらくジョイスのシステムでポーズが、息の音が聞こえるウジャイ呼吸で、5呼吸（最大でも8呼吸程度）しか維持されないことの説明にもなるかもしれない。これはポーズの入り方と出方を揃えるだけではなく、クリシュナマチャルヤがデモンストレーションの際にポーズの説明をするのに、観客を飽きさせないちょうどいい長さの間合いを作るためのものだったと言えよう。1935年のクリシュナマチャルヤの『ヨガ・マカランダ』では、ほとんどのポーズに3分から15分という長い時間を与えていたことからすると、パタビ・ジョイスが伝えている、この非常に速いペースのアサナ・シークエンスは、クリシュナマチャルヤの幅広い教授内容の中では、当時においてさえ、非常に特殊なアプローチのものだったと言えるだろう［Narasimhan (trans.) 2005 (1935)］。5呼吸という短さの理由に関しては、私の推測であり、「熱をおこすため」といったスミス［Smith 2008］による説明など他の説明もあるのではあるが、実は、私の説明は同じくクリシュナマチャルヤのマイソール時代の弟子のひとりである、B・N・S・アイアンガーも指摘していることと相通じているし、ヨガ・シャーラでの練

習では5呼吸というフォーマットがあったようには記憶していないというT・R・S・シャーマも考えついた理由付けであった。むしろシャーマは、クリシュナマチャルヤに「だんだんポーズを3分間続けられるようにしなさい」といわれており（T・R・S・シャーマへの聞き取り調査、2005年9月29日）、それは『ヨガ・マカランダ』とよく合致している。また、アシュタンガ練習では、フィニッシング・シークエンスで終わることになっているが、ここでは肩立ち（サルバンガサナ）や頭立ち（シルシャサナ）とそのバリエーションや、蓮華座での深い25呼吸などや、仰向けでのリラックス（シャバサナ）といった、より長いポーズの維持が行われる。この部分は、普通はヴィンヤサ練習をしている場所とは異なる部屋で行われ、それまでの部分とは異なることが示されている。これは主たる「シリーズ」の中身の特異なフォーマットの説明にはならない。

批　判

　当時（そして今日も）、クリシュナマチャルヤの体操的なマイソールスタイルは、批判を浴びている。最初期の弟子のひとりで、後にシュリランガグルとよばれるようになったシュリニヴァーサ・ランガーカーは、パタビ・ジョイスや他のパタシャーラの生徒たちと同じく、マイソール郊外の貧しい村の生まれだった。ランガーカーは、既にアサナをある程度知っていたこともあり、難しいポーズを次々と習得して、あっという間にヨガ・シャーラのアシスタントとなった［Chanu 1992: 6］[11]。しかし、彼はそこでの教え方が好きになれず、「ヨガ的エクササイズを別にすれば、クリシュナマチャルヤは、ヨガの深みを何も考えていない」と思うようになったという［Ibid.: 18］。1938年までに、彼自身は、ヨガの深い理解を得たが、クリシュナマチャルヤからは止めるように邪魔され、また彼の理解したヨガをマハラジャに披露しようとしたときには、クリシュナマチ

ャルヤによって会うことを妨害された [Ibid.: 18]。そのため、ランガーカーは自分の村に帰り、瞑想に耽った。そして30年後、マイソールに「アシュタンガ・ヨガ・ヴィニャーニャ・マンディラム」を設立したのである。

「クリシュナマチャルヤの努力」を聖人視するような表現 [T. K. V. Desikachar 1982, 1998; Srivatsan 1997; K. Desikachar 2005, 2009など] が多い中、ランガーカーによる師の価値への批判は、天才として描かれる像とは相容れないように見える。しかし、いったいどうして、長きにわたっての弟子であり、宮殿の弟子の中でももっとも師と近い距離にいて、クリシュナマチャルヤの代わりに教えていたようなランガーカーが、師の知識、つまりその方法の内的論理の深遠さを認めることが出来なかったのだろうか。ランガーカーの批判を若気の至りと片付けるのは簡単だが、しかし、これまで見てきたように、数々の証言からしても、ヨガ・シャーラ時代のクリシュナマチャルヤは、ヨガの体操的な側面に集中していたのは間違いない。T・R・S・シャーマもクリシュナマチャルヤの夜のクラスはもっぱらアンガラーガヴァ（身体の軽さ。第1章参照）に関してのものであり、「ディヤナ、ダラナ、サマディといったヨガの精神的な側面はほとんど語られなかった」と記憶している（T・R・S・シャーマへの聞き取り調査、2005年8月29日）。B・K・S・アイアンガーはクリシュナマチャルヤによって自分のために用意されたアサナ練習について、「もし私の義兄弟が私の内面をよく知っていたとしたら、それを同じことをやれとは言わなかっただろう」と述べている [Iyengar 2005: xix]*12。

B・K・S・アイアンガーによれば、クリシュナマチャルヤが宮殿に雇われたとき、既にパータ・シャーラでミマムサを教えていたのだが、生徒がクリシュナマチャルヤの教えている内容が難しすぎるとマハラジャに文句をいったから配置換えされたという [Iyengar 2000: 53]。このエピソードからも、クリシュナマチャルヤがどこで何を教えるべきかについて、マハラジャの意向が絶大な力を持っていたことと、マハラジャにはヨガ・

シャーラで教える内容について決める権利があったことが窺える。クリシュナマチャルヤは独立心が強く、自分が気に入ったことしかせず、王族からのご褒美も鼻であしらっていたという評判［Desikachar 2005: 97］とは異なり、クリシュナマチャルヤは、少なくとも気持ちの上ではいざ知らず、事務的にはマハラジャに雇われていたのであり、養うべき家族もある身の上だった。実際、結婚後、クリシュナマチャルヤはカルナタカのハサン地区のコーヒー農園で働かざるをえなかった［Iyengar 2000: 52］が、この事実は、公式な伝記からは外されていることが多い。1927年から1931年あたりのこの時代には、彼は「五分丈パンツに半袖シャツで、靴下をはいて靴を履き、帽子をかぶって杖をついていた」［Ibid.: 52］のであり、バラモンの正統的な出で立ちをしてはいなかった*13。アイアンガーは「運命のいたずらには禍福両方あった」［Ibid.: 52］と書いている。1931年にマイソールの街の公会堂でウパニシャッドについて講演したところ、クリシュナマチャルヤはたいした学者として衆目を集めるようになり、それがやがて宮殿に勤めることへとつながったのだという。クリシュナマチャルヤがヨガ・シャーラでの働き口を維持しようと思えば、マハラジャに与えられた任務をこなすしかなかったはずだ。そこでの任務は、アサナを宮殿の強い体操の伝統に合わせることと、土着の体育プログラムを作ろうという地域の動きに合わせることだったわけである。

インドの体操と外国の体操：マイソールスタイル

この論文は、しかしながらヨガを身体のトレーニングという側面に限って扱っている。しかししばしば誤って比較されているが、これはいわゆる身体文化や男らしい競技などと一緒に論じてはならないものだ。ヨガによる身体の記述は、健康を維持するためのものであり、筋肉を鍛えたり、競技場での能力を高めるようなものではない。

まさに「健康法練習」なのである。最近の傾向では、そうした異質なものをなんでも求めるようになってきている（V・サブラマニャ・アイヤーによる『ヨガ・マカランダ』への序文［Krishnamacharya 1935: iii］）。

ジョン・ロッセリは、1870年代以降、インドの政府系学校で教えられた体操は、「ボディビルディングやアクロバット的な内容が強調されていた」と指摘している［Rosselli 1980: 137］。クリシュナマチャルヤが宮殿の子どもたちに教えた方法は、こうした教育的指導方法、特に20世紀初頭にインドのシステムとして確立された各種の指導方法と比較するべきものなのである。他のシステムはヨガの文脈で作られたものではないことも多いが、いろいろな意味において例外的と考えられがちなクリシュナマチャルヤのマイソール時代のシステムを理解する文脈をつくるのに、教育的な体操のシステムという観点を持つことは有効ではないだろうか。例えば1930年代のマイソールの教育局報告によれば、学齢期の子どもたちに「インドのでも外国のでもいいから体操」を学ぶべきだと勧めており［n. a. 1930: 10］、クリシュナマチャルヤの教え方は、そうした時代のインドの学校での体育のトレンドにぴったり合致していたのである。彼のシステムは、まさに後期植民地インドでの欧米化した体育カリキュラムの中で、（ヨガ・アサナと他の種類のものを取り混ぜた）土着のエクササイズの時宜に適った再興だと思われていたのである。

ノーマン・スジョーマンによるマイソールのヨガの伝統についての研究によれば、当時、宮殿での王族の体操の伝統があり、マハラジャ自身も子どものときには体操による健康法を実践していた［Sjoman 1996: 52］。スジョーマンによると、クリシュナマチャルヤが自分のシステムをよくしていく過程で、宮殿の体操の教科書を自由に利用できたのではないかという。そしてクリシュナマチャルヤは「体操器具が残っていて天井からロープが下がっている古い体操ホールを、彼のヨガ・シャーラとして受け継いだ」のであった［Ibid.: 53］[*14]。実のところ、シュリニヴァーサ・ラン

ガーカーがヨガシャーラで指導をしていたときに、上級の生徒に語ったところによれば、クリシュナマチャルヤは天井からのよじ登りロープも含めて「多くの体操器具を利用して」いて、クリシュナマチャルヤが教えているのは「単に体操」だと思われていたのだという（シャンカラ・ナラヤン・ジョイスへの聞き取り調査、2005年9月26日）。ランガーカーが去ったのちにシャーラに入ったＴ・Ｒ・Ｓ・シャーマは、そうした体操器具の記憶がないことから、それがクリシュナマチャルヤの教え方の特徴だったのは、彼が勤めて初期の頃だったと言える（Ｔ・Ｒ・Ｓ・シャーマへの聞き取り調査、2005年9月29日）。また、1941年にＫ・Ｖ・アイヤーのマイソール・ヴィヤーヤン・シャーラの主たる教師だったアナント・ラオが去るときに、体操器具の多くがジャガンモハン宮殿のクリシュナマチャルヤが教えている一角に残されたのだという（アナント・ラオへの聞き取り調査、2005年9月29日）。

　この、器具を使う体操から、器具のいらない方法への変更は、当時のインドの体育が、マクラーレンの方式のような金のかかる設備投資を止める方向になり、他のヨーロッパの器具を使わない体操や土着のエクササイズへと変化していたのと軌を一にしている（第４章参照）。クリシュナマチャルヤのマイソール時代の以前から、（マイソールの教育局報告で確認出来るように）こうした体育に関する時代の機運は政府の学校シラバスに現れており、10年ほどの間に全国的に標準として固まっていったのである。

　ここで1930年代にインドで人気のあった２つの体育教育法があったことを指摘しておきたい。ひとつが、外国から輸入されたもので、ヨーロッパのシステムであり、他方が政府が勧めた「土着の方法」を集めたものである。こうした比較を細かくすることで、おそらくクリシュナマチャルヤの「マイソールスタイル」が、後期植民地インドの体育の主流からそうかけ離れたものではなく、むしろ同時代の標準的なエクササイズ法のバリエーションのひとつであることがわかるだろう。

外国由来のスタイル

　これまで見てきたように、近代インドの身体文化運動は、外国由来の植民地的なマクラーレンやリンのような身体訓練法に対抗する形で起こった。しかし、そうしたシステムはまったく拒否されてしまったのではなく、土着の練習方法を復活させる中で融合的に取り入れられていったと考えられる。例えば、基礎的（あるいは初歩的）体操と呼ばれたシステムは、デンマーク人のニールス・ブク（1880-1950年）によって編み出されたものだが、これはそういったヨーロッパのシステムのひとつで、インドの体育に大いに取り入れられていたものである。20世紀初めの数10年間で、それまで流行っていたリンのシステムでは、（ちょうどK・V・アイヤーが批判した理屈がそうだったように）出来る男を育てるには不足だとして徐々に廃れていき、もっと激しいデンマーク式の体操が人気になった。1906年にはデンマーク式体操が、公式のイギリス式軍隊教練にも取り入れられたほどである [Leonard 1947: 212]。ブクのシステムは「連続した動きを特徴

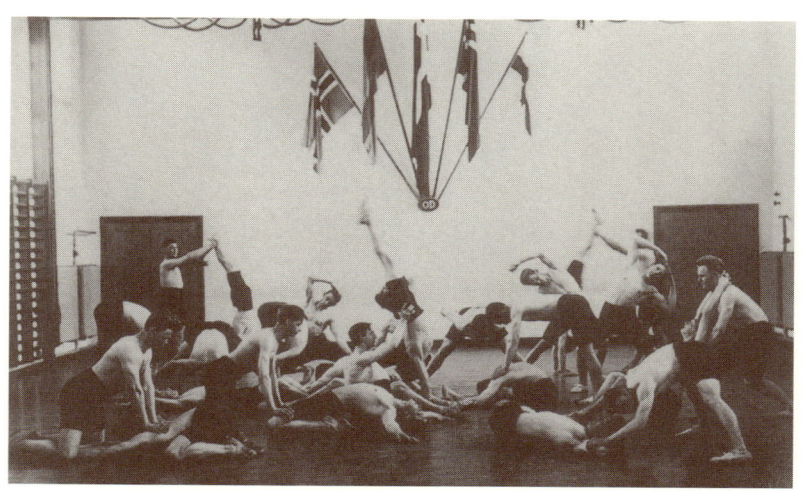

デンマークのオレロップにあったブクのジム（絵葉書）

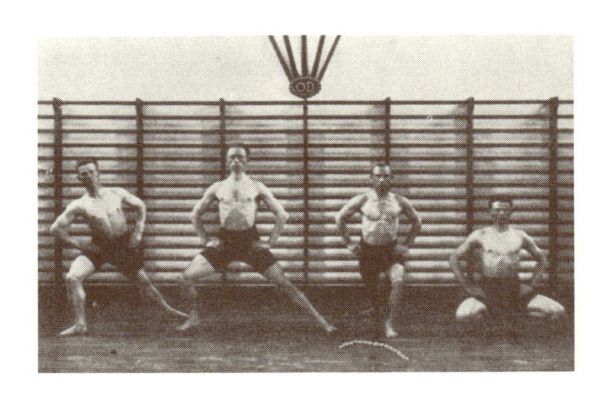

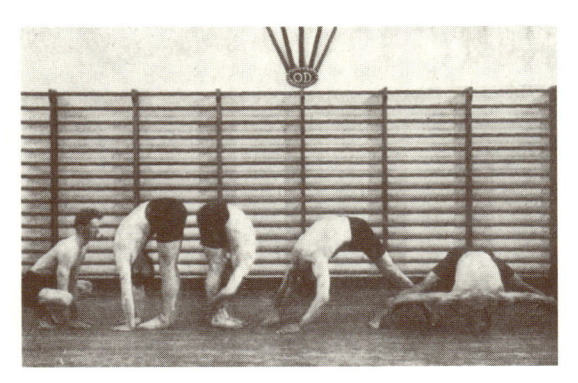

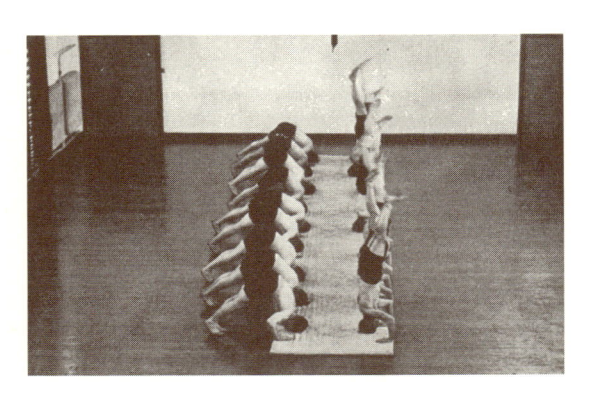

ブクのエクササイズ（Bukh 1925より）

としたリズミカルなエクササイズで、ストレッチの要素をかなり取り入れて柔軟性を高めようとする」ものだった［Dixon and McIntosh 1957: 101］が、これが大変に人気が上がり1920年代初頭から1930年まで大いに流行ったため、YMCAの国内体育局長のヘンリー・グレイが、インドで「全国的に受け入れられ普及した」リンのシステムに次ぐシステムだと認めたほどであった［Gray 1930: 7］。

このブクのシステムとクリシュナマチャルヤの1930年代のマイソールでのスタイルの類似点を指摘するために、まずブクのシステムのいくつかの特徴をヨガ・アサナと比較してみる。ブクの『初歩的体操』は英語での初版が1925年で1939年に改訂版が出版された本で、ストレッチや体力アップのエクササイズが紹介されている。まさにアシュタンガ・ヴィンヤサ・システムのように、6段階のシリーズがあった。エクササイズの内容は、エアロビックで「激しいリズム」［Bukh 1925: 8］の練習を行うため、身体に内から熱が起こるというものであった［Ibid.: 8］。そしてすべての動きは深い呼吸とともに行われていた。こうした特徴はまさにアシュタンガに通じるもので、エアロビックなポーズ練習と深いウジャイ呼吸を合わせる理由のひとつが、実践者の内側からの熱を起こすためであるのと似ている[*15]。また、ブクのシステムを紹介した本に書かれたエクササイズのうちの少なくとも28個が、パタビ・ジョイスのアシュタンガ・シークエンスやアイアンガーの『ハタヨガの真髄』［Iyengar 1966］に含まれているヨガのポーズと、同じと言っても過言ではないほど非常に似ている。1939年の改訂版ではさらに数ポーズ、似ているものが増えている。またブクの姿勢のポジションがヨガのポーズに似ているというだけではなく、それらをつなぐ動きが、アシュタンガ・ヴィンヤサのジャンピング・シークエンスに似ているのである。

ブクの弟子のアメリカ人、ドロシー・サンプションは師のシステムの基礎となる原理について次のようにまとめている。「基本デンマーク体操の上級ワークは、エクササイズの組み合わせをハーモニーを奏でるよ

うにまとめ、全体としてひとつのエクササイズとするものだった。こうしたつなげるアイデアは、ポーズ毎にばらばらにすることが時間の無駄であるのに対し、連続的なエクササイズが出来るということだ」[Sumption 1927: 169]。というのである。

　例えば、ブクのあるシークエンスは「長座」で始まる。これはクリシュナマチャルヤのダンダサナに当たるものだが、ここから生徒はジャンプ・バックしてプランク型ポーズ、つまり腕立て伏せの形になり、さらに片手片足のバランスポーズ（いわゆるサイドプランク、ヨガでいうヴァシシュターサナ）に入るというものだった。その次に、生徒はジャンプして「ハンド・スタンド（逆立ち。ヨガでいうアド・ムカ・ブリクシャーサナ）」をしてから、横たわる（ヨガでいうシャヴァーサナ）[Bukh 1925: 27-29]。個々のポーズもさることながら、こうした連続ポーズのありようが、ポーズの間で生徒が座っているポーズから腕立て伏せの形にジャンプ・バックしてから（いくつかのバリエーションはあるが）次のポーズへジャンプして入るという、アシュタンガ・ヴィンヤサを強く想起させる。またブクの「競技選手的」な「連続的」体操は、アシュタンガと同様、カウントをとりながら行われており前の動きが終わる頃に次のポーズの名前が呼ばれるというやり方も共通していて、近代人が好きなダイナミックな動きをしていたのである[Bonde 2000: 107; Sumption 1927: 7]。アシュタンガのみならず、多くのポーズをとるヨガと同様に、「ブクのシステムの駆動軸は柔軟性」であった[Bonde 2006: 33]。またブクのエクササイズの機能的・記述的な名前の付け方が、（象徴的なものや動物や聖人や神の名前に由来する古いアサナ名とは対照的に）スジョーマンの最近のアサナの機能的・記述的な名前の付け方とも呼応している[Sjoman 1996: 49]。

　こうした類似性を指摘することで、なにもクリシュナマチャルヤがブクのシステムを直接取り入れたと言いたいのではない。ただ、クリシュナマチャルヤのシステムが、同時代のインドやヨーロッパのもっとも進んだ近代的身体文化と合致していたということを指摘しているのである。

第4章で見たように、ブクに影響を受けた体操は、1930年代半ばまでには『健康と力』誌で取り上げる子どもたちの身体文化ではおなじみになっていた。しかし、こうした事実は、アシュタンガの実践者や教師が知っている起源の物語とは異なっているが、デンマークの子どものための体操がクリシュナマチャルヤのマイソールでの教授法に反映していたところで、文脈を考慮すると驚くほどのことはないだろう。スジョーマンは、クリシュナマチャルヤのシステムに関して、「古くからのヨガのシステムからアサナを取り上げたものなのか、あるいは比較的近過去の、動きを強調するようになった近代になってからの産物なのか」といった疑問を投げかけている［Ibid.: 39-40］。ブクの基礎的体操とダイナミックなヨガ・シークエンスの類似性を踏まえると、後者の説のほうが有力だと思えるのである[*16]。

インド由来のスタイル

宮殿に勤めるようになった最初の年、クリシュナマチャルヤはマハラジャに派遣されて、クヴァラヤナンダのパイオニア的研究所、カイヴァルヤダーマでどのような仕事が行われているか見に行った[*17]。ガローテらは、「カイヴァルヤダーマの理想のひとつは、ヨガを基本にした身体文化システムを生み出すことと、その普及であった」［Gharote and Gharote 1999: 37］と指摘している。多くの人がそこを訪ね、「ヨガを基本とした身体文化コースを作るための」アドバイスをもらっていたという［Ibid.: 37］。クリシュナマチャルヤもそのうちのひとりだったのに違いない。

1927年からクヴァラヤナンダは、生徒を文明人として立派な市民に育てるための理想的な体育のあり方を模索する、ボンベイ政府の身体トレーニングに関する委員会の委員となっていた［Ibid.: 105］。そして1933年までにはクヴァラヤナンダの「ヨガ的体育」は連合州全域の学校関係に広まっていた［Gharote and Gharote 1999: 38; Kuvalayananda 1936: ii］。つまりクリシュナマチャ

ルヤの訪問までに、既にクヴァラヤナンダのアサナ法はインドの教育的ヨガの世界の定番のパラダイムとなっていたのであるから、クリシュナマチャルヤがその原理のうちのいくつかを吸収して、マイソールの子どもたちを教えるのに応用したかもしれないと考えるのは至極妥当であろう。クヴァラヤナンダのシラバスは、連合州の教育委員会のために書かれた『ヨギック・サンハ・ヴィヤーヤン（ヨガ的グループ練習）』[Kuvalayananda 1936: ii] に残されている[*18]。クヴァラヤナンダによれば、これらの大勢でのエクササイズは、彼の師のマニック・ラオが広めたヒンドゥー語でいう「フクモ」つまり身体訓練の手法を使っていた。ラオと言えば、身体文化を推進した革命的ヨギンのティルカとしても知られた人物である（第5章参照）。

　つまり身体訓練は第4章で確認したように、リン体操が伝わって以

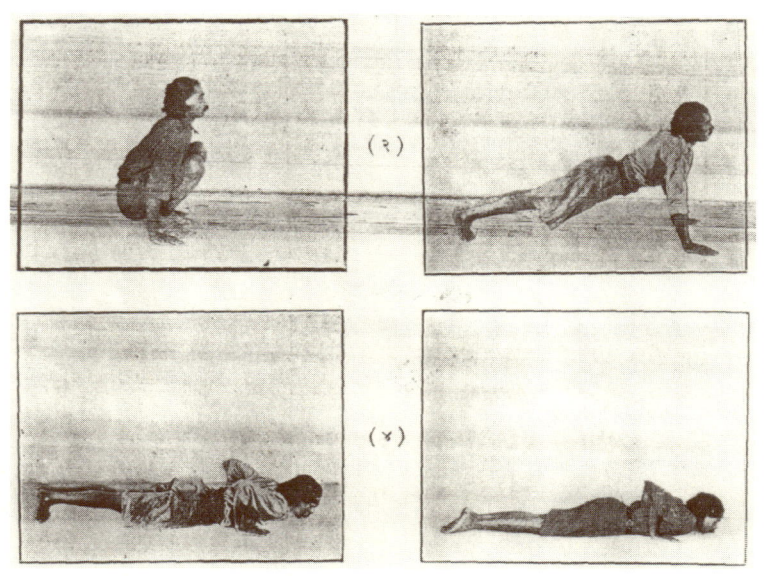

クヴァラヤナンダの『ヨガ的グループ練習』[Kuvalayananda 1936] に現れる「ジャンピング・バック」シークエンス（図版提供　Kaivalyadhama Institute）

来、体育では当たり前の手法となっており、そうした意味での手法はこの場合も大きくは変わらない。まず、ポーズの名前が指導者から呼ばれると、生徒がカウントに合わせながら 3 つのフェーズ（入り、ポーズ、出）でアサナを行うというものである。これは、まさにクリシュナマチャルヤが初期の教育方法に取り入れたものであり、これがポーズをとる近代ヨガに伝わったのが、アシュタンガ・ヨガの「カウント・クラス」あるいは「レッド・クラス」と呼ばれているフォーマットなのである。こうした影響があることは、アシュタンガ・ヴィンヤサのカウント・シークエンスの起源の説明としては、いわゆる5000年前の失われたテキストであるヴァマナの『ヨガ・クランタ』やヤジュール・ヴェーダやリグ・ヴェーダに書かれていたカウント方法を伝えているという、「公式の」起源の物語より説得力があるだろう。クヴァラヤナンダは『ヨガ的グルー

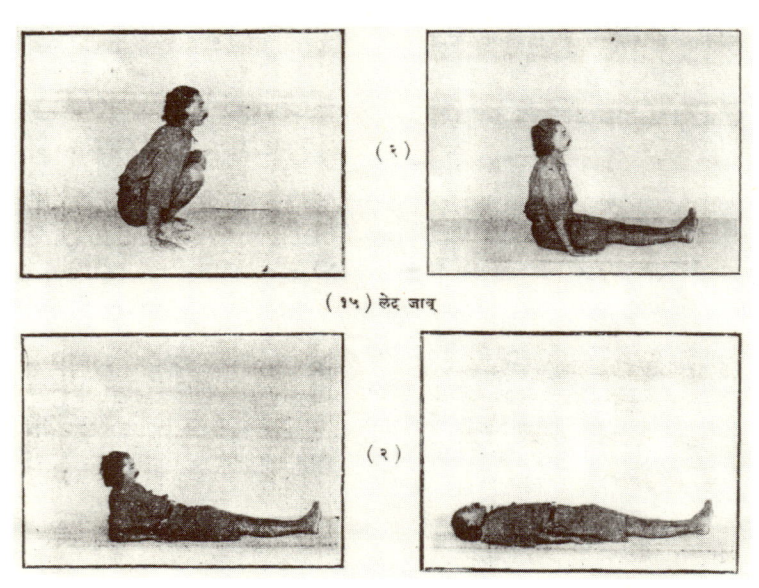

クヴァラヤナンダの『ヨガ的グループ練習』［Kuvalayananda 1936］に現れる「ジャンピング・スルー」シークエンス（図版提供　Kaivalyadhama Institute）

プ練習』では、シンプルでダイナミックな健康法的ポーズと(『アサナ』 [Kuvalayananda 1933] に興味を持った人のための) 簡単なポーズにのみ留まっていたが (クヴァラヤナンダ自身は自分で上級のポーズも行っていたであろうが)、クリシュナマチャルヤはこのフォーマットを使って、ときに上級のポーズを(教育方法に)取り入れたのである。

実のところ、このフォーマットを使っていたものは他にもある。例えば、ボンベイ体育委員会のシラバスに残っているシステムは、クヴァラヤナンダの仕事をベースに、1937年以来、州内の学校で必修科目にされていた [旧学生連盟 1940: iii] ものであるが、これが驚くほど今日のアシュタンガ・ヴィンヤサに似ていた。身体訓練は、クリシュナマチャルヤの手法でいうヴィンヤサと瓜二つで、例えば柔軟体操の部門にある「クク・カス・エク」という身体訓練は、アシュタンガ・ヨガの「ウッティタ・トリコナーサナ」によく似た形と行い方であった[*19]。

こうした類似点は挙げようと思えば、まだまだある。しかし、実は、アサナが教育プログラムの中でどのような機能を持つかが書かれていたのは、ここではなく第10章の「個人で行うエクササイズ、ダンド、バイサック、ナマスカラ、アサナ」なのであった[*20]。アサナは他のエクササイズとは別に扱われてはいるものの、確かにフィットネストレーニングの一種として扱われており、伝統的なヨガとは異なるエアロビックなエクササイズと混ざったものが扱われていたのであった。

当時、アサナが実用的な体操システムに組み込まれることは広く認められていたようである。この章で記述されているアサナは、すべて基本の立ちポーズ「フッシャー」または「気をつけ」の姿勢で始まり終わっていた [旧学生連盟 1940: 206]。ちょうど、アシュタンガのフル・ヴィンヤサで、各ポーズがサマスティティヒ(あるいは他のシステムでいうタダーサナ)で始まり、終わるというのとよく似ている。このポーズから、生徒はまず、前屈して、手を床につき、ジャンプ・バックして「腕立て伏せの腕を伸ばした姿勢」になり、腕立て伏せで腕を曲げた状態へと移行する [Ibid:

207]。生徒は、次にいくつかある「ダンド」とよばれる動作のひとつを行うが、これはアシュタンガ・ヴィンヤサのシークエンスの中心的なポーズにあたり、アシュタンガの用語で言えば、チャトランガ・ダンダーサナ、ウルドヴァ・ムカ・シュヴァナーサナ、アド・ムカ・シュヴァナーサナを続けて行う（p.239の図参照）。このダンド・ポジションは最後のポーズ（いわゆる「下向きの犬のポーズ」）なのだが、同書ではこれより前に、このポーズを行う際にはジャランダラとウディヤナのバンダ（締めること）を使うと書いてある。これもアシュタンガのアサナシステムで特徴的なものであり「同時に頭を下げ、あごを胸に付け、お腹を引っ込める」[Ibid.: 195] ことにあたる。

　また、アシュタンガ・シークエンスと同様に、生徒は「ジャンプ・スルー」で腕の間に脚を通して脚を伸ばしながら床に座るという動作を行う [Ibid.: 207]。ダンドでは、この動きを「サフ・サフ・ド」と呼んでおり、アサナの部で「バイス・ジャオ」と呼ばれる動きが、アシュタンガ・ヴィンヤサでのジャンプ・スルーからダンダーサナへという動きに当たるものだった。そしてここから、生徒はアサナに入るのであり、5呼吸ポーズを維持する。その後、身体を持ち上げ、脚を床に触れないようにしながら腕の間を通し（これを「カデ・ホ・ジャオ」という）、腕立て伏せの床から上がっている状態になって、ポーズに入る前と逆の一連の動きをして「気をつけ」の形になって立つ。つまり、この動きすべてが、アシュタンガ・システムのダイナミックな動きに細部まで呼応しており、ポーズでカウントする呼吸の数まで同じだったのである。

　「太陽礼拝（スーリヤナマスカーラ）」シークエンスはこのダンズの一種に過ぎなかったわけであるが、同書では、「アシュタング・ダンド」[Ibid.: 205] と呼ばれていた。おそらく、身体の8つの部分（両足、両膝、両手、胸、あご）が同時に床につくので、「アシュタンガ・ナマスカラ」と呼ばれていた部分からとられた名前であろう。この床につくポジションが、クリシュナマチャルヤのシステムでは、「腕立て伏せ」の腕を曲げた状態のポー

ズ（チャトランガ・ダンダーサナ）になったものの、「アシュタンガ・ヨガ」という名前がこうした基礎としたダンドの名前から来たものだったと推測するのは、それがパタンジャリの八肢ヨガに由来するというより、信憑性が高いのではないだろうか。ムジュンダの『インドの身体文化辞典』[Mujumdar 1950] では、スーリヤナマスカーラは「サシュタンガ・ナマスカラ」とも呼ばれており [Ibid.: 456]、この身体を床につけるポーズに由来する名前であることが述べられている。つまり太陽礼拝（スーリヤナマスカーラ）は古代の太陽にひれ伏す実践を、近代の身体文化の中で変形させたものだったといえる（Demaitre 1936: 134でも「アシュタンガ・ダンド」は巡礼の中の伏拝として言及されている）。こうして、クヴァラヤナンダの全国的に拡がった身体文化プログラムを踏襲した、パワフルなアサナとダンズの組み合わせとしてアシュタンガ・ヴィンヤサが生まれたと考えられるのである。

　こうしたシラバスには、人気のある土着のエアロビックなエクササイズとアサナの融合により生まれた、1920年代まではインドではほとんど知られていなかった体操競技のようなヨガの説明が載っていた。これは、欧米の体操のリズミカルでアクロバティックな動きの影響を受けたものだった。クリシュナマチャルヤのマイソールでのダイナミックな教授法はこのトレンドに乗ったものだったと言える。そして、当時インドで標準的に広まっていた方法に彼自身のアサナ技巧による改革を付け加えていったわけである。もちろん、彼の率いた若い生徒たちは他を寄せ付けない素晴らしさがあったではあろうが、練習の雰囲気は決して例外的なものではなかったのだ。

伝統の中の近代的なもの

　これ以上、クリシュナマチャルヤのアサナ・システムの起源をいろいろ挙げ続けても、あまり意味がないしおもしろくないかもしれない。む

しろ、私がこの章で伝えたかったのは、クリシュナマチャルヤが歴史の真空状態で仕事をしていたのではなく、同時代の文化的背景を背負いつつ、かなり過激な改革や、伝統の継承などを組み合わせてスタイルを作り上げていったことなのである。議論を巻き起こすための主張をしたいのではない。彼がすべてを師から受け継いだと言ったり、不思議にも消えてしまった『ヨガ・クランタ』にすべてが書いてあったと言ったりしたことは、伝統の継承と改革がともに重んじられているサンスクリット的な伝統によるものだったと解釈するほうがいいのではないか。このことについて、ピエール=シリヴァン・フィオザが以下のように書いている。

> 正統的なインドの賢者は過去の状態を維持することに拘泥していない。もし、歴史的なテキストが今日に合わないとすれば、それを指摘し、自分なりの解釈を加え改革するはずである。しかし、それをしたことを公にはしない。彼にとっては、彼の持っている知識のすべてを表現することが大事なのであり、それは過去からの伝統と彼自身のヴィジョンとの両方が、全体としてうまく交ざり合っているようなものなのである［Filliozat 1992: 92（筆者翻訳）］。

つまり、クリシュナマチャルヤが受けた影響と、間違いなく近代的な改革によって、クリシュナマチャルヤのマイソールスタイルが生まれたということ（そしてその発展形が現在のアシュタンガ・ヴィンヤサ・システムであること）を指摘することは、こうした理由から、それが非正統的なことだと非難していることには当たらないのである。クリシュナマチャルヤは、彼の前の聖人たちもしてきたように、正統的なものを伝えながらも時代の要請に合わせただけのことなのだ。クリシュナマチャルヤの（また、パタビ・ジョイスの）アシュタンガ・ヴィンヤサの起源についての物語は、この近代的なヨガのスタイルを、シャストラや師に言及することで、伝統的に受け入れやすいスタイルで伝えようとしたものだと解釈出来る。ジョ

セフ・オルターが言っているように、近代のヨガ改革は、「自覚的に近代性を意識しており、計画的な方法で伝統の近代化を図ったもの」と考えられるのだ［Alter 2006: 762］。もちろん、今日の「クリシュナマチャルヤ式」が彼の教授内容のうちでも、歴史を超えてシュリ・ナタムニの教えを伝えたり、正統的なダルシャナ研究を行ったりといった伝統的な部分に光を当てていたとしても、マイソール時代の彼は間違いなく時代の要請に応えた「計画的近代化」からの影響を受けていたのである。

　この本が、インドの近代的身体文化の結果としてのアシュタンガの起源に焦点を当てたことは、その価値を傷つけたり、その実践の中にはっきりと伝わる他の実践的・哲学的な要素（すなわち、ハタ・ヨガの伝統的な行為である、ムードラ、バンダ、ドリシュティ、プラーナーヤーマといった要素やT・クリシュナマチャルヤが伝えた正統的ヒンドゥーの智慧）を否定したりするものではない。近代的なアシュタンガ・ヴィンヤサ・ヨガが複雑な歴史の流れの中にあることを示しているのであって、その全体からすれば、教育的体操からの影響があったということはごく一面に過ぎないのだ。しかしながら、同時にそれは大きなことでもあって、少なくともスタイルとして現在のパタビ・ジョイスによるアシュタンガ・ヴィンヤサにつながっている[21]、クリシュナマチャルヤの初期のダイナミックなヨガ教授法は、その影響を抜きには理解出来ないものでもある。クリシュナマチャルヤがさまざまな身体文化の影響を受けながら、ハタ・ヨガのサーカス的な展開をして、うまくヨガを洗練して普及させたことで、その方法が否定されるものではない。こうした過程を知ることで、私たちは20世紀のもっとも尊敬を集めるヨガ指導者のひとりの知識の継承のダイナミズムについて考える機会を与えられ、広い意味での近代性と伝統の関係について考えさせられるということだ。

まとめ

　これまでの章で、初期の近代的アサナ練習法がさまざまな身体文化の影響を受けていたことを検証してきた。だからといって、現在世界的に流行っているポーズをとるヨガが「単なる体操」だとか、他のヨガに比べて「本物ではない」とか「精神的ではない」ということにはならない。近代的身体文化の歴史そのものは、さまざまなものと交錯しているのだ。例えば、汎宗教的な教会をもたない精神性、欧米の奥義主義、医学・健康・衛生法、カイロプラクティック、整骨治療、ボディワーク、身体中心の心理セラピー、ヒンドゥー教の近代的再興、近代インドという国家のさまざまな社会・政治的要求といった実に挙げればきりがないほどの、さまざまな要素と関わっている。そして、またそういったものが、近代的な英語圏に拡がるヨガの歴史とも深く関わってもいるのだ。歴史的にみれば、身体文化は「単なる体操」というより、非常に幅広い関心事と関わっている。そして多くの例で、実践のありようや、信念の体系、実践者の情熱といったものが、ポーズをとる近代ヨガのそれと似通っている。近代ヨガは、確かに「古典ヨガ」とは異なるものではあるが、だからといって、その実践や信念や情熱において、真剣さや尊厳や精神的な深みがないということはないのだ。

　人気のヨガ研究者ゲオルグ・フォイアステインにとっては、最近のポーズをとるヨガの人気は、伝統的ヨガの悪用だということになる。「伝統的ヨガが、19世紀末に欧米に伝えられたとき、精神的傾向を失い、フィットネストレーニングになっていったのだ」とフォイアステインは書いている [Feuerstein 2003: 27] [*22]。しかし、もうはっきりしているように、こうしたフォイアステインの見方はいくつかの点で間違っているといえよう。まず第一に、ヴィヴェカナンダのシステムは、厳密な意味での「古典ヨガ」と見なせないものであり、それ自体が最初の「国際的英語圏ヨ

ガ」と言えるものであった。第二に「フィットネス」が「精神性」と相容れないと考えるのは、インドなどで身体トレーニングを精神的鍛錬と考える傾向を無視している［例えばAlter 1992a］。また、近代のボディビルディングやハーモニアル体操の伝統の上にある女性のフィットネスには、深い「精神性」への傾倒があったことも見逃している（第6章、第7章参照）。第三に、「伝統的ヨガ」（実はヴィヴェカナンダの近代ヨガ）と身体文化の融合は、たとえ北アメリカでの発展やさまざまな実験や改革の影響を受けたのは事実だとしても、そこで始まったのではない。

　このまとめを書いている今、ちょうどロサンゼルスのハリウッド近くにあるインド・ビクラム・ヨガ・カレッジの本部に、各地域や国の大会を勝ち抜いた人びとが、2009年ビシュヌ・チャラン・ゴーシュ・ヨガ・アサナチャンピオンシップで戦うために集まってきている（ゴーシュと言えば、パラマハンサ・ヨガナンダの兄弟でこのイベントの創始者、ビクラム・チョードリーの師である［第6章参照］。このヨガ・アサナ大会は世界ボディビルディングチャンピオンであるB・C・ゴーシュにちなんで名付けられた）。各競技者は3分で5つの規定ポーズと、参加応募用紙によると「パタンジャリの伝えた84のアサナ」の内から2つの自由演技を組み合わせて競い合う。競技者は、a) 身体のプロポーション、b) ポーズの確かさ、c) アサナを行う上でのウェアを含めた美しさの3つの要素で評価される（「ルールときまり」［Choudhury 2009］）。こうしたビクラムの競技には、この本で見てきた歴史的な要素が含まれているといってよいだろう。つまり優美さやウェアに関する美的関心、筋肉や骨格の美への関心と「ポーズをとめて」競うボディビルディング競技のフォーマット、そしてそうしたヨガのポーズがなんでもパタンジャリからきているという思い込み、それらのどの要素も20世紀初頭に起こった、欧米の身体文化とヨガの出会いに端を発している。アサナ競技はインド2000年の歴史を持つというビクラムによる主張とは異なり、ヨガの名の下に行われるこうした競技は、身体訓練と国際的ヨガの初期の融合がなかったなら、またその後、戦後の欧米でヨガ実践が一般的にな

らなかったなら、ほとんど起こらなかっただろう［Daggersfield 2009］。

　しかし、ビクラムはこうした自分たちの国際競技会に満足せず、イギリスのオリンピック委員会の会長セバスチャン・コーと、2012年のロンドン・オリンピックでヨガのイベントを取り入れてもらう交渉をしていた。こうした交渉がうまくいくか否かにかかわらず、世界的ヨガが新たな段階に入ってきたことの証であることには違いないだろう。心身相関のフィットネスの理想を持っていたギリシャの影響を受けているという点で、近代ヨガも120年前に始まった近代オリンピックも同根だとも言える。最初のアテネ・オリンピックは、まさにヴィヴェカナンダの『ラージャ・ヨガ』が発表された1896年のことであった。奇しくも近代的な身体文化と近代ヨガが国際舞台に乗ったのは同じ年だったということである。ビクラムの交渉は、まさにこうした2つの身体文化の結婚の力強い象徴であり、近代において、ヨガと身体文化の融合が起こってきたことの証のひとつなのだろう。これまで見てきたように、彼の師は20世紀初頭から半ばにかけて、インドで民主的な健康とフィットネスの方法としてのヨガを再興するのに尽力した人物のひとりであった。ビクラムにとって（また最近亡くなったパタビ・ジョイスとその後継者シャラート・ランガスワミにとっても）こうした影響関係は明白で、私たちは今や歴史的にどうして彼らがそのように教えているのかが理解出来ている。他のケースでは、ベクトルはそんなに単純には見えないかもしれない。いずれにせよ、今日のグローバル化が進む世界で実践されているヨガは、身体文化の強調の結果として生まれたということが、さまざまな理由からはっきりしている。そして今後、欧米で成長し文化の一部になっていくにつれ、ヨガというものがどのような形になっていくのかは、未知のことなのだ。

注
Notes

はじめに

1 　2004年の統計（消費者調査会社のTGIがロンドンのタイムズ紙に載せた統計［Carter 2004］）では、イギリスだけで250万人のヨガ人口があるとされている。イギリスのヨガ人口については、ド・ミシェリ［De Michelis 1995］やニューコンブ［Newcombe 2007b］にも統計が載せられている。もっとも人気のあるヨガ雑誌『ヨガ・ジャーナル』が依頼して行われた、1994年のローパーによる推計では600万人のアメリカ人（人口比3.3％）がヨガを行っており、そのうち、186万人が習慣化しているという［Cushman 1994: 47-48］。10年後の2004年に行われた別の調査会社の推計では、1500万人のアメリカ人がヨガを定期的に行っており、ヨガに興味があると答えた人の割合は非常に大きく伸びていたとの結果であった［Carter 2004］。『ヨガ・ジャーナル』の2003年の推計では、アメリカでは2550万人（人口比12％）がヨガに「大変興味を持っている」という。また、さらに3530万人（人口比16％）が来年はヨガを始めたいと思っているとし、1億970万人（実に国民の半数以上！）がヨガに「ちょっと興味がある」と述べている［Arnold 2003: 10］。2008年の『ヨガ・ジャーナル』市場調査では、アメリカのヨガ人口は安定し、あらゆる社会階層に拡がっておりヨガ教室、ヨガ旅行やグッズに費やす金額は倍増の勢いだという［Yoga Journal 2008］。

2 　ビクラム・チョードリー（1945〜　）が、ヨガ技術のフランチャイズ権取得を始めたことについては、Fish 2006に詳しい。またインド政府がビクラムにどのような対抗策をとったかについては、Srivastava 2005が報告している。

3 　私はこうした「近代ヨガ」に対しては、近代に「ヨガ」という名前の元に多様なものがありさまざまな試みが行われたことを示すように、yogasと複数形を用いることにしている。

4 　オルターの2006年の素晴らしい論文「世紀末のヨガ」［Alter 2006］は、この点について取り組んでおり、実際この本で解き明かしたような近代ヨガの歴史に関わる諸点を扱っている。しかし、この論文の存在を知ったのがかなり後のことだったので、この本ではその論点を議論に取り込むことが出来なかった。とはいえ、私はこの本の読者にこの洗練されて洞察に優れたこの論文を、同じ材料

5 この本の中では、ハタ・ヨガの初期のマニュアル本にのみ焦点を当てることになる。この一般的な実用ヨガ本についての調査報告は、Singleton unpublished article に書いた。
6 ここで私のいう「大衆的（popular）」の意味は、学術的ではないという意味である。こうした本や雑誌がどれだけ部数が出たかといった統計数値のことを言っているわけでない。
7 Burley 2008はこうしたアプローチの例だ。また私の初期の論文［Singleton 2005］などもこうした流れに属するといってもいいだろう。こうした近代ヨガにおいて「正統的なものは何か」を明らかにしようとするアプローチそのものを取り扱った論文としては、Singleton 2008b がある。
8 パタビ・ジョイスのシステムでは、「aṣṭāṅga」は Astanga とも、Ashthanga とも、Ashthanga とも綴られる。しかし Ashtanga がもっともよく使われる綴りなので、ここではそれにしたがった。

第 1 章

1 こうしたヨガに属する要素のさまざまな体系については、Vasudeva 2004: 367-436 が論じている。
2 「あなたの自己に関することを考え、すべての動きを私に委ねなさい。願望を持ったり、何かを所有したいと思うことなく、執着から離れて戦いなさい」［Bhagavad Gītā 25 ［3 ］: 30、van Buitenen 1981 より訳出］。
3 「パータよ。生まれが卑しくとも、女であろうとも、ヴァイシャ（平民）でも、シュードラー（隷属民）でも、私に帰依すれば最高の道を得られる」［Bhagavad Gītā 31 ［9 ］: 32］。
4 知恵のヨガに関するまとまった記述は35［13］に見られる。このタイプのヨガの哲学的基礎はサーンキャ哲学の体系である。
5 Larson 1989では、『ヨガ・スートラ』が様々な影響を受けていることについての調査が報告されており、『ヨガ・スートラ』と Vasubandhu の『アビダルマコシャ』の語彙の比較も行っている。Bronkhorst 1993では、『ヨガ・スートラ』が理論的に仏教の教典に依拠していると論じている。
6 Sarbacker 2005: 101では、Sénart、de la Vallé Poussin、Oldenburg を、これについて論

じている研究者として挙げている。

7 ここでタントラの歴史や哲学に触れることは紙幅の都合上出来ないが、これについて学びたい読者には White 1996, 2000, 2003 と Flood 2006 をお勧めする。「近代タントラ」については、Urban 2003 参照のこと。

8 Briggs 1989 (1938) の第11章に、ゴーラクシャの逸話について書かれている。また Bouy 1994 では、この人物の年代を確定するのがいかに難しいかが論じられている。

9 これらの文献の年代については、Bouy 1994 参照。あまり知られていない『ヨガ・プラディーピカー』については Bühnemann 2007a と 2007b を参照のこと。

10 ナータ文献が取り入れられた証拠は、9つのウパニシャッド、すなわち、36番 Nādabindu、39番 Dhyānabindu、46番 Yogacūḍāmaṇi、47番 Nirvāṇa、48番 Maṇḍalabrāhmaṇa、58番 Śāṇḍilya、63番 Yogaśikhā、86番 Yogakuṇḍalī、105番 Saubhāgyalakṣmī が挙げられる。

11 ケーチャリー・ムードラでは、舌小帯を徐々に切ったり、舌を突き出すなどしてやがて眉間に達するまでにする。その長い舌を反転させて頭蓋の内側の穴に入れる。この練習により、ヨギンはビンドゥから滴る不死の甘露の液を飲むことになるとされている [HYP 3.32-53; GŚ 3.25-32参照]。

12 GhS 1.8:「水に浸かっている、焼いていない土器のように、身体は絶えず老化していく。ヨーガの火で焼くことによって、身体の浄化を行うべし（佐保田鶴治『続・ヨーガ根本教典』平河出版社、1986年 p.28 の訳）。」ŚS では、プラーナーヤマの熟達をガターヴァスターとよび、窯の状態であるとしている [3:55]。

13 HYP は7つのムードラに名前を付けている [III.6]。ŚS では、その7つに4つのムードラを追加している (IV)。GhS は25を挙げている [III]。私は2005年にマイソールで B・N・S・アイアンガーに、その25の一般人向けにしたムードラを習った。

14 例えば、サチャナンダ・ヨガ（別名ビハール・ヨガ学校）では、シャトカルマニのうちの3つが教程に入れられている。すなわちヴァマナ・ダーウティの一種である「クンジャル」[GhS I.39]、ヴァーリサーラ・ダーウティの一種である「シャンカプラクシャラーナ」[GhS I.17]、ネティ [GhS I.50] の3つである。ハタ・ヨガ・プラーナーヤマは初心者の時点から教える。ハタ・ヨガ・ムードラについては、もっと熟達してから教える。ビハール・ヨガ学校は、北インドでもっとも重要な教師養成機関であるが、T・クリシュナマチャルヤの教授法から発展したアサナ中心のシステムに比べて、あまり欧米には知られていない。これはド・ミシェリスがヴィヴェカナンダ後の「近代ヨガ」の特徴のひとつであると指摘

した欧米式の神秘思想に、ビハール・ヨガ学校が染まっていないためというわけでもないだろうが、この機関がリラクゼーション・ヨガの傾向があることについては、Singleton 2005で論じた。

15　ポールとバスの業績については、第2章で、またクヴァラヤナンダとヨゲンドラについては第6章で詳しく扱う。

16　大変興味深いことに、テオ・ベルナールは、ランチ近くのハタ・ヨガ教師に、ハタ・ヨガをより深めたいなら「インドではの単なる伝統になってしまったが、人里離れた秘境の古代の僧院ではまだ生きていて行じられている」チベットに行ったほうがいいと教えられたという [Bernard 1950: 11]。また、非常に重要なことに、20世紀初頭の「大師」の2人であるマドハヴァダスジと、T・クリシュナマチャルヤも、ヨガ修行の一貫でチベットに行ったのであった（もっとも、Sjoman 1996では、クリシュナマチャルヤが師のラーンモハン・ブラマーチャリの元で学んだのは南インドだったのではないかと述べてられている）。以前にも触れたように、つまり18世紀以降、インドではハタ・ヨガの伝統が衰えていったと考えられるのである。

17　Samuel 2008は、ヨガやタントラの起源と13世紀までの歴史について、非常によくまとめている。やや古いが、ハタ・ヨガについてしっかり扱っているものとしてはBriggs 1989(1938)] がお勧めだ。Burley 2000も、三つの古典（GhS, HYP, ŚS）の翻訳を通じてハタ・ヨガをわかりやすく概観している。シッダとハタの伝統については、エリアーデ [Eliade 1969（特に第6、7、8章)] の仕事を発展させ深めているWhite 1996がよいだろう（その圧縮版はWhite 1984)。LarsonとBhattacharyaによるヨガ辞典 [Larson and Bhattacharya (eds.) 2008] にもパタンジャリ・ヨガの一部としての「ハタ・ヨガ」を扱った章がある。ジェイン練習を含む密教的ヨガについては、Whicher and Carpenter 2003の第2部がよいだろう。Hartzell [1997] は、シヴァ派と仏教的な密教ヨガについて書いている。密教の身体観については、Flood 2006、Padoux 2002、White 2002が扱っている。古典ヨガにおけるアサナの役割については、Bühnemann 2007aが扱っている。より人類学的な研究としては、Mallinson 2005、van der Veer 1989、Gross 1992、Bouiller 1997、Hausner 2007などがある。Bernardの1950年の参与観察記録も非常に興味深い。

第　2　章

1　1628-1634年のピーター・ムンディの記録にも「ヨギ (Joogucees)」のことが書か

れている。彼らは「大きな鉄のくさりを胴に巻いていて、性器はくさりで固着され、それを取り払ったり女の人のことを考えたり出来ないように鉄の板にくくりつけられていた」[Mundy 1914: 177]という。ファクハーは、ヨギンが重い鎖をまとうようになったのは、ムスリムの侵入者に捕らえられた恥を象徴しているのだという[Farquhar 1925b: 440]。逆立ちのポーズは、近代アサナではよく見られる（Iyenger 1966ではアド・ムカ・ブリクシャーサナと名付けられているポーズである）。

2　ムンディがファキール（Fackeeres）とヨギ（Joogues）について書いているのは1628-1634年の旅行記の第2巻[Mundy 1914: 176-77]。『偶像崇拝の人びとの宗教儀式と衣装』[Bernard (ed.) 1733-36]では、第6巻に記述がある。カルカッタ主教レジナルド・ヘバーによる『北インド諸州の旅』にも短くファキールのことに触れられている[Heber 1828]。これらの記述も、本文で触れてきた内容と大きく変わらない。

3　Pinch 2006: 61-70にはヨギンと「旧世界との出会い」について詳しく書かれている。Smith 2003: 65-85には、「ヨーロッパ人によるヒンドゥー教の発見」が扱われていて、ベルニエについての考察にも紙幅が割かれている。

4　Bhalla 1944; Ghurye 1953: 112; van der Veer 1987: 693; Pinch 2006: 18, 84-86, 195-96。

5　Dalmia 1995には、ヴィシュヌ派がイギリスに擁護されていたことを扱っており、バマクティ・マーガ（献身の道）を「唯一の真のヒンドゥーの宗教」としていたことに触れている。Pinch 2003、Urban 2003: 69-70も参照。

6　彼は「偉大な時代のヨガ・テクニック」[Hopkins 1901: 337]で、如何に「広まっているヨガが理論から離れている」かに触れている。

7　この翻訳については、Dagmar Wujastykに感謝する。

8　同書の著者名は、表紙ではRai Bahadur Śrīśa Chandra Vidyārṇavaとなっているが、前書きでは、Babu Srish Chandra Boseとなっており、これはすなわちS. C. Vasuのことである[Vidyārṇava 1919: i]。

9　GhS III.45-48には、vajrolīと呼ばれる逆立ちのようなポーズのはっきりしない記述がある。しかし、これはここでいうヴァジロリー・ムードラとは別物である。

10　こうした、科学的に尊敬されうるものに変えたいという情熱は、化学物質を利用して意識を操作することに関するヴァスの態度に如実に表れている。「劣ったヨギによる、阿片やバング、チャラス、ゲンジャを使った心理的な訓練」は、「正気の人びとは避けなければならない」[Vasu 1895: xv]としていたのに対し、「医学的に化学物質と同定出来るもの」、例えばクロロフォルム、エーテル、笑気（亜酸化窒素）については、そのような非難の対象にはせず、むしろ、プラチャーヤハーラ（感覚の制御）には即効性があるとしていたのである[Ibid.: vi]。ヴァス

は、読者にそうした薬物を使うことを勧めたわけではないが、それらがハタ・ヨギンが好む阿片や大麻由来の物質などとは異なるものだと考えていたのは明らかである。

11 　この件について扱っている最近の研究としては、Ken Wilber, "Are the Chakras Real?" (1979年) などがある。トランスパーソナル心理学の著名論文で、ニューエイジのヨガ好きの人びとの間では広く読まれている。

12 　この装置は、AMI (経絡臓器機能測定器) およびチャクラ装置という。後者は「身体の中で生成されたエネルギーを測定して物理量を出し、環境の中での微細な (電気的、磁気的、光学的) エネルギーの変化を測定する」[Motoyama 1981: 257-58] とされている。

13 　バスが行ったインドの医学書の整理は、美しい挿絵の入った K. R. Kirtikar と共著の *Indian Medicinal Plants* [Basu and Kirtikar 1918] に残されている。

第 3 章

1 　ローマ字化したスペルは正しくは、Baba Lakṣmaṇḍas である。

2 　ジョセフ・クラークについては Ackroyd 2000: 148 参照。ワーズワースの『序曲 (*The Prelude*)』(1805年) のピカレスク第 7 巻では、農神祭にサドラー・ウェルス劇場でポーズの達人がパフォーマンスをしていたことが書かれている。ロンドンの *Spectator* の 1712 年 4 月 10 日号には、具体的な名前はないが「ヨーロッパのポーズの達人」が「見たこともないポーズ」をするパフォーマンスの広告が出ているし、1723 年 8 月 24 日号の *Mist's Weekly Journal* には、ロンドンのバーソロミュー祭でファキールがショーをするという広告が出ている。

3 　この本の執筆時点では、まだこのジャンルの映画をすべて調査することは出来ていないが、近々そうしたいと考えている。例えば、『インドの乞食の夢 (*Rêve de Pariah*)』(George Melies、1902年)、『ヨギ (*The Yogi*)』(George Loane Tucker、1913年)、『インドの乞食とファキール (*Beggars and Fakirs of India*)』(1920年)、『ヨギ王子 (*Raja Yogi*)』(Manilal Joshi、1925年)、『不思議のインド (*Mystic India*)』(1927年)、『ヨギ・ヴェマナ (*Yogi Vemana*)』(1947年) などがあることがわかっている。

4 　デインの本は、テオ・ベルナールの重要なハタ・ヨガのレポート [Bernard 1950] や、B・K・S・アイアンガーの、ポーズをとるヨガの聖典『ハタヨガの真髄』[Iyengar 1966] とともに、実践者のためのヨガ本のシリーズのひとつであった (ライ

ダー出版発行)。

5　生き埋めと異なり、ロープ・トリックは、普通はハタ・ヨギンと結びつけられて語られることは少ない。むしろ、「ヨギン」風に装った魔術師がしていたことだ。しかし、エリアーデが記述しているように「それも、ヨガ的パワーというものの原型に含まれて」いて、ヨガや「ファキールの不思議な力」などが似通ったものと考えられていたせいかもしれない [Eliade 1969: 321]。

6　ブラヴァツキーが1887年にハタ・ヨギを「悪魔と関わる者」と表現していたのと比べて欲しい。この章の「ファキールの道」参照。

7　ヴィヴェカナンダのアメリカ人弟子、スワミ・クリパナンダ(別名レオン・ランズバーグ)は、実際1898年という早い時期にアサナを教えていたらしいことが、『ニューヨーク・ヘラルド』日曜版、3月27日の第5分冊に載った「ヨギになって幸せな夢をみたいなら、このポーズを勉強しなさい」という記事で確認される。果たして、ヴィヴェカナンダがこうしたポーズを直接教えたのか、クリパナンダが自主的に学んだのか。前者はヴィヴェカナンダのアサナへの態度からしてありえないように思われるが、まったくないわけではないかもしれない。この記事への注意を喚起してくれたエリック・ショウに感謝する。

8　Blavatsky 1982a: 462-64; 1982e: 113; 1982d: 604; 615; Neff and Blavatsky 1937: 96 も参照のこと

9　Bouiller 1997: 51にはkāpālikasと近代のハタ・ヨギとの関係が書かれている。また、Urban 2003: 147-64には、タントラ一般に対するヴィヴェカナンダの敵対心について触れられている。

<h2 style="text-align:center">第　4　章</h2>

1　別のところで、ロスは、「理性的体操の究極の目的は、人間の身体と精神の調和的な発展なのである」と書いていた [Roth 1852: 1]。

2　イギリス軍は19世紀にはインドのクラブ(ジョリ)の方法も、美容体操やスウェーデンの体操と組み合わせて取り入れた [Todd 2003: 73]。インドのクラブは実際に、身体文化全体の中でも人気が拡がっていて、それまで何かと西洋から東洋へという流れであったが、これに一矢報いていた。

3　Alter 2005: 126-27では、パタンジャリのカーヤ・サムパト(身体の完全性)の概念は、近代的医学的ヨガの概念とは異なることを扱っている。また、De Michelis

2004: 211-17では、アイアンガーの本にある治療的な効果について扱っている。
4　体操とヨガを比べていた例としては、Yogananda 1925b: 10; Yogendra 1989(1928): 83; Jambunathan 1933: xi; McLaurin 1933: 10; Sivananda 1935: 22などがある。
5　グリックが、「『キリストの王国には運動の世界が含まれていなければならない』という考えをはっきりと打ちだしていたことにより、社会の中でスポーツを行うことが正当化されたのである」［Ladd and Mathisen 1999: 63］。
6　しかし、「1936年のベルリン・オリンピックで、最初のインド身体文化のデモンストレーションを成功させた」のは、アマラヴァティのHanuman Vyayam Prasarak Mandalであったという［Gharote and Gharote 1999: 108］。それに先立つバックの功績は、インドを世界の身体文化の舞台に載せたことであったと言えよう。
7　このように20世紀初頭には、ヨガや個人主義的な身体文化（例えばスウェーデンの訓練）などが周縁に押しやられ、チーム・スポーツがもてはやされたことについては、Alter 2004c参照。逆に、McDonald 1999では、ヒンドゥー至上主義の文化を重んじるRSSのような組織では、スポーツは競争と個人主義をもたらすため避けられ、一方ヨガ・アサナも含む「身体文化」は、団結と無私無欲を醸成するとしていたという［McDonald 1999: 356 n.1］。

第　5　章

1　ラマムルティは、自分の著作の扉に「インドのヘラクレス」として写真が載っている［Ramamurthy 1923］。Nadkarni 1927も参照のこと。Asanannda Dhenki 1925: 15には、ゴースが同じタイトルで取り上げられている。
2　バッドは、その時期の身体文化関係の本では「生物学的な衰えを声高に訴え」ながら、「自分たちの方法を肯定的に取り上げていた」［Budd 1997: 82］という。また、Pick 1989には、特に「ヨーロッパの無秩序」としての、生物学的な衰えへの不安が取り上げられている。
3　ここで「柔軟体操」と訳しているのはcallisthenicsで、ポキオン・ハインリッヒ・クライアス（1782-1854年）が創始した体操システムのことである。彼はボストン生まれで、19世紀初頭にスイス軍のトレーニングを担当し、後にイギリス軍のアカデミーでの体育も担当した。主著は1823年の*An Elementary Course of Gymnastic Exercises, Intended to Develop and Improve the Physical Powers of Man*である。のちにcallisthenicsという単語は、柔軟体操一般、特に女性用の体操を指す言葉と

なった［Todd 1998］。

4　*My System* のデンマーク語版が出版されたのは1904年のことで、翌年翻訳され、その後半世紀ほどよく売れた。この本の本章と第6章では、デンマーク語の第5版を元にした最初の正式英語版［Müller 1905］を使っている。ちなみにこの英語版がでたときには、スウェーデン語版が2万部、ドイツ語版が7万部売れていたという凄さである［Ibid.: xi］。英語版も1957年まで何度も版を重ねた。

5　1916年のベナレスの中央ヒンドゥー学校のために創られた、Sanātana Dharma という教科書には、この戒律が便利にまとめられている。「正統派をなのるさまざまな学派により論争の種になっている戒律をさけること」［Central Hindu College 1916: v］との命令とともに、学校の教育学的教訓の真髄として3つの原則が挙げられている。1）教育内容は、すべてのヒンドゥーに受け入れられるものであること。2）他の宗教とヒンドゥー教をきちんと分けた特別な教授内容を含むこと。3）特定の派閥に与しないこと［Ibid.: vi］、の3つである。しかしながら、バンキムの本とは異なり、この教科書はかなり愛国的色彩が抑えられ、むしろ学生が「敬虔で道徳的で忠誠心あふれる、母なる帝国の市民」［Ibid.: viii］となるように意図していた。Halbfass 1988: 345には、インドでのこのSanātana Dharma という教科書の普及についての記述がある。

6　ピンチによれば、「1905年に結婚してから、バンキムの小説の題名と同じ名前の人物に結びついた雄々しい愛国者の役割を意識した『デビ・チョーデュラニー』と呼ばれるようになった（『デビ・チョーデュラニー』〔1884年〕は、ある既婚の女性闘士を扱った小説である）」［Pinch 2006: 242］。McKean 1996: 252-53に現れるデビについての説明でも、1903年に始めた「ヒーロー祭」でデビが『アナンダマト』を大々的に取り上げるようにしたことが触れられている。

7　原文は、nāyam ātmā pravacanena labhyo na medhayā na bahunā śrutena/ yam evaiṣa vṛṇute tena labhyas tasyaiṣa ātmā vivṛṇute tanūṃ svām. この英訳 Olivelle 1996では、「この自己は教えや知性では／把握できない。／もしくは素晴らしい研究によっても。／この自己が自分自身の身体として選んだ身体を持った人間だけが／それを把握することができる」となっている。

8　ニヴェディタは、愛国的極右グループのアヌシーラム・サミティーと関わりがあった［Guha-Thakurta 1992: 171］。

9　これには、「ダンド、バイタック、カレル、ジョディ、マラカンバ、スプリング・ダンベル、ウェイト・ダンベル、ウェイト・リフティング、ローマン・リング、などの身体技法や、レイヒム、ダンベル、バラーカヴァヤト、ボクシン

グ、サルヴァン・サンダラーヴィヤーヤマなどのスポーツに加えて、ラティ、カティ、スピア、パッタ、刀剣、バンデシュ、短剣術、柔術、レスリングなどの戦い方も」含まれる［Tiruka 1977: v］。
10　T・クリシュナマチャルヤのヨガ的な力自慢のパフォーマンスについては、Ruiz 2006と、本書第9章も参照。

第 6 章

1　Alter 2004aでは、クヴァラヤナンダによるハタ・ヨガの「医学化」が取り上げられている。Singleton 2006は、この本への書評である。Alter 2007では、クヴァラヤナンダの身体文化についての業績が書かれている。Singleton 2007gでは、クヴァラヤナンダの人生と業績について手短にまとめてある。

2　ヨゲンドラのその後の人生においても、息子のジャヤデヴァの慢性湿疹を放浪ファキールに治してもらったというようなエピソードが伝えられている。ヨゲンドラとその父は根っから「サドゥスやファキールを信じていなかった」が、その治療の力を認めざるをえなかった。その高貴なファキールは治療のお礼も受け取らなかったという［Rodrigues 1997: 149］。このエピソードは、オルター［Alter 2005］が、近代的な現実的治療法の観点から示したような、ヨギに関わる両義性を示している。つまり、そうしてヨガからは神秘的で魔術的なことが排除されたが、他の「不思議な力、性、錬金術」といった歴史とヨガを結びつけることから近代ヨガは医学的効能を得ていたのだ。病気の子どもを治すことが出来るヨギの名声についてはBriggs 1989(1938):128参照のこと。

3　次の1962年のニューズレターは、後年の変化をしめす好例である。「今日、ハタ・ヨガは身体文化のひとつのシステムに過ぎないと考えられがちだ。しかし、それはまったくの間違いだ。ハタ・ヨガは人生の指針を示すもので、他の政治・社会・教育・芸術などのインド文化と通じるものである」［Sondhi 1962: 80］というのだ。同じ文章で、ハタ・ヨガは「邪道に導くものでも、魔術的なものでもなく」「まったくもって学術的というものでもない」としている［Ibid.: 80］。ここで、この本にヨゲンドラの1928年のマニュアル本 *Yoga Asanas Simplified* から数点の図版を使いたいと申請したが、協会を率いている息子のジャヤデヴァ・ヨゲンドラ博士から許可されなかったことを記しておきたい。

4　この本は、1930年代に協会の雑誌に発表されたヨゲンドラの文章を集めたも

のである。

5 　残念なことに、私が使うことの出来た版は、1928年の著作の1988年の再版であり、増補や変更がそれとはっきり示されずに加えられている。オリジナル版は入手出来ていない。ヨゲンドラ自身のヨガ協会でもオリジナル版を所蔵していないのである。

6 　こうしてヨゲンドラのように優生学や遺伝的な人間改造に魅せられた者は、もちろん他にもあった。近代ヨガに社会進化論的な考え方を持ち込んだ、他の大勢の人びとについてはSingleton 2007pが扱っている。その他の例も以下に挙げる。クヴァラヤナンダは（彼のカイヴァルヤダマの研究所で）進化生物学者で優生学者のJ・B・S・ハルデインに協力したが、これは紛れもなくオルターのクヴァラヤナンダ研究（*Yoga in Modern India: The Body Between Science and Philosophy*［Alter 2004a］）におもしろい追加項目となるだろう。ハルデインと言えば、1924年の優生学的SF小説『ダイダロス』で、20世紀末の試験管体外受精によるデザイナーベビーのことを予見していたことで知られているが、彼はヒンドゥー教とヨガに興味を持ち、実際に1958年から63年にかけてインドに住んでいたのである［Dronamraju 1985］。そして自分のことをしばしば「ヒンドゥーの不可知論者」［Ibid.: 171］と呼んでおり、ヒンドゥー教の「人間の進化についての議論への貢献」に影響を受けたというのである［Ibid.: 98］。

7 　アイヤーの人生については、主に彼のひとり息子であるK・V・カルナへの聞き取り調査（2005年9月17日）と、愛弟子で100歳を超えているアナント・ラオへの聞き取り調査（2005年9月19日）に依拠している。ラオは、1930年代初頭にマイソールのジャガンモハン宮殿でヨガの指導者、T・クリシュナマチャルヤと並んで身体文化学校を開いていた人物である（第9章と、Goldberg Forthcoming参照）。エリオット・ゴールドバーグもアイヤーの人生について、さまざま示唆してくれた。彼の近著がこの本で私が書いたアイヤーの様子を補完してくれることを願ってやまない。また、彼のオリジナルの「ヘラクレス・ジム」の写真は『ヴィヤーヤン：ボディビルダー』誌の1927年8月号に掲載されている。

8 　同書は、彼の『完璧な身体』［Iyer 1936］や、『身体と形』［Iyer 1940］と並んで、アイヤーの自伝的なものであり、ウェブ上（Roger Fillary's Sandow Web site: www.sandowplus.co.uk/sandowindex.htm）でも読むことが出来る。

9 　この引用部分に注意を喚起してくれたエリオット・ゴールドバーグに感謝する。

10 　本節以下は、出版元のBrillに許可をとった、Singleton 2007の部分的焼き直しで

ある。こうした魂の癒しやニューソート（新思考）については、Meyer 1965; Parker 1973; Jackson 1975; Fuller 1982, 1989, 2001 などを参照のこと。キャサリン・アルバニーズのアメリカの形而上学的宗教についての素晴らしい研究、A Republic of Mind and Spirit ［Albanese 2007］は、ニューソート（新思考）について、ここでのヨギ・ラマチャラカに関する記述より、ずっと深く細部にわたって検討している。

11　例えば、2004年だけでも、これから論じる『ハタ・ヨガまたは身体の健康についてのヨガ哲学』がニューデリーのコスモ出版とインディゴ出版から刊行された。また同年、同じ本がロンドンのL・N・フォウラーからも出版されている。ラマチャラカの本は、アメリカでは、イリノイ州ホームウッドのヨガ出版協会からずっと版を重ね続けている。

12　今日のポーズをとるヨガの世界で著名なゴスワミが、師のバラカ・バラティとのハタ・ヨガの訓練について、以下のように書き残していることも想起しておきたい「私の筋肉は大きく強くなり、とうとう私はそれを完全にコントロール出来るようになった」［Goswami 1959:15］。

13　『ハタ・ヨガ・プラディーピカー』［2.33-34］、『ゲランダ・サンヒター』［1.52］では、同じ方法が紹介されており、前者（HYP）ではクリヤ（行法）のひとつとされているのに対し、後者では、ショーダナム（浄化）のひとつのラーウリキとして記述されている。

14　もちろん一般的には、『ヨガ大全』［Vishnudevananda 1960］の著者であるヴィシュヌデヴァナンダが、シヴァナンダの影響のもとに、アサナのパイオニアとされている。この件については、Strauss 2005: 97-100参照。ストラウスはシヴァナンダとゴーシュに関わりがあったとは考えていなかったが、「近代ヨガの人脈は驚くほど狭かったので」サンチェスの筋書きはありえないことではないと解釈している（サラ・ストラウスとの情報交換、2006年10月11日）。

15　第8章では、ガマンドの通信講座の先駆例についても触れる。

16　ゲーワルのその後の著作については、巻末の文献リスト参照のこと。そこには、カリフォルニア州サンタ・バーバラから発行されていた季刊誌『インドのメッセージ』（1932年～）も含まれている。

17　これらのアメリカのヨギの中では、ハリ・ラマがもっとも食生活を重視していた。彼の本は、非常に興味深い、ヒンドゥー教と栄養学の混成物で、例えば、「ラマ・ティルタからの一節」という項目は、「卵ドリンク」のレシピと「フレンチ・ドレッシング」のレシピの間に位置していた［Hari Rama 1926: 24］。

18　ローランド・ロバートソン［Robertson 1992］での「グローカライゼーション」

は、「世界の市場への供給でありながら、それぞれの地域の好みに合わせたマーケティングをすること」を指す［Beckerlegge 2004: 309］。

第 7 章

1　Singleton 2005ではこうしたヨガ的リラクゼーションとハーモニアル宗教の関係について発展的に考察している。

2　Shawn（発表年不詳）は、デルサルトの人生と仕事と、アメリカのダンス界への影響について、早い時期にまとめられたものである。Ruyter and Leabhart 2005は、もっと近年になってのデルサルトについての学術研究書である。

3　ステビンスが「エクササイズの治療効果」について学んだのはリンの指導者、ジョージ・H・テイラーであった［Stebbins 1892: vi］。Taylor 1860, 1885も参照のこと。ジャン・トッドが記しているように、テイラーはパートナー・ワークを取り入れ、さまざまなポーズの動きを大きくするような実験をしていた［Todd 1998: 147］。

4　この点に関しては、今では有名になったバラティの国際的なヒンドゥー教の「ピザ効果」［Bharati 1970］分析参照。

5　ステビンスの「リズミック呼吸法」は、すぐに「プラーナーヤーマ」と同義と考えられるようになった。ラマチャラカの『ハタ・ヨガ』では、「リズミック呼吸法」を「ハタ・ヨガ練習のほとんどにとって重要なもの」と説明していた［Ramacharaka 1904: 159］。ヨゲンドラも「ユニークな」システムである「リズミック呼吸法」を提案しており、それがステビンスの方法と似たところがあると言っていた［Yogendra 1928］。太陽礼拝（スーリヤナマスカーラ）・システムにおける「リズミック呼吸法」については、Pratinidhi 1938参照。

6　秘義的ダンスに関して、もうひとつの実りがありそうな研究の道は、ステビンスだけではなく医学的体操として有名だった、オースティン、ブキャナン、ケロッグ、テイラーなどが行っていた、骨盤底エクササイズの強調である［Ruyter 1999: 108］。私が推察するに、この強調は（ピラテスを経由して）、今日のハタ・ヨガの「ロック（締め付け）」、つまりムーラ・バンダ、ウディナーナ・バンダを、「骨盤底の安定」や「コアの強さ」として理解するようになったことにつながっているのではないかと思われる。

7　ショワジは（ジャック・ラカンが頭角を現した）精神分析運動「サイケ」を創始したことでも知られ、ヨガと精神分析をつなぐ仕事をした［Choisy 1949; Ceccomori 2001

参照]。彼女の *Exercices de Yoga*［Choisy 1963］も参照のこと。

8　同書は、*Mind Control Postures* や *Breath Culture*［Ali 1928: 7］といったアリの他の本が入っていたシリーズの一冊であった。しかし、それらの著作については、まだ入手出来ていない。

9　スタックの人生についての情報は、彼女の娘 Prunella の自伝、*Zest for Life* を参照した［Stack 1988］。

10　これらのポーズは、左から右に、それぞれ、Iyenger 1966 の名前で言うと、サーランバ・サルヴァンガーサナ、エカ・パダ・サルヴァンガーサナ、シャラバーサナ、パスチモッタナーサナにあたる。

11　スタックの次の文章に注目。「私は、今日の啓蒙された男女によって基礎が創られた新しい文明が始まっていて、2000年頃にははなひらくのではないかと考えている」［Stack 1931: 3］。このスタックの未来予測は、1990年代末のヨガ・ブーム到来を見越していたのだろうか！

12　「植物神経療法は、健康柔軟体操やヨガのような呼吸法とは何の関係もない。何かあるとすれば、そういう方法とは正反対ということぐらいだ」［Reich and Eissler 1967: 77］に載った1952年のインタヴュー内容）。有名な *Bioenergetics*［Lowen 1975］では、ロウェンはライヒ的治療法とヨガの和解を試みている。

13　この書評は年代不詳だが、短い間しか発行されていなかった、自費出版の *Yoga and Health* 誌の書評欄で見つかった。今日大変売れている同名の雑誌とは別物である。スザンヌ・ニューコムには、この資料の存在について教えてくれたことに感謝する。

14　医学的・治療的ヨガの世界で研究対象として、もうひとり興味深い人物がある。今日の身体セラピーに深い影響を与えた、身体のアラインメントと気付きのシステムで知られる、ベス・メンセンディク（1861-1957年）だ［Mensendieck 1906, 1918, 1937, 1954参照］。彼女の業績は、より広い姿勢矯正の歴史をヨガとの関係で描いたものと位置付けうるだろう。例えば、「20世紀前半には、アメリカの青年の姿勢を治すような運動が組織だって行われており、個人の向上が社会のそれにつながると考えられていた」という指摘もある［Mrozek 1992: 289］。

15　この同盟は20世紀初頭に、身体作りと訓練のために作られたものだった。この「労働者階級と下位中流階級の組織」は、1911年には1万3000人の会員だったが、1935年までには12万5000人になった［Mosse 1996: 137］。

16　例えば、パタンジャリのスートラ3.24に以下のような注釈が付けられていたことがある。「すべての身体文化の担い手たちは、精神の力を特定の筋肉に集中さ

せることにより、強さが育つことを知っている。強さのサミャーマはそうしたものの中で最高のものだ」［Aranya 1983: 296］。

17　De Michelis 2004のいうところのヴィヴェカナンダが始めた「近代ヨガ」と、アメリカ女性が最初に参加したエクササイズは、ともに「ニューイングランドで始まった」［Todd 1998: 301］のだ。Park 1978も参照のこと。

第 8 章

1　この一節を翻訳してくれたAparna Lalingkarに感謝する。

第 9 章

1　もちろんジョイスがシークエンスに追加をしたり変更を加えたりもしたではあろうが、この章のもとになったインタヴューに答えてくれた人からの情報（それに、クリシュナマチャルヤ自身が書き残している文献）を総合すると、今日アシュタンガ・ヨガとして知られているのとよく似たエアロビックな「ジャンピング」システムが、この時期クリシュナマチャルヤによって（他のダイナミックではないアサナ練習とは別に）教えられていたことは間違いないだろう。

2　シュリヴァトサンは、この師とは、ベナレスとアラハバードにいた著名なサンスクリット学者のガンガーナータ・ジャーだとしている［Srivatsan 1997: 23］。Jhā 1907も参照のこと。

3　奇しくもこの1919年は、第4章で取り上げたH・C・バックがインドにやってきた年だった。バックといえば、アメリカYMCAの大胆な身体文化推進者であり、この年以降の時期に身体文化に大きな影響を与えた人である。また同年には、サンタ・クルーズにシュリ・ヨゲンドラのヨガ協会が創始された。ちなみに同じくらい大きな影響力をもったスワミ・クヴァラヤナンダのカイヴァルヤダーマ研究所が設立されたのは、その2年後のことであった。

4　ジョイスは、ヤジュール・ヴェーダのアルニャ・マントラにスーリヤナマスカーラ「A」の9つのポーズが叙述されており、リグ・ヴェーダの一節にも「B」を構成する18のポーズが叙述されているという［聞き取り調査、2005年9月25日］。このとき、彼が引用してくれたスーリヤナマスカーラ「A」を叙述してい

るという詩は、実際はシャンティ・マントラという、さまざまな儀式の祈りの始めに使われているもので、次のように始まるものである「Oṃ bhadraṃ karṇcbhiḥ śṛṇuyāma devāḥ/ Bhadraṃ paśyemākṣarabhir jajatrāḥ... (おお、神よ。私たちの耳に素晴らしい言葉を聞かせたまえ／捧げる私たちの目を通じて素晴らしいものを見せたまえ……)」。また、スーリヤナマスカーラ「B」を説明しているマントラとされたものは、リグ・ヴェーダ 1.50.11cd で (ヴェーダ文献の中には、例えば Taittirīya Brāhmaṇa の第 4 節などに、繰り返し出てくるものだが)、「hṛdrogaṃ mama sūrya harimāṇaṃ ca nāśaya (おお、スーリヤよ。私の心臓の病と黄疸を治してください)」のことである。このマントラはインドで心臓の病を治したいときに、ここ何十年か広く使われているマントラである。しかし、これらのマントラに、太陽礼拝（スーリヤナマスカーラ）の叙述があるとは認められないし、ましてや個々の動きに関する叙述はまったくない。Frederik M. Smith には、このマントラの文献調査と翻訳をしてくれたことに感謝する。

5　ヨゲンドラがここでいう「権威ある筋」とは、『ハタ・ヨガ・プラディーピカー』1.51 と、そこに付けられた『ジョツナー注釈』である。しかし、この節と注釈はシンハーサナについての記述であって、太陽礼拝（スーリヤナマスカーラ）についてのものではない。この引用については混乱が見られるが、ヨゲンドラの主張の中身は理解出来ると言えるだろう。

6　一方、スジョーマンは、1945年以降にヨガ・シャーラについて「興味を持つ人が多くないことへの不満」が記録されていることを指摘している [Sjoman 1996: 51]。また、1942年10月以降は、年に 1 回の「ヨガ・シャーラの日」の記録が残っている。

7　クリシュナマチャルヤは、文献リストを献辞／前書きの部分に挙げており、1934年10月10日の日付が確認される。ここに挙げられているのは、1. Haṭhayogapradīpikā、2. Rājayogaratnākara、3. Yogatārāvali、4. Yogaphalapradīpikā、5. Rāvaṇanāḍi、6. Bhairavakalpa、7. Śrītattvanidhi、8. Yogaratnakaraṇḍa、9. Mahānārāyaṇīya、10. Rudrayāmala、11. Brahmayāmala、12. Atharvaṇarahasya、13. Pātañjalayogadarśana、14. Kapilasūtra、15. Yogayājñavalkya、16. Gheraṇḍasaṃhitā、17. Nāradapañcarātrasaṃhitā、18. Sattvasaṃhitā、19. Sūtasaṃhitā、20. Dhyānabindūpaniṣad、21. Śāṇḍilyopaniṣad、22. Yogaśikhopaniṣad、23. Yogakuṇḍalyupaniṣad、24. Ahirbudhnyasaṃhitā、25. Nādabindūpaniṣad、26. Amṛtabindūpaniṣad、27. Garbhopaniṣad である。スジョーマンも The Yoga Tradition of the Mysore Palace の中で、すこしスペルの違いはあるものの、これとほぼ同じリストを挙げており、このリストは学術的な文献リストで一部引用されているものもあるが、クリシュナマチャルヤの教授内容に関係ないも

のも含まれているとの見方を示している［Sjoman 1996: 66, 注69］。

8　第6章の注6でも触れたハルデインが行った実験は、オルターによれば、クヴァラヤナンダによって1934年に行われたもので、ハルデインの父で著名な生理学者であったJ・S・ハルデインの「いわゆる肺胞気の水平域」がないことを証明したものであった［Alter 2004a: 93］。これについてはSingleton 2005も参照のこと。

9　1935年の『ヨガ・マカランダ』にクリシュナマチャルヤ自身が書いているところによれば、「ハタ・ヨガと言えば、アサナの技術や不思議な訓練に目が奪われやすい。しかし、それは見物人がそう感じるのであって、ときに強調されすぎているのである」［Narasimhan (trans.) 2005 (1935): 34］という。ここで、彼はアサナの見栄えの良さを認めつつ、あまりよくは思っていないような雰囲気である。この時期に公開パフォーマンスをさせられていることへの不満などでもあったのだろうか。

10　この説明は、アイヤーが書いた、クリシュナマチャルヤの『ヨガ・マカランダ』の英語版への序の記述と合致している。そこには、この本は「この博識な著者、シュリーマン・クリシュナマチャルヤがインド中のアサナが行われている場所を旅して集めた技術的知識を元に書かれている」［Krishnamacharya 1935: iv］と記されている。

11　マハラジャは、こうした貧しい子どもたちに給付金を与えてサンスクリットを学ばせていた。T・R・S・シャーマが指摘するように、パータ・シャーラとヨガ教授は、彼らにとって絶望的な経済状態から抜ける道への光明を示そうというものだった（T・R・S・シャーマへの聞き取り調査、2005年9月29日）。パタビ・ジョイスは、シュリニヴァーサ・ランガーカーはシャーラでは教えていなかったと証言した（ジョイスへの聞き取り調査、2005年9月25日）。ランガーカーはジョイスが加わったときには、既に「好ましからざる人物」になっていたのかもしれない。

12　しかし、また別の所では、アイアンガーは、パータ・シャーラの生徒たちは、たまにクリシュナマチャルヤの家に招かれて理論を勉強したとも述べている［Iyengar 2000: 53］。

13　ハサンから6.5キロメートルほどの村に住んでいたパタビ・ジョイスが、クリシュナマチャルヤに初めて会ったのは1927年のハサンの公会堂での講義の後のことだった。クリシュナマチャルヤはその後、4年間ハサンに留まったという（ジョイスへの聞き取り調査、2005年9月25日）。これは、クリシュナマチャルヤがプランテーションでの仕事を1927年末に得たことと合致していると考えられる。

14　スジョーマンの研究は素晴らしいものだが、私がここで指摘しているような

身体文化の流れについてはあまり注意を払っていないことを指摘しておく。
15　だからといって、もちろんアシュタンガ・ヴィンヤサの激しい身体練習を説明するのに使われる、ヨガ的なタパス（熱）の概念を無視するものではない。Smith 2008参照。
16　ここで、『ヨガ・マカランダ』の序文でクリシュナマチャルヤの師、ラーンモハン・ブラマーチャリに初めて言及する際に、「sjt.」と書かれていたことを指摘しておこう。これはsergeant（軍曹）の意である［Sjoman 1996: 51］。軍人上がりであれば、彼がクリシュナマチャルヤに教えた「ヴィンヤサ」・システムが、ブクなどの当時の身体文化で主流だった、軍隊教練式であった可能性もなくはない（第4章、第5章参照）。
17　V・サブラマニャ・アイヤーの『ヨガ・マカランダ』の序文では、この「生徒と一緒に行った特別見学」のことが触れられており、日付は1934年9月1日となっている［Kurishnamacharya 1935: i］。クリシュナマチャルヤがヨガ・シャーラで働き始めたのが1933年の8月の終わりだった［Ibid.: v］ので、この訪問はおそらくヨガ・シャーラでの最初の1年間の間に起こったことではなかろうか。
18　Mahima Natrajanにこのテキストを一部翻訳してくれたことに感謝する。ジョセフ・オルターのクヴァラヤナンダのヨガ的身体文化と「男らしいキリスト教徒」との関係についての研究［Alter 2007］は素晴らしいものだが、この重要な文献を見落としている。
19　「足を開いて腕を横に伸ばして。1．胴を左に曲げて、左手で左の足首を触って。2．1のポジションに戻って。最初のポジションに戻る。［n.a. 1940: 91］。Miele n.d.: 23も参照のこと。
20　その本の紙幅のほとんどを割いているチーム競技に対して、それらは「個人エクササイズ」と呼ばれていた。ダンズ、バイタンク、ナマスカラについては、Alter 1992a: 98-105参照。
21　アシュタンガは、クリシュナマチャルヤが発展させて伝えた、あるひとつのヨガの練習方法を代表している。シークエンスや個々のポーズの細部については、何十年かにわたってパタビ・ジョイスによる変更が為されてきたものである。
22　この件に関するフォイアステインの考え方も、2003年以降変化している可能性はある。なぜなら、それ以後、近代ヨガに関する歴史的資料はかなり豊かになってきており、彼もそれに詳しいに違いないからである。

文献
Bibliography

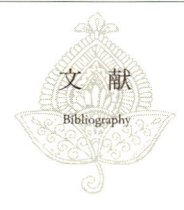

Abhedananda, S. 1902. *Vedânta Philosophy, How to Be a Yogi*. New York: Vedanta Society.
Abraham, N. 1933. Posture. *Vyayam* 4(4): 22-27.
Ackroyd, P. 2000. *London: The Biography*. London: Chatto & Windus.
Ahlstrom, S. 1972. *A Religious History of the American People*. New Haven: Yale University Press.
Ahmed, S. T. 1988. *The Mysore Palace*. Mysore: Academy Publishers.
Alain, P. 1957. *Yoga for Perfect Health*. London: Thorsons.
Albanese, C. L. 1992. *America, Religions and Religion*. Belmont, Calif.: Wadsworth.
———. 2007. *A Republic of Mind and Spirit: a Cultural History of American Metaphysical Religion*, New Haven, Conn.: Yale University Press.
Alexander, M. F. 1969. *The Resurrection of the Body, the Writings of F. Matthias Alexander*. New York: University Books.
Ali, C. 1928. *Divine Posture Influence upon Endocrine Glands*. New York: Cajzoran Ali.
Allen, A. L. 1914. *The Message of New Thought*. London: Harrap.
Allen, M. H. 1997. Rewriting the Script for South Indian Dance. *Drama Review* 41(3): 63-100.
———. 1998. Tales Tunes Tell: Deepening the Dialogue between "Classical" and "Non-Classical" in the Music of India. *Yearbook for Traditional Music* 30: 22-52.
Alter, J. S. 1992a. The "Sannyasi" and the Indian Wrestler: The Anatomy of a Relationship. *American Ethnologist* 19(2): 317-36.
———. 1992b. *The Wrestler's Body: Identity and Ideology in North India*. Berkeley: University of California Press.
———. 1994. Somatic Nationalism: Indian Wrestling and Militant Hinduism. *Modern Asian Studies* 28(3): 557-88.
———. 2000. *Gandhi's Body: Sex, Diet, and the Politics of Nationalism*. Philadelphia: University of Philadelphia Press.
———. 2004a. *Yoga in Modern India: The Body between Science and Philosophy*. Princeton, N.J.: Princeton University Press.
———. 2004b. Body, Text, Nation: Writing the Physically Fit Body in Post-Colonial India. In J. H. Mills and S. Sen (eds.), *Confronting the Body*. London: Anthem, pp. 16-39.
———. 2004c. Indian Clubs and Colonialism: Hindu Masculinity and Muscular Christianity.

Comparative Studies in Society and History 46(3): 497-534.

———. 2005. Modern Medical Yoga: Struggling with a History of Magic, Alchemy and Sex. *Asian Medicine, Tradition and Modernity* 1 (1): 119-46.

———. 2006. Yoga at the *Fin de Siècle*: Muscular Christianity with a "Hindu" Twist. *International Journal of the History of Sport* 23(5): 759-76.

———. 2007. Yoga and Physical Education: Swami Kuvalayananda's Nationalist Project. *Asian Medicine, Tradition and Modernity* 3 (1): 20-36.

———. 2008. Yoga Shivir: Performativity and the Study of Modern Yoga. In M. Singleton and J. Byrne (eds.), *Yoga in the Modern World: Contemporary Perspectives*. London: Routledge Hindu Studies Series.

Ames, R. T., W. Dissanayake, et al. (eds.). 1994. *Self as Person in Asian Theory and Practice*. New York: State University of New York Press.

Anzieu, D. 1989. *The Skin Ego*. New Haven: Yale University Press.

Aranya, H. 1983. *Yoga Philosophy of Patañjali, containing his Yoga aphorisms with Vyāsa's commentary in Sanskrit and a translation with annotations including suggestions for the practice of Yoga*. Albany: State University of New York Press.

Archer, W. 1918. *India and the Future*. New York: Alfred A. Knopf.

Arnold, K. 2003. We're Listening. *Yoga Journal* 174: 10.

Asad, T. 1993. *Genealogies of Religion: Discipline and Reasons of Power in Christianity and Islam*. Baltimore: Johns Hopkins University Press.

———. 2003. *Formations of the Secular. Christianity, Islam, Modernity*. Stanford, Calif.: Stanford University Press.

Ash, B. 1934. Mainly for the Ladies: Building the Body Beautiful. S-T-R-E-T-C-H Your Way to Figure Perfection. *Health and Strength*, August 4, p. 170.

———. 1935. Preparing the Pupils' Programme. *Health and Strength*, December 21, p. 767.

Asturel, F., H. Price, et al. 1912. *Wunder indischer Fakire*. Berlin: C. Georgi.

Atkinson, W. W. 1911. *The Message of the New Thought*. London: L. N. Fowler.

Atkinson, W. W. and E. E. Beals. 1922. *Personal Power or Your Master Self*. London: L. N. Fowler.

Ayangar, C. R. S. 1893. *The Hatha Yoga Pradipika*. Bombay: Tookaram Tatya on behalf of the Bombay Theosophical Publication Fund.

Ayangar, C. R. S., and N. Iyer. 1893. *Occult Physiology. Notes on Hata Yoga*. London: Theosophical Publication Society.

B.K.S.Iyengar.com. 2006. *Inauguration of the WORLD's FIRST "Sage Patanjali" Temple at Bellur, Karnataka, India*. Available at http://www.bksiyengar.com/modules/Institut/ Yogini/temple.htm. Accessed July 12, 2006.

Baier, K. 1998. *Yoga auf dem Weg nach Westen*. Würzburg: Beiträge zur Rezeptionsgeschichte.

Balfour, H. 1897. Life History of an Aghori Fakir. *Journal of the Anthropological Institute* 26: 340-57.

Ballantyne, J. R. 1852. *The Aphorisms of the Yoga Philosophy of Patanjali with Illustrative Extracts from the Commentary by Bhoja Raja*. Allahabad: Presbyterian Mission Press.

Balsekar, R. 1940. *Streamlines*. Bombay: Sindhula.

Banerjee, B. N. 1894. *Practical Yoga Philosophy or Siva-Sanhita in English; the Masterpiece of Occult Philosophy and Esoteric Yoga Science with Copious Explanatory Notes*. Calcutta: R. C. Bhattacharya, People's Press.

Bannister, R. C. 1979. *Social Darwinism, Science and Myth in Anglo-American Social Thought*. Philadelphia: Temple University Press.

Barthes, R., and R. Howard. 1981. *Camera Lucida: Reflections on Photography*. New York: Hill and Wang.

Basu, B. D., and K. R. Kirtikar. 1918. *Indian Medicinal Plants*. Bahadurganj: Sudhindra Nath Basu, Panini Office.

Basu, S. 1893. *The Esoteric Science and Philosophy of the Tantras, Shiva Sanhita*. Calcutta: Heeralal Dhole.

Bayly, S. 1995. Caste and "Race" in the Colonial Ethnography of India. In P. Robb (ed.), *The Concept of Race in South Asia*. Delhi: Oxford University Press, pp. 165-218.

———. 1998. Hindu Modernisers and the "Public" Arena: Indigenous Critiques of Caste in Colonial India. In W. Radice (ed.), *Swami Vivekananda and the Modernization of Hinduism*. Delhi: Oxford University Press, pp. 93-137.

Beckerlegge, G. 2004. The Early Spread of Vedanta Societies: An Example of "Imported Localism." *Numen* 51(3): 296-320.

Bender Birch, B. 1995. *Power Yoga, the Total Strength and Flexibility Workout*. New York: Simon & Schuster.

Bernard, J. F. (ed.). 1733-36. *Cérémonies des peuples des Indes occidentales. Des Indiens orientaux. Vol. 6 : Cérémonies et coutumes religieuses des peuples idolatres*, 9 vols. Amsterdam: J. F. Bernard.

Bernard, T. 1950. *Hatha Yoga: The Report of a Personal Experience*. London: Rider.

Bernier, F. 1688. Mémoire de Mr. Bernier sur le Quiétisme des Indes. *Histoire des Ouvrages des Sçavants* (September), art. V: 47-52.

———. 1968 (1670). *Travels in the Mogul Empire, a.d. 1656-1668*, 2 nd ed. Delhi: S. Chand.

Besant, A. 1908/1959. *An Introduction to Yoga*. Madras: Theosophical Publishing House.

Bhakta Vishita, S. 1918. *A Course of Lessons in Practical Yoga*. Chicago: Advanced Thought Publications.

Bhalla, P. N. 1944. The Gosain Brothers. *Journal of Indian History* 23, Part 2 (68): 128-36.

———. 1970. The Hindu Renaissance and Its Apologetic Patterns. *Journal of Asian Studies* 29(2): 267-88.

Bharati, A. 1976. *The Light at the Center, Context and Pretext of Modern Mysticism.* Santa Barbara: Ross-Erikson.

Bhashyacharya, P. N. 1905. *The Age of Patanjali.* Madras: Theosophist Office.

Bhonsle, R. K. R. 1933. Indian Sports in Olden Days in Madras. Some Games Described. *Vyayam* 4 (4): 18-21.

Bhopatkar, L. B. 1928. *Physical Culture.* Poona: S. V. Damle.

Bickerdike, P. 1934. The Importance of Correct Posture. *Health and Strength*, December 8, p. 5.

Bishop, E. M. 1892. *Americanized Delsarte Culture.* Washington, D.C.: Emily M. Bishop.

Blavatsky, H. P. 1982a. *Collected Writings, Vol. II: 1879-1880.* Wheaton, Ill.: Theosophical Publishing House.

———. 1982b. *Collected Writings, Vol. III: 1881-1882.* Wheaton Ill.: Theosophical Publishing House.

———. 1982c. *Collected Writings, Vol. IV: 1882-1883.* Wheaton, Ill.: Theosophical Publishing House.

———. 1982d. *Collected Writings, Vol. VI: 1883-1885.* Wheaton, Ill.: Theosophical Publishing House.

———. 1982e. *Collected Writings, Vol. VIII. 1887.* Wheaton, Ill.: Theosophical Publishing House.

———. 1982f. *Collected Writings, Vol. XII: 1889-1890.* Wheaton, Ill.: Theosophical Publishing House.

Bodas, R. J. R. M. S. 1892. *Patañjalasūtrāṇi with the Scholium of Vyāsa and the Commentary of Vāchaspati.* Bombay: Department of Public Instruction and Government Central Book Depot.

Bohlman, P. V., and B. Nettl. 1991. *Comparative Musicology and Anthropology of Music: Essays on the History of Ethnomusicology: Conference Entitled "Ideas, Concepts, and Personalities in the History of Ethnomusicology": Papers.* Chicago: University of Chicago Press.

Bonde, H. 2000. The Iconic Symbolism of Niels Bukh: Aryan Body Culture, Danish Gymnastics and Nordic Tradition. In J. A. Mangan (ed.), *Superman Supreme, Fascist Body as Political Icon—Global Fascism.* London: Frank Cass, pp.103-18.

———. 2001. *Niels Bukh, en Politisk-Ideologisk Biografi.* Copenhagen: Museum Tusculanums Forlag.

———. 2006. *Gymnastics and Politics, Niels Bukh and Male Aesthetics.* Copenhagen: Museum Tusculanum Press, University of Copenhagen.

Bosc, E. 1913. *Yoghisme et Fakirisme Hindous (Introduction au Yoga).* Paris: G. A. Mann.

Bose, R. C. 1884a. *Brahmoism, or History of Reformed Hinduism from Its Origin in 1830 under Rajah Mohun Roy to the Present Time, with a Particular Account of Babu Keshub Chunder Sen's Connection with the Movement*. London: Funk and Wagnalls.

———. 1884b. *Hindu Philosophy Popularly Explained, the Orthodox Systems*. New York: Funk and Wagnalls.

Bouiller, V. 1997. *Ascètes et Rois, un Monastère de Kanphata Yogis au Népal*. Paris: CNRS Editions.

Bouiller, V., and G. Tarabout (eds.). 2002. *Images du Corps dans le Monde Hindou*. Paris: CNRS Editions.

Bourdieu, P. 1977. *Outline of a Theory of Practice*. Cambridge: Cambridge University Press.

———. 1978. Sport and Social Class. *Social Science Information* 17(6): 819-840.

———. 1984. *Distinction: A Social Critique of the Judgement of Taste*. London: Routledge.

Bouy, C. 1994. *Les Nātha Yogin et Les Upaniāads, Étude d'histoire de la littérature Hindoue*. Collège de France, Publications de l'Institut de Civilisation Indienne. Paris: Édition-Diffusion de Bocard.

Brating, L. G. 1882. *Delar af L. G. Bratings efterlemnade handskrifter*. Upsala: R. Almqvist & J. Wiksell.

Briggs, G.W. 1989 (1938). *Gorakhnāth and the Kānphaṭa Yogīs*. Delhi: Motilal Banarsidass.

Brink, B. D. 1916. *The Bodybuilder, Robert J. Roberts*. New York: Association Press.

Brockington, J. L. 1996. *The Sacred Thread, Hinduism in Its Continuity and Diversity*. Edinburgh: Edinburgh University Press.

Bronkhorst, J. 1981. Yoga and Seśvara Sāṃkhya. *Journal of Indian Philosophy* 9 : 309-20.

———. 1985. Patañjali and the Yoga Sūtras. *Studien zur Indologie und Iranistik* 10: 191-212.

———. 1993. *The Two Traditions of Meditation in Ancient India*. Delhi: Motilal Banarsidass.

———. 2005. The Reliability of Tradition. In F. Squarcini (ed.), *Boundaries, Dynamics and Construction of Traditions in South Asia*. Delhi: Firenze University Press and Munshiram Manoharlal, pp. 63-76.

Brooks, D. R. 1992. Encountering the Hindu "Other": Tantrism and the Brahmans of South India. *Journal of the American Academy of Religion* 60(3): 405-36.

Broom, H. 1934a. Age-Old Physical Culture of the East. Even Modern Physical Culturists Can Learn Not a Little from the Yogis. *Health and Strength*, June 30, p. 738.

———. 1934b. The Gentle Art of Doing Nothing. *Health and Strength*, August 18, p. 224.

Bruce, K. 1931. *The Fakir's Curse*. London: H. Jenkins.

Bryant, E. 2005. Was the Author of the *Yogasūtras* a Vaiṣṇava? *Journal of Vaiṣṇava Studies* 14(1): 7 -28.

Buchanan, J. 1932. Brief Notes on Physical Education in Bengal. *Vyayam* 4 (2): 20-24.

Buck, H. C. 1929. The Coming of "Vyayam." *Vyayam* 1 (1): 5 -6.

———. 1930. *Syllabus of Physical Activities for Secondary Schools and Manual of Instructions for Teachers*. Madras: Government Press.

———.1936. Physical Education—Its Place and Value in Modern Life. *Vyayam* 7（3）: 80-83.

———.1939. The Place of Indigenous Activities in the Physical Education Programme. *Vyayam* 10（3）: 75-78.

Buckley, N. 1932. Will Nudism Be Nationalised? *The Superman* 3 : 22-23.

Budd, M. A. 1997. *The Sculpture Machine: Physical Culture and Body Politics in the Age of Empire*. Basingstoke: Macmillan.

Bühnemann, G. 2007a. *Eighty-Four Āsanas in Yoga: A Survey of Traditions*. New Delhi: D. K. Printworld.

———. 2007b. The Identification of an Illustrated Haṭhayoga Manuscript and Its Significance for Traditions of 84 Āsanas in Yoga. Asian Medicine, *Tradition and Modernity* 3（1）: 156-76.

Bukh, N. 1925. *Primary Gymnastics, the Basis of Rational Physical Development*. Translated and adapted by F. N. Punchard and J. Johansson. London: Methuen.

———. 1939. *Primary Gymnastics, the Basis of Rational Physical Development*. Translated and adapted by F. N. Punchard and J. Johansson. London: Methuen.

Burger, M. 2003. *Yoga Transmission in the Situations of Encounter*. Delhi: IHAR.

Burgin, V. 1982. *Thinking Photography*. London: Macmillan.

Burley, M. 2000. *Hatha Yoga: Its Context, Theory and Practice*. Delhi: Motilal Banarsidass.

———. 2008. From Fusion to Confusion: A Consideration of Sex and Sexuality in Traditional and Contemporary Yoga. In M. Singleton and J. Byrne (eds.), *Yoga in the Modern World: Contemporay Perspectives*. London: Routledge Hindu Studies Series.

Bynum, C. W. 1995. *The Resurrection of the Body in Western Christianity, 200-1336*. New York: Columbia University Press.

Call, A. P. 1891. *Power through Repose*. London: S. Low, Marston.

Caplan, L. 1995. Martial Gurkhas: The Persistence of British Military Discourse on "Race." In P. Robb (ed.), *The Concept of Race in South Asia*. Delhi: Oxford University Press, pp.571-607.

Carnac, L. 1897. The King of Contortionists. *Pearson's Magazine* III.iv:74.

Carpenter, E. 1911. *A Visit to a Gnani, or Wise Man of the East*. London: George Allen.

Carrette, J. 2000. *Foucault and Religion, Spiritual Corporality and Political Spirituality*. London: Routledge.

Carrette, J., and R. King. 2005. *Selling Spirituality, the Silent Takeover of Religion*. London: Routledge.

Carrington, H. 1909. *Hindu Magic*. London: Annals of Psychical Science.

Carrington, H., and H. Price. 1913. *Hindu Magic: An Expose of the Tricks of the Yogis and Fakirs of*

India. Kansas City, Mo.: The Sphinx.

Carter, M. 2004. New Poses for Macho Men. *The Times Body & Soul Supplement*, Saturday, May 22. Available at http://www.newsint-archive.co.uk. Accessed October 15, 2007.

Caton, A. R. 1936. *Activity and Rest: The Life and Work of Mrs. William Archer*. London: P. Allan.

Ceccomori, S. 2001. *Cent Ans de Yoga en France*. Paris: Edidit.

Chakraborty, C. 2007. The Hindu Ascetic as Fitness Instructor: Reviving Faith in Yoga. *Journal of the History of Sport* 24(9): 1172-1186.

Chambers, R. (ed.). 1862-1864. *The Book of Days: A Miscellany of Popular Antiquities in Connection with the Calendar, including Anecdote, Biography and History, Curiosities of Literature and Oddities of Human Life and Character*. Edinburgh: W. & R. Chambers, vol. 2.

Chanu, D. S. V. 1992. *Sriranga Sadguru, a Short Biography*. Mysore: Astanga Vijnana Mandiram.

Chaoul, M. A. 2007. Magical Movement ('*Phrul 'Khor*): Ancient Tibetan Yogic Practices from the Bön Religion and their Migration into Contemporary Medical Settings. *Asian Medicine, Tradition and Modernity* 3(1): 130-155.

Chapelle, P. 1989. La Traversée d'une siècle. *Viniyoga*, December 24, pp. 27-32.

Charpentier, J. 1934. Haṭha-Yoga-Pradīpikā of Swātmārāma Swāmin by Yogī Śrīnivāsa Iyangār. *Bulletin of the School of Oriental Studies, University of London* 7(4): 959-60.

Chatterjee, B. C., and J. Lipner (eds.). 2005. *Ānadamaṭh, or the Sacred Brotherhood*. Oxford: Oxford University Press.

Choisy, M. 1949. *Yoga et Psychanalyse*. Geneva: Éditions du Mont-Blanc.

———. 1963. *Exercices de Yoga*. Geneva: Éditions du Mont-Blanc.

Choudhury, B. 2009. Rules and Regulations, Bishnu Charan Ghosh Yoga Asana Championship. Available at www.bikramyoga.com/YogaExpo/ 5 rulesnregs.pdf. Accessed March 2009.

Chowdhury-Sengupta, I. 1996. Reconstructing Spiritual Heroism: The Evolution of the Swadeshi Sannyasi in Bengal. In J. Leslie (ed.), *Myth and Mythmaking*. London: Curzon, pp. 124-43.

Christy, A. 1932. *The Orient in American Transcendentalism: A Study of Emerson, Thoreau, and Alcott*. New York: Columbia University Press.

Chvaicer, M. T. 2002. The Criminalization of Capoeira in Nineteenth-Century Brazil. *Hispanic American Historical Review* 82(3): 525-47.

C.I.A. 2008. The World Factbook. South Asia: Nepal. Available at https://www.cia.gov/library/publications/the-world-factbook/geos/np.html. Accessed May 2009.

Claeys, G. 2000. The "Survival of the Fittest" and the Origins of Social Darwinism. *Journal of the History of Ideas* 61(2): 223-40.

Clarke, J. J. 1997. *Oriental Enlightenment: The Encounter between Asian and Western Thought*. London: Routledge.

Clark, M. 2006. *Śaṅkarācārya and the Founding of the Four Monasteries*. Leiden: Brill.

Clayton, L. D. O. 1930. Eve's Ideal Path to Grace, Health and Fitness. *Health and Strength*, March 22, p. 314.

Central Hindu College. 1916. *Sanâtana Dharma, an Elementary Text-Book of Hindu Religion and Ethics*. Benares: Board of Trustees, Central Hindu College.

Collingham, E. M. 2001. *Imperial Bodies, the Physical Experience of the Raj c.1800-1947*. Cambridge: Polity.

Connolly, P. 2007. *A Student's Guide to the History and Philosophy of Yoga*. London: Equinox.

Coomaraswamy, A. K. 1948. *The Dance of Shiva: Fourteen Indian Essays*. Bombay: Published for Asia Publishing House by P. S. Jayasinghe.

Coué, E. 1923. *My Method, including American Impressions*. London: W. Heinemann.

———. 1924. *Conscious Auto-suggestion*. London: T. F. Unwin.

Crisp, T. 1970. *Yoga and Relaxation*. London: Collins.

Crossley, N. 2005. Mapping Reflexive Body Techniques: On Body Modification and Maintenance. *Body and Society* 11(1): 1 -35.

Crowley, A. and M. d'Este Sturges (under the pseudonyms Frater Perdurabo and Soror Virakam). 1911. Book Four. London: Wieland.

Crowley, A., (under the pseudonym Mahatma Guru Sri Paramahaṃsa Shivaji). 1939. *Eight Lectures on Yoga*. London: O.T.O.

Cushman, A. 1994. Guess Who's Coming to Yoga? *Yoga Journal* 118 (September/ October). :47-48.

Daggersfield, A. 2009. Experts Train to Sweat It Out at the British Championships. Available at http://news.bbc.co.uk/ 2 /hi/uk_news/magazine/7844691.stm. Accessed February 20, 2009.

Dalen, V. 1953. *A World History of Physical Education: Cultural. Philosophical. Comparative*. Englewood Cliffs, N.J.: Prentice Hall.

Dalmia, V. 1995. The Only Real Religion of the Hindus: Vaiṣṇava Self-representation in the Late Nineteenth Century. In V. Dalmia and H. V. Stietencron (eds.), *Representing Hinduism, the Construction of Religious Traditions and National Identity*. Thousand Oaks, Calif.: Sage, pp. 176-209.

Dane, V. 1933. *Naked Ascetic*. London: Rider.

———. 1934. *Modern Fitness, or the Five Minute Plan*. London: Thorsons.

———. 1937. *The Gateway to Prosperity, Leading to Health, Happiness and Success*. London: Master Key.

Danielson, A. J. 1934. *Health and Physical Educalion for Schools in India*. Calcutta: YMCA Publishing House.

Dars, S. 1989. Au Pied de la Montagne. *Viniyoga*, December 24, pp. 4 -14.

Das, B. 1930. *Eugenics, Ethics and Metaphysics*. Adyar, Madras: Theosophical Publishing House.

Dasgupta, A. K. 1992. *The Fakir and Sannyasi Uprisings*. Calcutta: K. P. Bagchi.

David, M. D. 1992. *The YMCA and the Making of Modern India (a Centenary History)*. New Delhi: National Council of YMCAs of India.

David-Neel, A. 1954. *L'Inde, Hier, Aujourd'hui, Demain*. Paris: Plon.

Day, H. 1971. *Yoga Illustrated Dictionary*. Delhi: Jaico.

Deleuze, G. 1983. *Nietzsche and Philosophy*. London: Athlone Press.

Demaitre, E. 1936. *Fakirs et Yogis des Indes*. Paris: Hachette.

De Michelis, E. 1995. Some comments on the contemporary practice of yoga, with particular reference to British Hatha Yoga schools, *Journal of Contemporary Religion* vol. 10(3): 243-255.

———. 2004. *A History of Modern Yoga: Patañjali and Western Esotericism*. London: Continuum.

———. 2005. The Role of the Hindu Renaissance and New Age Ideas in the Development of Modern Haṭha Yoga. Unpublished paper.

———. 2007. A Preliminary Survey of Modern Yoga Studies. *Asian Medicine, Tradition and Modernity, Special Yoga Issue* 3 : 1 -19.

Desai, G., and M. Desai. 2004. Yoga Unveiled, the Evolution and Essence of a Spiritual Tradition. DVD. Connecticut, New England: Yoga Unveiled.

Descamps, M.-A. 2004. *Histoire du Yoga en Occident*. Available at http://europsy.org/ marc-alain/ histyog.html. Accessed May 2005.

Deshpande, S. H. 1992. *Physical Education in Ancient India*. Delhi: Bharatiya Vidya Pakashan.

Desikachar, K. 2005. *The Yoga of the Yogi: The Legacy of T. Krishnamacharya*. Chennai: Krishnamcharya Yoga Mandiram.

———. 2009. *Masters in Focus*. Chennai: Krishnamcharya Healing and Yoga Foundation.

Desikachar, T. K. V. 1982. *The Yoga of T. Krishnamacharya*. Madras: Krishnamacharya Yoga Mandiram.

———. 1993. Introduction to the Yoga Makaranda. *Krishnamacharya Yoga Mandiram Darśanam* 2 (3): 3 -5.

———. 1995. Yoga Makaranda, for the Attention of the Readers. *Krishnamacharya Yoga Mandiram Darśanam* 3 (4):4.

———. 1998. *Health, Healing and Beyond, Yoga and the Living Tradition of Krishnamacharya*. New York: Aperture.

Dew, N. 2009. *Orientalism in Louis XIV's France*. Oxford Historical Monographs. Oxford: Oxford University Press.

Dimeo, P. 2004. "A Parcel of Dummies"? Sport and the Body in Indian History. In J. H. Mills and S.

Sen (eds.), *Confronting the Body, the Politics of Physicality in Colonial and Post-Colonial India*. London: Anthem.

Disciples East and West. 1979. *The Life of Swami Vivekananda*. Calcutta: Advaita Ashrama.

Dixon, J. G. and P. C. McIntosh. 1957. *Landmarks in the History of Physical Education*. London: Routledge and Kegan Paul.

Dodson, M. S. 2002. Re-Presented for the Pandits: James Ballantyne, "Useful Knowledge," and Sanskrit Scholarship in Benares College during the Mid-Nineteenth Century. *Modern Asian Studies* 36(2): 257-98.

Douglas, M. 1970. *Natural Symbols, Explorations in Cosmology*. London: Barrie and Jenkins.

Dresser, H. W. 1917. *Handbook of the New Thought*. New York: G. P. Putnam's Sons.

——— . n.d. *A History of the New Thought Movement*. London: Harrap.

Dronamraju, K. R. 1985. *Haldane, The Life and Work of J.B.S. Haldane with special reference to India*. Aberdeen: Aberdeen University Press.

Duff, A. 1988 (1840). *India and Indian Missions: Including Sketches of the Gigantic System of Hinduism both in Theory and in Practice*. Delhi: Swati.

Dukes, P. 1950. *The Unending Quest: Autobiographical Sketches*. London: Cassell.

Dutt, R. C. 1975. *Isvar Chandra Vidyasagar, a Story of His Life and Work*. New Delhi: Ashish.

Dutton, K. R. 1995. *The Perfectible Body: The Western Ideal of Make Physical Development*. London: Cassell.

Dvivedi, M. N. 1885. *Raja Yoga, or the Practical Metaphysics of the Vedanta*. Bombay: Sobhodha-Prakasha Press.

——— . 1890. *The Yoga-Sutra of Patanjali*. Bombay: Tookaram Tatya for the Bombay Theosophical Publication Fund.

Dwight, T. 1889. The Anatomy of the Contortionist. *Scribner's Magazine*, April 5, pp. 493-504.

Eeman, L. E. 1929. *Self and Superman, the Technique of Conscious Evolution*. London: Christophers.

Eliade, M. 1963. *Patanjali et le Yoga*. Paris: Seuil.

——— . 1969. *Yoga, Immortality and Freedom*. London: Routledge and Kegan Paul.

Elkins, J. 1999. *Pictures of the Body: Pain and Metamorphosis*. Stanford, Calif.: Stanford University Press.

Erdman, J. L. 1987. Performance as Translation, Uday Shankar in the West. *Drama Review* 31(1): 64-88.

Eubanks, L. E. 1934. Mind and Muscle. *Health and Strength*, April 7, p. 393.

Ewing, A. H. 1901. The Hindu Conception of the Functions of Breath. A Study in Early Hindu Psycho-Physics. *Journal of the American Oriental Society* 22: 249-308.

Farquhar, J. N. 1912. *A Primer of Hinduism*. London: Oxford University Press.

———. 1915. *Modern Religious Movements in India*. New York: Macmillan.

———. 1925a. The Organization of the Sannyasis of the Vedanta. *Journal of the Royal Asiatic Society of Great Britain and Ireland* 45(3): 479-86.

———. 1925b. The Fighting Ascetics of India. *Bulletin of the John Rylands Library* 9 (2): 431-52.

Featherstone, M. 1991. The Body in Consumer Culture. In B. S. Turner (ed.), *The Body, Social Process and Cultural Theory*. London: Sage, pp. 170-96.

Feuerstein, G. 1989. *The Yoga-Sūtra of Patañjali*. Rochester, Vermont: Inner Traditions.

———. 2003. The Lost Teachings of Yoga. *Common Ground* 140: 4, 16, 27.

Filliozat, P.-S. 1992. *Le Sanskrit*. Paris: Presses Universitaires de France.

Fish, A. 2006. The Commodification and Exchange of Knowledge in the Case of Transnational Commercial Yoga. *International Journal of Cultural Property* 13: 189-206.

Fitzgerald, W. G. 1897a. Side Shows 1. *The Strand Magazine, An Illustrated Monthly*, vol. 13, January-June: 320-328.

———. 1897b. Side Shows 5. *The Strand Magazine, An Illustrated Monthly*, vol. 14 (79) July: 91-97.

Flagg, W. J. 1898. *Yoga or Transformation, a Comparative Statement of the Various Religious Dogmas concerning the Soul and Its Destiny, and of Akkadian, Hindu, Taoist, Egyptian, Hebrew, Greek, Christian, Mohammedan, Japanese and Other Magic*. New York: J. W. Bouton.

Flood, G. 1998. *An Introduction to Hinduism*. Cambridge: Cambridge University Press.

———. 1999. *Beyond Phenomenology. Rethinking the Study of Religion*. London: Cassell.

———. 2006. *The Tantric Body, the Secret Tradition of Hindu Religion*. London: I. B. Tauris.

Foucault, M. 1975. *Surveiller et punir: naissance de la prison*. Paris: Gallimard.

———. 1979. *The History of Sexuality*. London: Allen Lane.

———. 1977a. Subjectivity and Truth. In P. Rabinow (ed.), *The Essential Works*. London: Allen Lane, vol. 1, pp. 87-92.

———. 1997b. The Hermeneutic of the Subject. In P. Rabinow (ed.), The Essential Works. London: Allen Lane, vol. 1, pp. 93-106.

———. 1997c. Technologies of the Self. In P. Rabinow (ed.), *The Essential Works*. London: Allen Lane, vol. 1, pp. 223-51.

———. 1997d. The Ethics of the Concern for Self as a Practice of Freedom. In P. Rabinow (ed.), *The Essential Works*. London: Allen Lane, vol. 1, pp. 281-301.

French, H. W. 1974. *The Swan's Wide Waters: Ramakrishna and Western Culture*. Port Washington: Kennikat Press (Distributed by Bailey and Swinfen).

Freud, S., and P. Gay. 1995. *The Freud Reader*. London: Vintage.

Fryer, J. 1967 (1698). *A New Account of East India and Persia, Being Nine Years' Travels, 1672-1681.* Nendeln/Lichtenstein: Hakluyt Society.

Frykenberg, R. E. 2000. The Construction of Hinduism as a "Public" Religion: Looking Again at the Religious Roots of Company Raj in South India. In K. E. Yandell and J. J. Paul (eds.), *Religion and Public Culture. Encounters and Identities in Modern South India,* Richmond, Surrey: Curzon.

Fuchs, C. 1990. *Yoga in Deutschland: Rezeption-Organisation-Typologie.* Stuttgart. Kohlhammer Verlag.

Fuller, R. C. 1982. *Mesmerism and the American Cure of Souls.* Philadelphia: University of Pennsylvania Press.

———. 1986. *Americans and the Unconscious.* New York: Oxford University Press.

———. 1989. *Alternative Medicine and American Religious Life.* New York: Oxford University Press.

———. 2001. *Spiritual but Not Religious: Understanding Unchurched America.* Oxford: Oxford University Press.

Gervis, P. 1956. *Naked They Pray.* London: Cassell.

Ghamande, Y. 1905. *Yogasopāna Pūrvacatuṣka,* Bombay: Janardan Mahadev Gurjar, Niranayasagar Press.

Ghanekar, V. B. 1954. Suryanamaskar. *Vyayam,* June, pp. 2-5.

Gharote, M. L., and M. M. Gharote. 1999. *Swami Kuvalayananda—A Pioneer of Scientific Yoga and Indian Physical Education.* Lonavla: Lonavla Yoga Institute.

Gherwal, Y. R. S. 1923. *Practical Hatha Yoga, Science of Health. How to Keep Well and Cure Diseases by Hindu Yogic Practice.* Tacoma, Wash.: L. J. Storms.

———. 1927. *Great Masters of the Himalayas, Their Lives and Temple Teaching.* Santa Barbara, Calif.: R. S. Gherwal.

———. 1930. *Kundalini, the Mother of the Universe, the Mystery of Piercing the Six Chakras.* Santa Barbara, Calif.: R. S. Gherwal.

———. 1931. *Lexicon of Hindu Terms of Yoga and Vedanta Philosophies.* Santa Barbara, Calif.: R. S. Gherwal.

———. 1932. *India's Message* (Quarterly Journal). Santa Barbara, Calif.: R. S. Gherwal.

———. 1935. *Patanjali's Raja Yoga: A Revelation of the Science of Yoga.* Santa Barbara, Calif.: R. S. Ghewal.

———. 1939. *Lives and Teachings of the Yogis of India.* Santa Barbara, Calif.: R. S. Gherwal.

———. 1941. *World Prophecies: Dictators and Taxation Foretold in Ancient Hindu Philosophy.* Santa Barbara, Calif.: R. S. Gherwal.

Ghose, P. K. 1925. *Sad Neglect of Physical Culture among the Indians.* Calcutta: Ghosh.

Ghosh, B. C., and K. C. Sen Gupta. 1930. *Muscle Control and Barbell Exercise*. Calcutta: College of Physical Education.

Ghosh, J. M. 1930. *Sannyasi and Fakir Raiders in Bengal*. Calcutta: Bengali Secretariat Book Depot.

Ghosh, S. L. 1980. *Mejda, the Family and Early Life of Paramahansa Yogananda*. Los Angeles: Self-Realization Fellowship.

Ghurye, G. S. 1953. *Indian Sadhus*. Bombay: Popular Prakashan.

Girardot, N. J. 2002. Max Muller's "Sacred Books" and the Nineteenth-Century Produdion of the Comparative Science of Religions. *History of Religions* 41(3): 213-50.

Glucklich, A. 2001. *Sacred Pain: Hurting the Body for the Sake of the Soul*. Oxford: Oxford University Press.

Godwin, J. 1994. *The Theosophical Enlightenment*. Albany: State University of New York Press.

Godwin, J., C. Chanel, and J.P. Deveney (eds.). 1995. *The Hermetic Brotherhood of Luxor: initiatic and historical documents of an order of practical occultism*. York Beach, ME.: S. Weiser.

Gold, D. 1999. Nath Yogis as Established Alternatives: Householders and Ascetics Today. In K. Ishwaran (ed.), *Ascetic Culture, Renunciation and Wordly Engagement*. Leiden: Brill, pp. 68-89.

Goldberg, E. 2006. *Worshiping the Sun Indoors: The Beginnings of Modern Surya Namaskar in Muscle Cult*. Paper presented at a workshop organized at the Faculty of Divinity, University of Cambridge, Cambridge, April 22-23.

———. unpublished manuscript. *Radiant Bodies: The Formation of Modern Hatha Yoga*.

Gombrich, R., and G. Obeyesekere. 1988. *Buddhism Tranformed, Religious Change in Sri Lanka*. Princeton, N.J.: Princeton University Press.

Gonda, J. 1965. *Les Religions de l'Inde, Vol. II: L'Hindouisme Récent*. Paris: Payot.

Goswami, S. S. 1959. *Hatha-Yoga: An Advanced Method of Physical Education and Concentration*. London: Fowler.

Govindarajulu, L. K. (ed.). 1949. *Buck Commemoration Volume: Being a Memorial, Dedicated to Harry Crowe Buck*. Saidapet, Madras: Buck Commemoration Volume Committee of the Alumni Association of the YMCA College of Physical Education.

Gray, J. H. 1930. India's Physical Education What Shall It Be. *Vyayam* 1 (4): 5 -9.

———. 1931. Physical Culture: Physical Training: Physical Education. *Vyayam* 2 (3): 15-16.

Green, N. 2008. Breathing in India, c. 1890. *Modern Asian Studies* 42(2 - 3 (Double Issue)): 283-315.

Criffith, R. M. 2001. Body Salvation: New Thought, Father Divine, and the Feast of Material Pleasures. *Religion and American Culture* 11(2): 119-53.

Grinshpon, Y. 2002. *Silence Unheard: Deathly Otherness in Pātañjala-yoga*. Albany: State University of New York Press.

Gross, R. L. 1992. *The Sadhus of India: A Study of Indian Asceticism*. Jaipur: Rawat Publications.

Guha-Thakurta, T. 1992. *The Making of a New "Indian" Art, Artists, Aesthetics and Nationalism in Bengal, c.1850-1920*. Cambridge: Cambridge University Press.

Gupta, C. P. K. 1925. *My System of Physical Culture*. Calcutta: P. K. Gupta.

Gupta, K. R. L. 1986. *Hindu Anatomy, Physiology, Therapeutics, History of Medicine and Practice of Physic*. New Delhi: Sri Satguru.

Gyanee, B. S. 1931. *Yogi Exercises*. Tacoma, Wash.: Bhagwan S. Gyanee.

Gymnast. 1934. Amateur Acrobatics for "Bounding" Health. *Health and Strength*, February 10, p. 147.

Haanel, C. F., V. S. Perera, et al. 1937. *The Amazing Secrets of the Yogi, Followed by the Gateway to Prosperity*. London: Master Key.

Haddock, F. C. 1909. *The Power of Will*. Meriden, Conn.: Pelton and L. N. Fowler.

Halbfass, W. 1988. *India and Europe: An Essay in Understanding*. Albany: State University of New York Press.

Haldane, J. B. S., and A. Lunn. 1935. *Science and the Supernatural*. London: Eyre and Spottiswoode.

Hamilton, D. 1986. *The Monkey Gland Affair*. London: Chatto & Windus.

Hamilton, G. 1827. *The Elements of Gymnastics for Boys and of Calisthenics for Young Ladies*. London: Poole and Edwards.

Hanegraaff, W. J. 1998. *New Age Religion and Western Culture*. New York: State University of New York Press.

Hannah, C. 1933a. Health Wisdom of the East 1. Introductory. *Health and Strength*, July 29, p. 153.

———. 1933b. Health Wisdom of the East 2. Breathe "Prana" for Vitality and Strength. *Health and Strength*, August 5, p. 180.

———. 1933c. Health Wisdom of the East 3. Step-by-Step to Perfect Health. *Health and Strength*, August 12, p. 208.

———. 1933d. Health Wisdom of the East 4. Body and Mind in Perfect Partnership. The Full Fitness that Safeguards You against Debility or Disease. *Health and Strength*, August 19, p. 239.

———. 1933e. Health Wisdom of the East 5. The Yogi Way to "Sexual Balance." *Health and Strength*, August 26, p. 269.

Hara, O. H. 1906. *Practical Yoga, with a Chapter Devoted to Persian Magic*. London: L. N. Fowler.

Hargreaves, J. (ed.). 1982. *Sport, Culture and Ideology*. London: Routledge and Kegan Paul.

Hargreaves, J. 1986. Sport, *Power and Culture. A Social and Historical Analysis of Popular Sports in Britain*. Cambridge: Polity.

Hari Rama, Y. 1926. *Yoga System of Study. Philosophy, Breathing, Food and Exercises*. N.p.: H. Mohan.

———. 1927. *Super Yoga Science*. N.p.: H. Mohan.

Hartog, P. J. 1929. The Indian Universities. *Annals of the American Academy of Political and Social Science* 145(2): 138-50.

Hartzell, J. F. 1997. Tantric Yoga: A Study of the Vedic Precursors, Historical Evolution, Literatures, Cultures, Doctrines, and Practices of the 11th Century Kashmiri Saivite and Buddhist Unexcelled Tantric Yogas. Unpublished Diss., Columbia University, New York.

Hasselle-Newcombe, S. 2002. Yoga in Contemporary Britain: A Preliminary Sociological Exploration. M.A. Diss., Department of Sociology, London School of Economics and Political Science.

Hastam. 1989. Le Jeune Homme et le Rajah. *Viniyoga*, December 24, pp. 14-20.

Hatcher, B. A. 1999. *Eclecticism and Modern Hindu Discourse*. New York: Oxford University Press.

Hausner, S. L. 2007. *Wandering with Sadhus: Ascetics in the Hindu Himalayas*. Bloomington: Indiana University Press.

Hay, S. N. 1988. *Sources of Indian Tradition: Vol. 2 : Modern India and Pakistan*. New York: Columbia University Press.

Heber, Rev. R. 1828. *Narrative of a Journey through the Upper Provinces of India, from Calcutta to Bombay, 1824-1825 (with notes upon Ceylon), an Account of a Journey to Madras and the Southern Provinces, 1826, and Letters Written in India*, 2 nd ed., 3 vols. London: John Murray.

Heehs, P. 1994. Foreign Influences on Bengali Revolutionary Terrorism 1902-1908. *Modern Asian Studies* 28(3): 533-56.

Hobsbawm, E. J., and T. O. Ranger. 1983. *The Invention of Tradition*. Cambridge: Cambridge University Press.

Holland, C. (ed.). 1998. *Strange Feats and Clever Turns, Remarkable Speciality Acts in Variety, Vaudeville and Sideshows at the Turn of the Twentieth Century as Seen by their Contemporaries*. London: Holland and Palmer.

Honigberger, J. M. 1852. *Thirty-five Years in the East*. London: H. Bailliere.

Hopkins, E. W. 1901. Yoga Technique in the Great Epic. *Journal of the American Oriental Society* 22: 333-79.

———. 1970 (1885). *The Religions of India*. New Delhi: Munshiram Manoharlal.

Inden, R. 1986. Orientalist Constructions of India. *Modern Asian Studies* 20: 401-46.

———. 1992. *Imagining India*. Oxford: Basil Blackwell.

Ishwaran, K. 1999. *Ascetic Culture: Renunciation and Worldly Engagement*. Leiden: Brill.

Iyengar, B. K. S. 1938. 1938 Demonstration. DVD. London, Iyengar Yoga Institute.

———. 1966. *Light on Yoga*. London: Allen & Unwin.

———. 1987 (1978). *Iyengar, His Life and Work*. Porthill, Idaho: Timeless Books.

———. 1993a. *Light on the Yoga Sūtras of Patañjali*. London: Aquarian/Thorsons.

———. 1993b. The Yogi on Yoga, an Interview with B. K. S. Iyengar. *Krishnamacharya Yoga Mandiram Darśana* 2 (3): 36-38.

———. 2000. *Aṣṭādala Yogamālā*. New Delhi: Allied Publishers, vol. 1.

———. 2005. *Light on Life*. London: Rodale.

Iyer, K. V. 1927a. The Beauties of a Symmetrical Body. *Vyayam, the Bodybuilder* 1 (6): 163-66.

———. 1927b. A Message to the Youth of My Country. *Vyayam, the Bodybuilder* 1 (12): 245-48.

———. 1930. *Muscle Cult. A Pro-Em to My System*. Bangalore: Hercules Gymnasium and Correspondence School of Physical Culture.

———. 1936. *Perfect Physique*. Bangalore: Hercules Gymnasium and Correspondence School of Physical Culture.

———. 1937. *Suryanamaskar*. Bangalore: Bangalore Press.

———. 1940. *Physique and Figure*. Bangalore: Hercules Gymnasium and Correspondence School of Physical Culture.

Jackson. C. T. 1975. The New Thought Movement and the Nineteenth Century Discovery of Oriental Philosophy. *Journal of Popular Culture* 9 : 523-48.

———. 1981. *The Oriental Religions and American Thought: Nineteenth-Century Explorations*. Westport, Conn.: Greenwood.

Jacobsen, A., and R. V. S. Sundaram (trans.). 2006 (c.1941). *Yogāsanagalu by Vidvān T. Krishnamacharya*. Unpublished translation based on the 2nd Edition, Mysore: University of Mysore, 1973.

Jacolliot, L. and W. L. Felt 1884. *Occult Science in India and among the Ancients: With an Account of Their Mystic Initiations, and the History of Spiritism*. New York: J. W. Lovell.

Jacques, D. H. 1861. *Hints towards Physical Perfection: or, the Philosophy of Human Beauty; Showing How to Acquire and Retain Bodily Symmetry, Health, and Vigor, Secure Long Life, and Avoid The Infirmities of Age*. New York: Fowler and Wells.

Jambunathan, M. R. 1933. *Yoga Asanas. Illustrated. Being an Exposition of Yoga Poses*. Madras: Jambunathan Book Shop.

James, E. 1861. *The Yogi. A Tale*. London: Whittaker.

James, W. 1907. The Energies of Man. *Science* 25(635): 321-32.

Jensen, A. 1920. *Massage and Exercise Combined; A Permanent Physical Culture Course for Men, Women and Children; Health-Giving, Vitalizing, Prophylatic (sic), Beautifying; A New System of the Characteristic Essentials of Gymastic and Indian Yogis Concentration Exercises*

    Combined with Scientfic Massage Movements; with 86 Illustrations and Deep Breathing Exercises. New York: Albrecht Jensen.

Jhā, Gnt. 1907. *The Yoga-Darśana, the Sutras of Patañjali with the Bhāṣya of Vyāsa*. Bombay: Rajaram Tukaram Tatya for the Bombay Theosophical Publication Fund.

Johnson, E. L. 1979. *The History of YMCA Physical Education*. Chicago: Association Press.

Jois, S. K. P. 1999. *Yoga Mala*. New York: Eddie Stern.

Jordens, J. T. F. 1998. A Fake Autobiography. *Dayananda Sarasvati: Essays on His Life and Ideas*. Delhi: Oxford University Press.

K. P. L. 1944. Hatha Yoga. The Report of a Personal Experience. *Journal of Philosophy* 41(19): 530.

Kamath, S. 1933. Indigenous Activities. *Vyayam* 4 (3): 22-28.

Kapferer, B. 1986. Performance and the Structuring of Meaning and Experience. In V. W. Turner and E. M. Bruner (eds.), *The Anthropology of Experience*. Urbana: University of Illinois Press, pp. 188-203.

Kasulis, T. P., R.T. Ames, et al. (eds.). 1993. *Self as Body in Asian Theory and Practice*. New York: State University of New York Press.

Katdare, D. M. 1927a. Rules for the Guidance of Subscribers and Contributors. *Vyāyam, the Bodybuilder* 1 (1). No page number.

———. 1927b. Virile Humanity Is the Real Basis of Nationalism. *Vyāyam, the Bodybuilder* 1 (4): 89-90.

Keat, R. 1986. The Human Body in Social Theory: Reich, Foucault and the Repressive Hypothesis. *Radical Philosophy* 42: 24-32.

Kern, S. 1975. *Anatomy and Destiny: A Cultural History of the Human Body*. Indianapolis Bobbs-Merrill.

Kersenboom, S. 1987. *Nityasumangali: Devadasi Tradition in South India*. Delhi: Motilal Banarsidass.

Ketkar, G. V. 1927. Tilak's Example and Precept on Physical Development. *Vyayam*, November 11, pp. 230-33.

Kevles, D. J. 1995. *In the Name of Eugenics, Genetics and the Use of Human Heredity*. Cambridge, Mass.: Harvard University Press.

Killingley, D. 1990. Yoga-Sūtra IV, 2 - 3 and Vivekānanda's Interpretation of Evolution. *Journal of Indian Philosophy* 18(2): 151-80.

———. 1995. Hinduism, Darwinism and Evolution in Late-Nineteenth-Century India. In D. Amigoni and J. Wallace (eds.), *Charles Darwin's* The Origin of Species, *New Interdisciplinary Essays*. Manchester: Manchester University Press, pp.174-202.

King, R. 1999. *Orienlalism and Religion: Post-Colonial Theory, India, and the Mystic East*. London:

Routledge.

Kirkland, W. 1941. Speaking of Pictures, This is Real Yoga. *Life*, February 24, pp. 10-12.

Koller, J. M. 1993. Human Embodiment: Indian Perspectives. In T. P. Kasulis, R. T. Ames, and W. Dissanayake (eds.), *Self as Body in Asian Theory and Practice*. New York: State University of New York Press, pp. 45-58.

Kopf, D. 1975. An Historiographical Essay on the Goddess Kālī. In T. K. Stewart (ed.), *Shaping Bengali Worlds: Public and Private*. East Lansing: Asian Studies Center, University of Michigan.

Kothiwale, D. B. 1935. Mass Physical Training. Vyayam 6 (3): 4 -9.

Kripal, J. J. 1995. *Kali's Child: The Mystical and the Erotic in the Life and Teachings of Ramakrishna*. Chicago: University of Chicago Press.

———. 2007. Esalen: America and the Religion of No Religion. Chicago: University of Chicago Press.

Krishnamacharya, T. 1935. *Yoga Makaranda*. Bangalore: Bangalore Press.

———. c. 1941. *Yogāsanagalu*. Mysore: University of Mysore.

———. 2004. *Yoga Rahasya*. Chennai: Krishnamacharya Yoga Mandiram.

Kumar, R. 1993. *The History of Doing, an Illustrated Account of Movements for Women's Rights and Feminism in India 1800-1990*. London: Verso.

Kuvalayananda, S. (ed.). 1924-. *Yoga-Mīmāṅsā*. Lonavla: Kaivalyadhama.

———. 1933. *Popular Yoga: Āsanas*. Bombay: Popular Prakashan.

———. 1935. *Popular Yoga. Prāṇāyāma*. Lonavla: Kaivalyadhama.

———. 1936. *Yaugik Saṅgh Vyāyam*. Lonavla: Kaivalyadhama.

———. 1972 (1931). *Popular Yoga: Āsanas*. Hemel Hempstead: C. E. Tuttle.

Ladd, T., and J. A. Mathisen. 1999. *Muscular Christianity, Evangelical Protestants and the Development of American Sport*. Grand Rapids, Mich.: Baker Books.

Laidlaw, J. 2002. For an Anthropology of Ethics and Freedom. *Journal of the Royal Anthropological Institute* 8 (2): 311-32.

Lamsley, A. T. 1930. Build a Better Race. *Health and Strenth*, February 8, p. 144.

Lanman, C. R. 1917. Hindu Ascetics and Their Powers. *Transactions and Proceedings of the American Philological Association* 48: 133-51.

Larson, G., and R. S. Bhattacharya (eds.). 2008. *Yoga: India's Philosophy of Meditation*. Delhi: Motilal Banarsidass.

Larson, J.G. 1989. An Old Problem Revisited: The Relation between Sāṃkhya, Yoga and Buddhism. *Studien zur Indologie und Iranistik* 15: 129-46.

———. 1999. "Classical Yoga as Neo-Sāṃkhya: A Chapter in the History of Indian Philosophy,"

Asiatische Studien 53(3): 723-32.

Leadbeater, C. W. 1927. *The Chakras*. Adyar: Theosophical Publishing House.

Lee, M. 1983. *A History of Physical Education and Sport in the U.S.A.* New York: Wiley, c1983.

Lee, M. M. A. 2005. *Turn Stress into Bliss: The Proven Phoenix Rising Yoga Therapy Programme for Relaxation and Stress-relief*. Gloucester, Mass.: Fair Winds.

Leonard, F. E. 1947. *A Guide to the History of Physical Education*. London: Henry Kimpton.

Levin, D. M. 1985. *The Body's Recollection of Being: Phenomenological Psychology and the Deconstruction of Nihilism*. London: Routledge and Kegan Paul.

Liberman, K. 2008. The Reflexivity of the Authenticity of Yoga. In M. Singleton and J. Byrne (eds.), Yoga in the Modern World: Contemporary Perspectives. London: Routledge Hindu Studies Series.

Lorenzen, D. N. 1978. Warrior Ascetics in Indian History. *Journal of the American Oriental Society* 98(1): 61-75.

———. 1999. Who Invented Hinduism? Comparative Studies in Society and History 41(4): 630-59.

Losty, J. P. 1985. The Thousand Petals of Bliss: The Yoga Force. Kos, *Franco Maria Ricci (FMR) (American Edition)* 4 (17): 91-194.

Lowen, A. 1975. *Bioenergetics*. New York: Coward, McCann & Geoghegan.

Lowen, A., and L. Lowen. 1977. *The Way to Vibrant Health: A Manual of Bioenergetic Eexercises*. New York: Harper Colophon Books.

Macfadden, B. 1900. *The Virile Power of Superb Manhood*. New York: Physical Culture Publishing.

———. 1904a. *Building of Vital Power*. New York: Physical Culture Publishing.

———. 1904b. *How Success is Won*. New York: Physical Culture Publishing.

———. 1912. *Macfadden's Encyclopedia of Physical Culture*. New York: Physical Culture Publishing.

———. 1926. *The Book of Health*. New York: Macfadden Publications.

Maclaren, A. 1866. *Training in Theory and Practice*. London: Macmillan.

———. 1869. *A System of Physical Education, Theoretical and Practical*. Oxford: Clarendon Press.

MacMunn, G. 1931. *The Religions and Hidden Cults of India*. London: Sampson Low, Marston.

Madhava and I. Vidyasagara. 1858. *Sarvadarsana Sangraha, or, An Epitome of the Different Systems of Indian Philosophy*. Calcutta: Asiatic Society of Bengal.

Madhavacharya. 1914. *The Sarva-Darśana-Saṁgraha, or Review of the Different Systems of Hindu Philosophy*. London: Kegan Paul, Trench, Trubner.

———. 2002. *Sarva-Darśana-Saṃgraha*. Delhi: Chaukhamba Sanskrit Pratishthan.

Maehle, G. 2006. *Ashtanga Yoga: Practice and Philosophy*. Innaloo City: Kaivalya Publications.

Mallinson, J. 2005. Rāmānandī Tyāgīs and Haṭha Yoga. *Journal of Vaishnava Studies* 14(1): 107-21.

———. 2007. *The Khecarīvidyā of Ādinātha: A Critical Edition and Annotated Translation of an Early Text of Haṭhayoga*. London: Routledge.

Mangan, J. A. 1999. *Shaping the Superman: Fascist Body as Political Icon: Aryan Fascism*. London: Frank Cass.

———. 2000. *Superman Supreme: Fascist Body as Political Icon: Global Fascism*. London: Frank Cass.

Manor, J. 1977. *Political Change in an Indian State: Mysore, 1917-1955*. New Delhi: Manohar.

Maranto, G. 1996. *Quest for Perfection, The Drive to Breed Better Human Beings*. New York: Lisa Drew/Scribner.

Marshall, P. J. (ed.). *The British Discovery of Hinduism in the Eighteenth Century*. Cambridge: Cambridge University Press.

Mathews, B. 1937. *Flaming Milestones, Being an Interpretation and the Official Report of the Twenty-First World's Conference of the World's Alliance of Y.M.C.A.'s, Held in January 1937, in Mysore, South India*. Geneva: World Committee of Y.M.C.A.s.

Matilal, B. K. 1994. The Perception of Self in Indian Tradition. In R. T. Ames (ed.), *Self as Person in Asian Theory and Practice*. New York: State University of New York Press, pp. 279-95.

Mauss, M. 1979. Body Techniques. In *Sociology and Psychology*. London: Routledge and Kegan Paul, pp. 95-123.

Maxick. 1913. *Muscle Control; or, Body Development by Will-power*. London: Ewart, Seymour.

———. 1914. *Great Strength by Muscle-Control....With 54 Full-page Illustrations*. London: Ewart, Seymour.

Mayo, K. 1927. *Mother India*. London: Butler and Tanner.

———. 1928. *The Face of Mother India*. London: Hamish Hamilton.

McCrone, K. E. 1988. *Playing the Game: Sport and the Physical Emancipation of English Women, 1870-1914*. Lexington: University Press of Kentucky.

McDonald, I. 1999. "Physiological Patriots"? The Politics of Physical Culture and Hindu Nationalism in India. *International Review for the Sociology of Sport* 34(4): 343-57.

McEvilley, T. 1981. An Archaeology of Yoga. Res 1 : 44-78.

McKean, L. 1996. *Divine Enterprise: Gurus and the Hindu Nationalist Movement*. Chicago: University of Chicago Press.

McLaurin, H. 1933. *Eastern Philosophy for Western Minds: An Approach to the Principles and Modern Practice of Yoga*. Boston, Mass.: Stratford.

McLuhan, H. M. 1962. *The Gutenberg Galaxy: The Making of Typographic Man*. London:

Routledge & Kegan Paul.

McLuhan, M., Q. Fiore, et al. 1967. *The Medium Is the Massage*. New York: Bantam.

Medin, A. 2004. Yoga for the Twenty-first Century: Krishnamacharya and the Modern Developments of Yoga, with Reference to the Schools of Aṣṭāṅga Yoga, Iyengar Yoga and Desikachar Yoga. *Indian Religions*. London, School of Oriental and African Studies, p.108.

———. Forthcoming. *The Three Gurus*.

Mehta, N. D. 1919. *Hindu Eugenics*. Bandra: N. D. Mehta.

Melton, J. G. 1990. *New Age Encyclopedia*. Detroit: Gale Research Institute.

Mensendieck, B. 1918. *Standards of Female Beauty, Based on Conscious Muscle Education. (With Illustrations.)*. New York: Mensendieck.

———. 1906. *Körperkultur des Weibes: praktisch hygienische und praktisch ästhetische Winkel*. München: F. Bruckmann.

———. 1937. *The Mensendieck System of Functional Exercises*. Portland, Maine: Southworth-Anthoensen Press.

———. 1954. *Look Better, Feel Better: The World-renowned Mensendieck System of Functional Movements—for a Youthful Body and Vibrant Health*. New York: Harper.

Meyer, D. 1965. *The Positive Thinkers*. New York: Doubleday.

Midgley. 1985. *Evolution as Religion, Strange Hopes and Stranger Fears*. London: Methuen.

Miles, F. 1937. The Truth about Suppleness. *Health and Strength* 17: 572.

Mills, J. H., and S. Sen. 2004. *Confronting the Body: The Politics of Physicality in Colonial and Post-colonial India*. London: Anthem.

Mitchell, S. 1977. Women's Participation in the Olympic Games 1900-1926. *Journal of Sport History* 4 (2): 208-28.

Mitra, D. 2003. *Asanas, 608 Yoga Poses*. Novato, Calif.: New World Library.

Mitra, R. 1883. *The Yoga Aphorisms of Patanjali with the Commentary of Bhoja Raja and English Translation*. Calcutta: Asiatic Society of Bengal.

Mitter, P. 1994. *Art and Nalionalism in Colonial India, 1850-1922*. Cambridge: Cambridge University Press.

Monier-Williams, M. 1879. *Modern India and the Indians, Being a Series of Impressions, Notes and Essays*. London: Trubner.

———. 1891. *Brāhmanism and Hinduism or, Religious Thought and Life in India as Based on the Veda and Other Sacred Books of the Hindus*. London: John Murray.

Moore, S. D. 1996. *God's Gym: Divine Male Bodies of the Bible*. New York: Routledge.

Morgan, L. 1936. Surya Namaskars. A Rajah's 10-point Way to Health and Youth. *New Chronicle* (London), p. 5.

Morley, J. 2001. Inspiration and Expiration: Yoga Practice through Merleau-Ponty's Phenomenology of the Body. *Philosophy East and West* 51(1): 73-82.

Mosse, G. L. 1996. *The Image of Man: The Creation of Modern Masculinity*. New York: Oxford University Press.

Mosso, A. 1904. *Les Exercises Physiques et le Développement Intellectuel*. Paris: Felix Alcan.

Motoyama, H. 1981. *Theories of the Chakras, Bridge to Higher Consciousness*. Wheaton, Ill.: Quest Books (The Theosophical Publishing House).

Mrozek, D. J. 1992. The Scientific Quest for Physical Culture and the Persistent Appeal of Quackery. In J. W. Berryman and R. J. Park (eds.), *Sport and Exercise Science, Essays in the History of Sports Medicine*. Urbana: University of Illinois Press, pp. 283-96.

Mujumdar, D. C. 1950. *Encyclopedia of Indian Physical Culture*. Baroda: Good Companions.

Mujumdar, S. A. 1927. Presidential Address to the Maharashtra Physical Culture Conference. *Vyāyam, the Bodybuilder* 1 (7): 182-95.

Müller, J. P. 1905. *My System, Fifteen Minutes' Work a Day for Health's Sake*. London: Anglo-Danish Publishing.

Müller, M. 1881. *Selected Essays on Language, Mythology and Religion*, 2 vols. London: Longmans, Green.

———. 1899. *The Six Systems of Indian Philosophy*. London: Longmans, Green.

———. 1974(1898). *Ramakrishna, His Life and Sayings (with a Review of the Book by Swami Vivekananda)*. Calcutta: S. Gupta.

Muller-Ortega, P. E. 2005. "Tarko Yogāṅgam Uttamam": On Subtle Knowledge and the Refinement of Thought in Abhinavagupta's Liberative Tantric Method. In K. A. Jacobsen, *Theory and Practice of Yoga, Essays in Honour of Gerald James Larson*. Leiden: Brill, pp. 181-212.

Mundy, P. 1914. *The Travels of Peter Mundy in Europe and Asia 1608-1667. Vol. II: Travels in Asia, 1628-1634*. London: Hakluyt Society.

Muzumdar, S. 1937a. "Sarvangasana"—the Greatest of Yogic Exercises. The Health Wisdom of the East Contained in One Simple Movement. *Health and Strength*, June 12, pp. 861, 863.

———. 1937b. Gama—the King of Indian Super Wrestlers. *Health and Strength*, September 18, pp. 430-31.

———. 1937c. The Eastern Way to Health. *Health and Strength*, October 30, pp. 648-49.

———. 1949. *Yogic Exercises for the Fit and the Ailing*. Bombay: Orient Longmans.

Myss, C. 1996. *Anatomy of the Spirit: The Seven Stages of Power and Healing*. London: Bantam.

n.a. 1877. *The Saddarshana-Chintanikā, or Studies in Indian Philosophy. A Monthly Publication Stating and Explaining the Aphorisms of the Six Schools of Indian Philosophy, with Their Translation into Marathi and English*. Poona: Dnyan Prakash Press.

n.a. 1927. Athletic and Gymnastic Exercises. *Vyayam* 1 (5): 146.

n.a. 1930. Physical Training in Secondary Schools in Mysore. *Vyayam* 2 (2): 10-12.

n.a. 1931. Curriculum of Studies in the Y.M.C.A. School of Physical Education, Madras. *Vyayam* 3 (2): 28-31.

n.a. 1931-1947. *Jaganmohan Palace Administrative Records*. Mysore: Jaganmohan Palace Administration.

n.a. 1933. The Amazing Maxick Invades England. *Health and Strenth*, July 22, p.124.

n.a. 1936. The "Yogi" Sensation of the Season at Simla: A Lioness as Visitor at the Viceregal Lodge. *Illustrated London News*, June 27, p. 1163.

n.a. 1938. A New Health Era in the Orient. *Health and Strength*, April 9, p. 525.

n.a. 1970. Book Corner. *Yoga and Health*, 3 :48.

Nadkarni, M. M. 1927. Prof. Rammurti, the Indian Hercules. *Vyayam* 1 (4): 104-08.

Narasimhan, M. A. (trans.) 2005 (1935). *The Yoga Makaranda of T. Krishnamacharya*. Unpublished translation.

———. (trans.) 2005 (c.1941). *The Yogāsanagalu of T. Krishnamacharya*. Unpublished translation.

Narayan, K. 1989. *Storytellers, Saints and Scoundrels, Folk Narrative in Hindu Religious Teaching*. Delhi: Motilal Banarsidass.

———. 1993. Refractions of the Field at Home: American Representations of Hindu Holy Men in the Nineteenth and Twentieth Centuries. *Cultural Anthropology* 8 (4): 476-509.

Narayanan, S. 1930. Recent Interesting Developments in Physical Education in India. *Vyayam* 2 (2): 9 -10.

Nathamuni, S. 1998. *Śrī Nāthamuni's Yogarahasya*. Chennai: Krishnamacharya Yoga Mandiram.

Neff, M. K., and H. P. Blavatsky. 1937. *Personal Memoirs*. London: Rider.

Nevrin, K. 2005. Modern Yoga and Śrī Vaishnavism. *Journal of Vaishnava Studies* 14(1): 65-93.

———. unpublished manuscript. Taming Forces: Empowerment and Authenticity in Modern Hathayoga.

Newcombe, S. 2007a. A Social History of Yoga and Ayurveda in Britain, 1950-1995. Diss., Faculty of History, University of Cambridge.

———. 2007b. Stretching for Health and Well-Being: Yoga and Women in Britain, 1960-1980. *Asian Medicine, Tradition and Modernity (Special Yoga Issue)* 3 : 37-63.

Nikhilananda, S. 1953. *Vivekananda: A Biography*. New York: Ramakrishna Center.

Nivedita, S. 1967. *The Complete Works of Sister Nivedita*. Calcutta: Ramakrishna Sarada Mission.

Noll, R. 1996. *The Jung Cult, the Origins of a Charismatic Movement*. London: Fontana Press.

Old Students' Association. 1940. *Our Physical Activities*. Kandivli: Training Institute for Physical

Education.

Old, W. G. 1915. *The Yoga of Yama, What Death Said*. London: William Rider and Son.

Olivelle, P. 1996. *Upaniṣads*. Oxford World's Classics. Oxford: Oxford University Press.

O'Malley, L. S. S. 1935. *Popular Hinduism, the Religion of the Masses*. Cambridge: Cambridge University Press.

Oman, J. C. 1903. *The Mystics, Ascetics and Saints of India: A Study of Sadhuism, with an Account of the Yogis, Sanyasis, Bairagis, and Other Strange Hindu Sectarians*. London: T. Fisher Unwin.

Openshaw, J. 2002. *Seeking the Bauls of Bengal*. Cambridge: Cambridge University Press.

Ovington, J. 1696. *A Voyage to Suratt in the Year 1689*. London: Jacob Tonson.

Padoux, A. 2002. Corps et cosmos: l'image du corps du yogin tantrique. In V. Bouiller and G. Tarabout (eds.), *Images du Corps dans le Monde Hindou*. Paris: CNRS Editions, pp. 163-87.

Pahlajrai, P. 2004. Doxographies—Why Six *Darśanas*? Which Six? Available at www.students.washington.edu/prem/Colloquiumo 4 -Doxographies.pdf. Accessed 10 August 2005.

Park, R. J. 1978. "Embodied Selves": The Rise and Development of Concern for Physical Education, Active Games and Recreation for American Women, 1776-1865. *Journal of Sports History* 5 : 5 -41.

———. 1992. Physiologists, Physicians, and Physical Educators: Nineteenth-Century Biology and Exercise. In J. W. Berryman and R. J. Park (eds.), *Sport and Exercise Science, Essays in the History of Sports Medicine*. Urbana: University of Illinois Press, pp. 138-81.

Parker, G. T. 1973. *The History of Mind Cure in New England*. Hanover, N.H.: University Press of New England.

Parsley, W. L. 1930. Wrestlers of the Rajahs. *Health and Strength*, March 20, pp.400-01.

Partington, T. B. 1924. What Sterilisation Really Means. *Health and Strength*, March 31, p.359.

———. 1933. Why Girls Become Sex-Morbid. *Health and Strength*, September 2, p. 301.

Patra, B. 1924. *The Mysteries of Nature*. Calcutta: S.C. Kavirata.

Pattabhiram, N. 1988. The Trinity of Bharatanatyam: Bala, Rukmini Devi and Kamala. *Sruti* 48: 23-24.

Paul, N. C. 1888 (1850). *A Treatise on the Yoga Philosophy*. Bombay: Tukaram Tatya for the Bombay Theosophical Fund.

Payot, J. 1893/1909. *The Education of the Will, the Theory and Practice of Self-Culture*. New York: Funk and Wagnalls.

Phillips, K. 2001. *The Spirit of Yoga*. London: Cassell.

Physician. 1933. The Tibetan Legend, Recent Confirmations and a Dawn of Hope. *Health and Strength*, June 3, p. 640.

Pick, D. 1989. *Faces of Degeneration, a European Disorder, c.1848-1918*. Cambridge: Cambridge University Press.

Pinch, V. 2003. Bhakti and the British Empire. *Past and Present* 179(1): 159-96.

———. 2006. *Warrior Ascetics and Indian Empires, 1500-2000*. Cambridge: Cambridge University Press.

Pinney, C. 1997. *Camera Indica. The Social Life of Indian Photographs*. London: Reaktion.

———. 2003. *Photos of the Gods: The Printed Image and Political Struggle in India*. London: Reaktion.

Pollock, S. 1993. Deep Orientalism? Notes on Sanskrit and Power beyond the Raj. In C. A. Breckenridge and P. van der Veer (eds.), *Orientalism and the Postcolonial Predicament, Perspectives on South Asia*. Philadelphia: University of Pennsylvania Press, pp. 76-133.

Pound, E. 1934. *Make It New: Essays*. London: n. p.

Prasad, R. 1890. *The Science of Breath and the Philosophy of the Tatwas (translated from the Sanskrit), with Fifteen Introductory and Explanatory Essays on Nature's Finer Forces*. London: Theosophical Publishing Society.

———. 1907. *Sef-Culture or the Yoga of Patanjali*. Madras: Theosophical Office.

———. 2003 (1912). *Pātañjali's Yoga Sūtras*. New Delhi: Munshiram Manoharlal.

Pratinidhi, P. and L. Morgan. 1938. *The Ten-Point Way to Health. Surya namaskars....Edited with an Introduction by Louise Morgan, etc*. London: J. M. Dent.

Pultz, J. 1995. *Photography and the Body*. London: George Weidenfeld and Nicolson.

Qureshi, R. 1991. Whose Music? Sources and Contexts in Indic Musicology. V. Bohlman Philip and B. Nettl (eds.), *Comparative Musicology and Anthropology of Music: Essays on the History of Ethnomusicology: Conference Entitled "Ideas, Concepts, and Personalities in the History of Ethnomusicology": Papers*. Chicago: University of Chicago Press, pp. 152-68.

Radhakrishnan, S. 1922. The Hindu Dharma. *International Journal of Ethics* 33(1): 1 -22.

Radice, W. (ed.). 1998. *Swami Vivekananda and the Modernization of Hinduism*. Delhi: Oxford University Press.

Raghavan, V. 1958. *The Indian Heritage: An Anthology of Sanskrit Literature*. Bangalore, India: Indian Institute of Culture.

Rai, L. 1967. *A History of the Arya Samaj*. Bombay: Orient Longmans.

Raina, D., and S. I. Habib. 1996. The Moral Legitimation of Modern Science: Bhadralok Reflections on Theories of Evolution. *Social Studies of Science* 26(1): 9 -42.

Ram Sukul, S. D. (ed.). 1927. *Practical Yoga. Chicago*: Hindu Yoga Society.

Ramacharaka, Y. 1903. *The Hindu-Yogi Science of Breath: A Complete Manual of the Oriental Breathing Philosophy of Physical, Mental, Psychic and Spiritual Development*. Chicago, Ill.: Yogi Publication Society.

———. 1904. *Hatha Yoga or the Yogi Philosophy of Physical Well-Being*. London: L. N. Fowler.

———. 1908. *The Inner Teachings of the Philosophies and Religions of India*. Chicago: Yogi Publication Society.

Ramamurthy, P. K. 1923. *Physical Culture, Being a Scheme Prepared for the Indian Universities*. Ahmedabad: Dharma Vyaya Press.

Ramaswami, S. 2000. *Yoga for the Three Stages of Life*. Rochester, Vt.: Inner Traditions.

Ramayandas, S. D. 1926. *First Steps in Yoga*. London: L. N. Fowler.

Rao, D. S. R. 1913. *In Tune with Nature. Health, Strength and Longevity in Modern India*. Madras: G. C. Loganadham Bros.

Rathbone, J. L. 1931. Some Aspects of Posture Education. *Vyayam* 3 (1): 10-14.

Rea, S. 2006. *Yoga Trance Dance*. DVD. Silver Spring, Maryland: Acorn Media Publishing.

Reed, S. A. 1998. The Politics and Poetics of Dance. *Annual Review of Anthropology* 27: 503-32.

Reich, W., and K. R. Eissler. 1967. *Reich Speaks of Freud. Wilhelm Reich Discusses His Work and His Relationship with Sigmund Freud*. New York: Farrar, Straus and Giroux.

Rele, V. G. 1927. *The Mysterious Kundalini: The Physical Basis of the Kundalini (Hatha) Yoga according to Our Present Knowledge of Western Anatomy and Physiology*. Bombay: D. B. Taraporevala.

Rieker, H.-U. 1989. *The Yoga of Light: Hatha Yoga Pradipika*, trans. E. Becherer. London: Unwin.

Robertson, R. 1992. *Globalization: Social Theory and Global Culture*. London: Sage.

Rodrigues, S. 1997. *The Householder Yogi: The Life of Shri Yogendra*. Bombay: Yogendra Publications Fund, the Yoga Institute.

Rose, H. A. 1911. *A Glossary of the Tribes and Castes of the Punjab and North-West Frontier Provinces*. Lahore: Civil and Military Gazette Press.

Ross, C. 2005. *Naked Germany: Health, Race and the Nation*. Oxford: Berg.

Rosselli, 1980. The Self-Image of Effeteness: Physical Education and Nationalism in Nineteenth-Century Bengal. *Past and Present* 86: 121-48.

Roth, M. 1852. *Movements or Exercises according to Ling's System for the Development and Strengthening of the Human Body in Childhood and in Youth*. London: Groombridge and Sons.

———. 1856. *Gymnastic Exercises without Apparatus*. London: A. N. Myers.

Rothstein, H. 1853. *The Gymnastic Free Exercises of P. H. Ling*. London: Groombridge Bailliere.

Ruiz, F. P. 2006. Krishnamacharya's Legacy. Available at http://www.yogajournal.com/wisdom/465_4.cfm. Accessed March 6, 2006.

Ruyter, N. L. C. 1988. The Intellectual World of Genevieve Stebbins. *Dance Chronicle* 11 (3): 381-97.

———. 1996. The Delsarte Heritage. *Journal of the Society for Dance Research* 14 (1): 62-74.

———. 1999. The Cultivation of Body and Mind in Nineteenth-Century American Delsartism.

Westport, Conn.: Greenwood Press.

Ruyter, N. L. C., and T. Leabhart. 2005. *Essays on François Delsarte*. Claremont, Calif.: Pomona College Theater Department for the Claremont Colleges.

Sadananda, Y., and G. A. Jacob. 1881. *A Manual of Hindu Pantheism: The Vedântasâra*. London: Trubner.

Samuel, G. 2006. Tibetan Medicine and Biomedicine: Epistemological Conflicts, Practical Solutions. Asian Medicine, *Tradition and Modernity* 2 (1): 72-86.

———. 2007. Endpiece. *Asian Medicine, Tradition and Modernity (Special Yoga Issue)*. 3.1: 177-88.

———. 2008. *Origins of Yoga and Tantra: Indic Religions to the Thirteenth Century*. Cambridge: Cambridge University Press.

Sanchez, T. 2004. Origins of Yoga. Available at http://www.usyoga.org/html/origins.htm. Accessed March 20, 2005.

Sarbacker, S. R. 2005. *Samadhi: Numinous and Cessative in Indo-Tibetan Yoga*. Albany: State University of New York Press.

Sarkar, J. 1958. *A History of Dasnami Naga Sanyasis*. Daraganj: Sri Panchayati Akhara.

Sarkar, K. L. 1902. *The Hindu System of Self-Culture, or the Patanjala Yoga Shastra*. Calcutta: Sarasi Lal Sarkar.

Sarkar, S. 1973. *The Swadeshi Movement in Bengal, 1903-1908*. New Delhi: People's Publishing House.

Schmidt, A. M. 1960. *John Calvin and the Calvinistic Tradition*. New York: Harper.

Schmidt, R. 1908. *Fakire und Fakirtum im alten und modernen Indien: Yoga-Lehre und Yoga-Praxis nach den indischen Originalquellen*. Berlin: Hermann Barsdorf.

Schreiner, P. 2003. *Textualising Yoga: Patanjali's Yogasutras in Tradition and Modernity*. IAHR, Delhi: (Unpublished).

Sédir, P. 1906. *Le Fakirisme Hindou*. Paris: Librairie generale des sciences occultes.

Segel, H. B. 1998. *Body Ascendant: Modernism and the Physical Imperative*. Baltimore: Johns Hopkins University Press.

Self-Realization Fellowship. 2004. The Early Years in America (1920-1928). *The Life of Paramahansa Yogananda*. DVD. Los Angeles, Calif.: Self-Realization Fellowship.

Sen, S. 2004. Schools, Athletes and Confrontation: The Student Body in Colonial India. In J. H. Mills and S. Sen (eds.), *Confronting the Body, the Politics of Physicality in Colonial and Post-Colonial India*. London: Anthem.

Sen, S. P. 1974. *Dictionary of National Biography*. Calcutta: Institute of Historical Studies, vol. III.

Shastrideva, G., and J. Ballantyne. 1885. *The Yoga Philosophy, Being the Text of Patanjali with Bhoja*

Raja's Commentary; with Their Translations in English by Dr. Ballantyne and Govind Shastri Deva, and Introdudion by Col. Olcott and an Appendix. Bombay: Tookaram Tatya for the Bombay Theosophical Fund.

Shawn, T. n.d. *Every Little Movement: A Book about François Delsarte, the Man and His Philosophy, His Science and Applied Aesthetics, the Application of This Science to the Art of the Dance, the Influence of Delsarte on American Dance*. Brooklyn: Dance Horizons.

Siegel, L. 1991. *Net of Magic, Wonders and Deceptions in India*. Chicago: University of Chicago Press.

Silvestri, M. 2000. "The Sinn Fein of India": Irish Nationalism and the Policing of Revolutionary Terrorism in Bengal. *Journal of British Studies* 39(4): 454-86.

Sinh, P. 1915. *The Hatha Yoga Pradipika*. Allahabad: Pāṇini Office.

Singh, J. 1979. *Vijñānabhairava or Divine Consciousness, a Treasure of 112 Types of Yoga*. Delhi: Motilal Banarsidass.

Singh, P. 2004. *Indian Cultural Nationalism*. New Delhi: India First Foundation.

Singleton, M. 2005. Salvation through Relaxation: Proprioceptive Therapy in Relation to Yoga. *Journal of Contemporary Religion* 20(3): 289-304.

―――. 2006. Review of Joseph Alter's *Yoga in Modern India*, in *Asian Medicine, Tradition and Modernity* 2 (1): 91-93.

―――. 2007a. British Wheel of Yoga. In D. Cush, C. Robinson, and M. York (eds.), *Encyclopedia of Hinduism*, London: Curzon-Routledge, pp. 123-23.

―――. 2007b. Choudhury, Bikram (b. 1946). In D. Cush, C. Robinson, and M. York (eds.), *Encyclopedia of Hinduism*. London: Curzon-Routledge, p. 142.

―――. 2007c. Desikachar, T. K. V. and Viniyoga. In D. Cush, C. Robinson, and M. York (eds.), *Encyclopedia of Hinduism*, London: Curzon-Routledge, p. 178.

―――. 2007d. Indra Devi (1900-2002). In D. Cush, C. Robinson, and M. York (eds.), *Encyclopedia of Hinduism*. London: Curzon-Routledge, pp. 369-70.

―――. 2007e. Iyengar, B. K. S. and Iyengar Yoga (b. 1918). In D. Cush, C. Robinson, and M. York (eds.), *Encyclopedia of Hinduism*. London: Curzon-Routledge, pp. 380-81.

―――. 2007f. Krishnamacharya, T. (1888-1989). In D. Cush, C. Robinson, and M. York (eds.), *Encyclopedia of Hinduism*. London: Curzon-Routledge, p. 424.

―――. 2007g. Kuvalayananda, Swami (1883-1966) and Kaivalyadhama. In D. Cush, C. Robinson, and M. York (eds.), *Encyclopedia of Hinduism*. London: Curzon-Routledge, pp.441-42.

―――. 2007h. Jois, K. Pattabhi and Ashtanga Vinyasa Yoga. In D. Cush, C. Robinson, and M. York (eds.), Encyclopedia of Hinduism. London: Curzon-Routledge, p. 393.

―――. 2007i. Satchidananda, Swami and Integral Yoga. In D. Cush, C. Robinson, and M. York (eds.), *Encyclopedia of Hinduism*. London: Curzon-Routledge, p. 769.

———. 2007j. Satyananda, Swami (b. 1923) and the Bihar School of Yoga. In D. Cush, C. Robinson, and M. York (eds.), *Encyclopedia of Hinduism*. London: Curzon-Routledge, p. 776.

———. 2007k. Vishnudevananda (1927-93) and Sivananda Yoga. In D. Cush, C. Robinson, and M. York (eds.), *Encyclopedia of Hinduism*. London: Curzon-Routledge, pp. 960-61.

———. 2007l. Yogendra, Shri (1897-1989) and the Yoga Institute, Santa Cruz. In D. Cush, C. Robinson, and M. York (eds.), *Encyclopedia of Hinduism*. London: Curzon-Routledge, pp. 1041-42.

———. 2007m. Yoga, Modern. In D. Cush, C. Robinson, and M. York (eds.), *Encyclopedia of Hinduism*. London: Curzon-Routledge, pp. 1033-38.

———. (ed.). 2007n. *Asian Medicine, Tradition and Modernity* (3) 1 (Leiden: Brill).

———. 2007o. Suggestive Therapeutics: New Thought's Relationship to Modern Yoga. In *Asian Medicine, Tradition and Modernity* 3 : 64-84.

———. 2007p. Yoga, Eugenics and Spiritual Darwinism in the Early Twentieth Century. *International Journal of Hindu Studies* 11(2): 125-46.

———. 2008a. The Classical Reveries of Modern Yoga: Patañjali and Constructive Orientalism. In M. Singleton and J. Byrne (eds.), *Yoga in the Modern World, Contemporary Perspectives*. London: Routledge Hindu Studies Series.

———. 2008b. Introduction: Putting the Modern in Modern Yoga. In M. Singleton and J. Byrne (eds.), *Yoga in the Modern World: Contemporary Perspectives*. London: Routledge Hindu Studies Series.

———. 2010. Modern Yoga. In K.A. Jacobsen (ed.), *Encyclopedia of Hinduism*. Leiden: Brill, pp.782-788

———. 2012. *Yoga Makaranda* of T. Krishnamacharya. In D.G. White (ed.), Yoga in Practice. Princeton, N.J.: Princeton University Press,pp.337-352

———. unpublished article. The American Dream of Yoga.

Singleton, M. and J. Byrne (eds.). 2008. *Yoga in the Modern World: Contemporary Perspectives*. London: Routledge Hindu Studies Series.

Sinh, P. 1915. *The Hatha Yoga Pradipika*. Allahabad: Panini Office.

Sinha, M. 1995. *Colonial Masculinity: The "Manly Englishman" and the "Effeminate Bengali" in the Late Nineteenth Century*. Manchester: Manchester University Press.

Sivananda, S. 1929. *Practice of Yoga, etc.* Madras: Ganesh.

———. 1935. *Yoga Asanas*. Madras: P. K. Vinayagam.

Sjoman, N. E. 1996. *The Yoga Tradition of the Mysore Palace*. New Delhi: Abhinav.

Sklar, D. 1977. *Gods and Beasts: The Nazis and the Occult*. New York: T. Y. Crowell.

Smith, D. 2003. *Hinduism and Modernity*. Oxford: Blackwell.

———. 2004. Nietzsche's Hinduism, Nietzsche's India: Another Look. *Journal of Nietzsche Studies* 28: 37-56.

———. 2005. Orientalism and Hinduism. In G. Flood (ed.), *The Blackwell Companion to Hinduism*. Oxford: Blackwell Publishing.

Smith, B. 2008. With Heat Even Iron Will Bend: Discipline and Authority in Ashtanga Yoga. In M. Singleton and J. Byrne (eds.), *Yoga in the Modern World: Contemporary Perspectives*. London: Routledge Hindu Studies Series.

Sondhi, Krishnan Lal. 1962. Yoga and Indian Culture. *Journal of the Yoga Institute (Santa Cruz)* 7 (4): 60-66.

Southard, B. 1993. Colonial Politics and Women's Rights: Woman Suffrage Campaigns in Bengal, British India in the 1920s. *Modern Asian Studies* 27(2): 397-439.

Srinivasan, D. 1984. Unhinging Siva from the Indus Civilization. *Journal of the Royal Asiatic Society of Great Britain and Ireland* 1 : 77-89.

Srinivasan, P. 2003. Dancing Modern, Dancing Indian in America. *Pulse*, Autumn, pp. 11-13.

———. 2004. Dancing Modern/Dancing Indian/Dancing.... in America. The Myths of Cultural "Purity." *Ballet-Dance Magazine* (April). Available at http://www.ballet-dance.com/200404/articles/asiandance.html. Accessed June 2006.

Srivastava, S. 2005. What happens when spirit meets wallet? It's patently obvious. *Asia Times Online*, July 2. Available at http://www.atimes.com/atimes/South_Asia/ GG02Df02.html. Accessed October 2007.

Srivatsan, M. 1997. *Sri Krishnamacharya, the Purnacarya*. Chennai: Krishnamacharya Yoga Mandiram.

Staal, F. 1993. Indian Bodies. In T. P. Kasulis, R. T. Ames, and W. Dissanayake (eds.), *Self as Body in Asian Theory and Practice*. Albany: State University of New York Press, pp. 59-102.

Stack, M. B. 1931. *Building the Body Beautiful, the Bagot Stack Stretch-and-Swing System*. London: Chapman and Hall.

Stack, P. 1988. *Zest for Life, Mary Bagot Stack and the League of Health and Beauty*. London: Peter Owen.

Standwell, T. W. 1934. That Hole in the Brain Discovered by the Super Yogis and So Profitably Exploited by Them. *Health and Strength*, July 14, p. 42.

Stanley, B. 1937. Try Stretching for Strength. *Health and Strength*, February 27, p. 307.

Stebbins, G. 1892. *Dynamic Breathing and Harmonic Gymnastics: A Complete System of Psychical Aesthetic and Physical Culture*. New York: E.S. Werner.

———. 1898. *The Genevieve Stebbins System of Physical Training*. New York: E.S. Werner.

Steelcroft, F. 1896. Some Peculiar Entertainments I. *The Strand Magazine, An Illustrated Monthly*, vol. 11, January-June: 328-35.

———. 1897. A Living Idol. *The Strand Magazine, An Illustrated Monthly*, vol. 13, January-June: 176-80.

Stephen, D. R. 1914. *Patanjali for Western Readers, the Yoga Aphorisms of Patanjali Paraphrased and Modernised from Various English Translations and Recensions*. London: Theosophical Publishing Society.

Sterne, E. 2005. The Yoga of Krishnamacharya. *Journal of Vaishnava Studies* 14(1): 95-106.

Stocker, R. D. 1906. *Yoga Methods. How to Prosper in Mind, Body, and Estate*. London: L. N. Fowler and Co.

———. 1913. *The Time Spirit: A Survey of Contemporary Spiritual Tendencies*. London: Erskine Macdonald.

Stoddart, B. 1988. Sport, Cultural Imperialism, and Colonial Response in the British Empire. *Comparative Studies in Society and History* 30(4): 649-73.

Stone, D. 2002. *Breeding Superman, Nietzsche, Race and Eugenics in Edwardian and Interwar Britain*. Liverpool: Liverpool University Press.

Strauss, S. 2005. *Positioning Yoga: Balancing Acts across Cultures*. Oxford: Berg.

Studdert-Kennedy, G. 1991. *British Christians, Indian Nationalists and the Raj*. Delhi: Oxford University Press.

Sumption, D. 1927. *Fundamental Danish Gymnastics for Women*. New York: A. S. Barnes.

Sundaram, S. 1989 (1928). *Yogic Physical Culture or the Secret of Happiness*. Bangalore: Brahmacharya Publishing.

Syman, S. 2003. Boston Brahma: How a Group of Turn-of-the-century Cambridge Women Made America Safe for Yoga. *Boston Globe*, August 24. Available at www.boston.com/news/globe/ideas/articles/2003/08/24/boston_brahma?mode=PF Accessed July 2004.

Tavernier, J.-B. 1925 (1676). *Travels in India*. London: Oxford University Press.

Taylor, G. H. 1860. *An Exposition of the Swedish Movement Cure*. New York: Fowler and Wells.

———. 1885. *Pelvic and Hernial Therapeutics. Principles and Methods for Remedying Chronic Affections of the Lower Part of the Trunk, including Processes for Sef-Cure*. New York: John B. Alden.

———. 1893. *Mechanical Aids in the Treatment of Chronic Forms of Disease*. New York: G. W. Rogers.

Taylor, K. 2001. *Sir John Woodroffe, Tantra and Bengal: "An Indian Soul in a European Body"?* Richmond: Curzon.

Thevenot, J. de.1684. *Troisième Partie des Voyages de M. de Thevenot, contenant la relation de l'Indostan, des nouveaux Mogols et des autres Peuples et Pays des Indes*. Paris: Claude Barbin. Available at http://gallica.bnf.fr/ark:/12148/bpt 6 k86648q.notice. Accessed March 2006.

Thomas, H., and J. Ahmed (eds.). 2004. *Cultural Bodies, Ethnography and Theory*. Oxford: Blackwell.

Thrift, N. 2004. Bare Life. In H. Thomas and J. Ahmed (eds.), *Cultural Bodies, Ethnography and Theory*. Oxford: Blackwell, pp. 145-69.

Tiruka. 1971. *Suryanamaskara* (Kannada edition). Malladhihalli: Sarvodaya Mudranalaya, Anathasevashrama Trust.

———. 1977. *Suryanamaskara*. Malladhihalli: Sarvodaya Mudranalaya, Anathasevashrama Trust.

———. 1983. *Pranayama for Body and Soul*. Malladhihalli: Sarvodaya Mudranalaya, Anathasevashrama Trust.

Tissot, C. J. 1780. *Gymnastique Medicinale et Chirurgicale*. Paris: Bastien.

Todd, J. 1998. *Physical Culture and the Body Beautiful: Purposive Exercise in the Lives of American Women, 1800-1870*. Macon, Ga.: Mercer University Press.

———. 2003. The Strength Builders: A History of Barbells, Dumbbells and Indian Clubs. *The International Journal of the History of Sport* 20(1): 65-90.

Trine, R. W. 1913. *The New Alinement of Life, concerning the Mental Laws of a Greater Personal and Public Power*. London: G. Bell and Sons.

Tripathi, A. 1974. *Vidyasagar: The Traditional Moderniser*. New Delhi: Oriental Longmans.

Turner, B. S. 1991. Recent Developments in the Theory of the Body. In M. Featherstone, M. Hepworth, and B. S. Turner (eds.), *The Body, Social Process and Cultural Theory*. London: Sage, pp. 1-35.

Uberoi, P. 2006. *Body, State and Cosmos: Mao Zedong's "Study of Physical Education"* (1917). Available at http://ignca.nic.in/ks_41018.htm. Accessed March 2006.

Urban, Hugh B. 2003. *Tantra: Sex, Secrecy, Politics, and Power in the Study of Religion*. Berkeley, Calif.: University of California Press.

———. 2006. *Magia Sexualis. Sex, Magic, and Liberation in Modern Western Esotericism*. Berkeley, Calif.: University of California Press.

Valentino, R. 1923. *How You Can Keep Fit*. New York: Macfadden.

van Buitenen, J.A.B. (trans.) 1981. *The Bhagavadgītā in the Mahābhārata*. London: University of Chicago Press.

Van Dalen, D. B., and Bruce L. Bennett. 1953. *A World History of Physical Education, Cultural, Philosophical, Comparative*. Englewood Cliffs, N. J.: Prentice Hall.

van der Veer, P. 1987. Taming the Ascetic: Devotionalism in a Hindu Monastic Order. *Man* 22(4): 680-95.

———. 1989. The Power of Detachment: Disciplines of Body and Mind in the Ramanandi Order.

American Ethnologist 16(3): 458-70.

———. 1994. *Religious Nationalism, Hindus and Muslims in India*. London: University of California Press.

Vasu, S. C. 1895. *The Gheranda Sanhita, a Treatise on Hatha Yoga*. Bombay: Bombay Theosophical Publication Fund.

——— (ed.). 1913. *The Sacred Laws of the Aryas as Taught in the Schools of Yajnavalkya and Explained by Vijnanesvara in His Well-known Commentary Named the Mitaksara.... The Prayaschitta Adhyaya*. Trans. Samarao Narasimha Naraharayya. Allahabad: Pāṇini Office.

———. 1915. *The Yoga Sastra, Consisting of an Introduction to Yoga Philosophy, Sanskrit Text with English Translation of 1. The Siva Samhitā and of 2. The Gheraṇḍa Samhitā*. Bahadurganj: Suhindra Nath Vasu (The Pāṇini Office, Bhuvaneśwari Āśrama).

———. 1996a. *The Gheranda Samhita*. New Delhi: Munshiram Manoharlal.

———. 1996b. *The Siva Samhita*. New Delhi: Munshiram Manoharlal.

———. 2005. *The Siva Samhita*. New Delhi, India: Sri Satguru.

Vasu, S. C., and Y. S. Sabhapaty. 1895. *Om, the Philosophy and Science of Vedanta and Raja Yoga*. Lahore: R. C. Bary and Sons.

Vasudeva, S. 2004. *The Yoga of the Mālinīvijayottaratantra*. Pondichérry: Institut Français de Pondichéry, École Française D Éxtrême-Orient, chapters 1-4, 7-11, 11-17.

Versluis, A. 1993. *American Transcendentalism and Asian Religions*. New York: Oxford University Press.

Vidyārṇava, S. C. 1919. A Catechism of Hindu Dharma. Allahabad: Sudhindra Natha Vasu, The Pāṇini Office.

Vidyasagara, P. J. 1874. *The Patanjala Darshana, or the Aphorisms of Theistic Philosophy, with the Commentary of Maharshi Vedavyasa and the Gloss of Vachaspati Misra*. Calcutta: Satya Press.

Vijayadev, S. 1962. Genesis of Modern Yoga, The Unbroken Tradition. *Journal of the Yoga Institute* 7(3): 27-30.

Vishnudevananda, S. 1960. *The Complete Book of Yoga*. London: Souvenir Press.

———. 1999. *Hatha Yoga Pradipika: The Classic Guide for the Advanced Practice of Hatha Yoga (Kundalini Yoga): As Written Down in the Seventeenth Century from Ancient Sources by Yogi Swatmarama, Containing the Commentary Jyotsna of Brahmananda. Practical Commentary by Swami Vishnudevananda*. Delhi: Motilal Banarsidass.

Viswanathan, G. 2005. Colonialism and the Construction of Hinduism. In G. Flood (ed.), *The Blackwell Companion to Hinduism*. Oxford: Blackwell Publishing.

Vithaldas, Y. 1939. *The Yoga System of Health*. London: Faber and Faber.

Vivekananda, S. 2001(1896). *Raja Yoga, or Conquering the Internal Nature. The Complete Works of*

Swami Vivekananda. Calcutta: Advaita Ashrama.

———. 1992 (1894). Miracles. *The Complete Works of Swami Vivekananda*. Calcutta: Advaita Ashram, vol. 2, pp. 183-85.

———. 1992 (1895). Epistle LXII. *The Complete Works of Swami Vivekananda*. Calcutta: Advaita Ashram, vol. 8, pp. 361-63.

———. 1992 (1897). Conversations and Dialogues VIII. *The Complete Works of Swami Vivekananda*. Calcutta: Advaita Ashram, vol. 7, pp. 151-57.

———. 1992 (1900). Concentration. *The Complete Works of Swami Vivekananda*. Calcutta: Advaita Ashrama, vol. 4, pp.218-26.

———. 1992 (1902). Conversations and Dialogues XXIII. *The Complete Works of Swami Vivekananda*. Calcutta: Advaita Ashram, vol. 7, pp. 239-44.

Voronoff, S. 1926. *Étude sur la vieillesse et la rajeunissement par la greffe*. Paris: G. Doin.

Wadia, A. R. 1951. Obituary: Rajasevasakta V. Subrahmanya Iyer, of Mysore, India. *Philosophy* 26: 96.

Wainwright, S. P., and B. S. Turner. 2004. Narratives of Embodiment: Body, Aging, and Career in Royal Ballet Dancers. In H. Thomas and J. Ahmed (eds.), *Cultural Bodies, Ethnography and Theory*. Oxford: Blackwell, pp. 98-120.

Wakankar, M. 1995. Body, Crowd, Identity: Genealogy of a Hindu Nationalist Ascetic. *Social Text* 45: 45-73.

Walker, D., H. T. Alken, et al. 1834. *British Manly Exercises: In Which Rowing and Sailing Are Now First Described: and Riding and Driving Are for the First Time Given in a Work of This Kind: As Well as the Usual Subjects of Walking, Balancing, Wrestling, Running, Scating, Boxing, Leaping, Climbing, Training, Vaulting, Swimming, abc. ebc. ebc.: With Fifty Engravings*. London: T. Hurst.

Walter, H. 1893. *Svâtmârâma's Haṭhayogapradîpikâ (Die Leuchte des Haṭhayoga) aus dem Sanscrit übersetzt*. München: Universität München.

Ward Crampton, C. 1924. *Physical Exercise for Daily Use*. New York: G. P. Putnam's Sons.

Wase, C. 1921. *The Inner Teaching and Yoga*. London: W. Rider.

Wassan, H.Y. 1924. *The Hindu System of Health Development, the Hindu System of Health Koonmb and Ancient Philosophy*. Olympia, Wash.: Yogi Wassan.

———. 1925. *Soroda System of Yoga Philosophy, Applied by Yogi Wassan through Individual Analysis of Body and Mind*. N.p.: Yogi Wassan.

———. 1921. *Secret Key of the Yoga Philosophy, Ida, Pingla, Sukhmuna*. Seattle: Washington Printing.

———. 1922. *Secret Key to Health and Prana*. (Seattle?).

———. 1927. *Secrets of the Himalaya Mountain Masters and Ladder to Cosmic Consciousness*.

(Philadelphia).

———. 1934. *Book of Nirvana, Super Cosmic Wisdom, Rajah Yoga System of Yoga Philosophy*. Chicago: Daws Letter Shop.

Watt, C. A. 1997. Education for National Efficiency: Constructive Nationalism in North India, 1909-1916. *Modern Asian Studies* 31(2): 339-74.

Weber, M. 1958 (1909). *The Religion of India*. Glencoe, Ill.: Free Press.

Werner, K. (ed.). 1989. *The Yogi and the Mystic, Studies in Comparative Indian Mysticism*. London: Curzon Press.

Whalan, M. 2003. "Taking Myself in Hand": Jean Toomer and Physical Culture. *MODERNISM/Modernity* 10(4): 597-616.

Whicher, I. 1998. *The Integrity of the Yoga Darśana: A Reconsideration of Classical Yoga*. Albany, N.Y.: SUNY.

Whicher, I., and D. Carpenter. 2003. *Yoga: The Indian Tradition*. London: Routledge/Curzon.

White, D. G. 1984. Why Gurus Are Heavy. *Numen* 31: 40-73.

———. 1996. *The Alchemical Body, Siddha Traditions in Medieval India*. Chicago: University of Chicago Press.

———. 2000. *Tantra in Practice*. Princeton, N. J. : Princeton University Press.

———. 2002. Le monde dans le corps du siddha: microcosmologie dans les traditions médiévales indiennes. In V. Bouiller and G. Tarabout (eds.), *Images du Coprs dans le Monde Hindou*. Paris: CNRS Editions, pp.189-212.

———. 2003. *Kiss of the Yogini: "Tantric Sex" in Its South Asian Contexts*. Chicago: University of Chicago Press.

———. 2004. Early Understandings of Yoga in the Light of Three Aphorisms from the Yoga Sutras of Patañjali. In E. Ciurtin (ed.), *Du corps humain, au Carrefour de plusieurs saviors en Inde. Mélanges offerts à Arion Rosu par ses collègues et ses amis à l'occasion de son 8 oe anniversaire*. Paris: De Boccard, pp. 611-27.

———. 2006. "Open" and "Closed" Models of the Human Body in Indian Medical and Yogic Traditions. *Asian Medicine, Tradition and Modernity* 2 (1): 1 -13.

Wilber, K. 1979. Are the Chakras Real? In J. White (ed.), *Kundalini, Evolution and Enlightenment*. Garden City, N.Y.: Anchor, pp. 120-32.

Wile, D. 1996. *Lost T'ai-Chi Classics from the Lat Ch'ing Dynasty*. Albany: State University of New York Press.

Wilke, M. 1926. *Hatha-Yoga. Die indische Fakir-Lehre zur Entwicklung magischer Gewalten im Menschen. 42. bis 49. Tausend*. Dresden: Rudolph.

Wilkins, W. J. 1887. *Modern Hinduism, Being an Account of the Religion and Life of the Hindus in*

Northern India. New Yok: Scribner, Welford.

Williams, J. 2004. The Delsarte System of Expression—Lost in History. Available at http://www.delsarteproject.com/history.htm. Accessed May 10, 2005.

Will, P. J. 1996. Swami Vivekananda and Cultural Stereotyping. In N. Smart and B. S. Murthy (eds.), *East-West Encounters in Philosophy and Religion*. Mumbai: Popular Prakashan, pp. 377-87.

Woodroofe, Sir J. 1924. *The Serpent Power: Being the Shat-chakra-nirûpana and Pâdukâ-panchaka*. Madras: Ganesh.

Wordsworth, W., and W. J. B. Owen. 1985. *The Fourteen-book Prelude*. Ithaca: Cornell University Press.

Wujastyk, D. 2002. Interpréter l'image du corps humain dans l'Inde pré-moderne. In V. Bouiller and G. Tarabout (eds.), *Images du corps dans le monde hindou*. Paris: CNRS Editions.

Yadav, K. C. 2003 (1976). *The Autobiography of Dayanand Saraswati*. Gugaon: Hope.

Yoga Institute of India. 1936. Editorial Notes. *Yoga, International Journal on the Science of Yoga* 4 (26-28): 1-3.

Yoga Journal. 2008. Yoga Journal Releases 2008 "Yoga in America" Market Study. Press Release. Available at http://www.yogajournal.com/advertise/press_releases/10. Accessed January 2009.

Yogananda, P. 1925a. *General Principles and Merits of Yogoda or Tissue-Will System of Body and Mind Perfection, Originated and Taught by Swami Yogananda*. Los Angeles: Sat-Sanga & Yogoda Headquarters.

———. 1925b. *Psychological Chart*. Los Angeles: Yogoda and Sat-Sanga Headquarters.

———. 1946. *Autobiography of a Yogi*. New York: Philosophical Library.

Yogendra, S. 19888 (1928). *Yoga Āsanas Simplified*. Santa Cruz: Yoga Institute.

———. 1931. *Yoga Personal Hygiene*. Santa Cruz: Yoga Institute.

———. 1975. *Facts about Yoga*. Santa Cruz: Yoga Institute.

———. 1976. *Why Yoga*. Santa Cruz: Yoga Institute.

———. 1978. *Yoga Essays*. Santa Cruz: Yoga Institute.

Younger, P. 1995. *The Home of the Dancing Śivan, the Traditions of the Hindu Temple in Citamparam*. New York: Oxford University Press.

Zarrilli, P. B. 1998. *When the Body Becomes All Eyes: Paradigms, Discourses and Practices of Power in Kalarippayatu, a South Indian Martial Art*. Delhi: Oxford University Press.

Zolberg, A. 2006. *A Nation by Design: Immigration Policy in the Fashioning of America*. Cambridge, Mass.: Harvard University Press.

索　引
Index

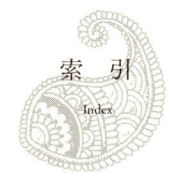

■ ア 行

アーチャー、ウィリアム　83, 194
アーチャー、フランセス　194
RSS　207, 285
アイアンガー、B・K・S　5, 11, 22, 23, 25, 62, 76, 115, 200, 206, 227, 228, 230, 232, 237, 246, 251, 258, 264, 283
アイアンガー、B・N・S　11, 250, 256, 280
アイヤー、K・V　10, 23, 141, 148, 159-168, 179, 202, 203, 232, 288
アイヤー、K・V／クリシュナマチャルヤ　164, 234-236, 249, 261
アイヤー、V・サブラマニャ　242, 260, 295
アクハラ　52, 126, 132, 133, 135, 145
アジア人排斥法　152
アシュタンガ・ヴィンヤサ・ヨガ　19, 23, 27, 196, 227-276, 279, 292, 295
アシュタンガ・ヴィンヤサ・ヨガ／ヨガ・クランタ【→パタビ・ジョイスの項も参照】238, 241
アッシュ、ベルトラン　204
アトキンソン、ウィリアム・ウォーカー　171
アトラス、チャールズ　160
『アナンダマト』【→チャテルジの項も参照】128-129, 133, 286
アヤンガー、C・R・S　8, 60
アラス（ウルス）　234, 236, 252, 255
アリ、ケイジョラン　149, 185, 191-193, 207, 291
アルヤ・サマジ　67, 126
アレン、モード【→デルサルト／デルサルト主義の項も参照】187
一次文献／二次文献　13
インダス文明　34
インデン、ロナルド　14
インドのクラブ　284
インド美術　217-225
ヴァジロリー・ムードラ　62, 282
ヴァス、S・C　8, 13, 45, 58-69, 113, 138
ヴァマナ、リシ　238
ヴァルマ、ラヴィ　222, 223

ヴィヴェカナンダ、スワミ　4-7, 9, 22, 25, 26, 28, 29, 35, 45, 53, 57, 64, 87, 89, 99, 100, 105, 117, 154, 184, 185, 187, 188, 190, 198, 219, 222, 274-276, 280, 284
ヴィヴェカナンダ／写真　215
ヴィヴェカナンダ／身体文化　130-132, 292
ヴィヴェカナンダ／ニューソート　171
ヴィヴェカナンダ／反ハタ感情　89-96, 284
ヴィジュニャーナバイラヴァ　36
ヴィシュヌデヴァナンダ　27, 62, 289
『ヴィヤーヤン』　113, 120
『ヴィヤーヤン：ボディビルダー』　10, 120, 123, 141, 160, 161, 214, 288
ウィルキンス、W・J　8, 53
ヴェーダ　18, 34, 35, 53, 67, 96, 234, 247, 268, 292, 293
ヴェーダーンタ　37, 55, 56, 58, 96, 181, 184, 187
ヴェーバー、マックス　56
ウォーカー、ドナルド　107
ウォルター、ヘルマン　69
ウォレス、アドニア　205, 206
映画（映像）　84, 251, 283
エディ、M・B【→クリスチャン・サイエンスの項も参照】170, 181
エリアーデ、ミルチア　33, 40, 63, 114, 281, 284
オヴィントン　7, 49
オーロビンド・ゴーシュ（シュリ・オーロビンド）　99, 117, 132, 136, 207
男らしいキリスト教精神　108, 111, 140, 207, 295
オマーン、J・C　57, 88, 89
オリエンタリズム　14-16
オリンピック　105, 109, 125, 207, 276, 285
オルター、ジョセフ　5, 18, 21, 65, 114, 117, 151, 272, 273, 295

■ カ 行

カーゾン総督　142, 144
カーマスートラ　89
カールマイヤー、ヘーデ　197
カーンパタ　36, 46, 153
解剖学　40, 66-69, 192, 215, 222, 225
カイロプラクティック　274

各章の概要　28-31
『カタ・ウパニシャッド』　34
カパリカス　100
カルナ、K・V　164, 165, 167, 236, 288
記憶　10, 11
ギャニー、バグワン・S　181, 183
キャンベル少佐　111
近代性　44, 106, 273
近代性／インド美術における伝統　217-219
近代性／クリシュナマチャルヤ　270-273
近代ヨガ　16, 23-25, 89, 198
近代ヨガの研究　5, 21-26
筋肉コントロール　148, 160, 172-175, 178
クヴァラヤナンダ、スワミ　7, 22, 40, 65, 68, 114, 119, 122, 135, 148, 150-151, 199, 215, 245, 287, 288, 292
クヴァラヤナンダ、スワミ／クリシュナマチャルヤ　266-273
クヴァラヤナンダ、スワミ／『ヨギック・サンハ・ヴィヤーヤン』　150, 267
クーエ、エミール　169, 173, 177
釘のベッド　64, 85
グハ＝タクルタ　216
グプタ、C・P・K　10, 142, 143
クリシュナマチャルヤ、T　7, 10, 11, 12, 23, 26, 31, 112, 119, 143, 145, 150, 151, 164, 200, 204, 211, 223, 227-276, 280, 281, 287, 288, 292-295
クリスチャン・サイエンス　170, 171, 180, 181
クリスプ、トニー　198
グリック、ルーサー・ハルシー　119, 285
クリパナンダ、スワミ　284
クリパル、ジェフリー　197
グレイ、J・H　119, 122, 264
クレイトン、L・D・O　205
クロウリー、アレイスター　83, 84
クンダリニー　39, 40, 60, 69, 139, 208
ケーチャリー・ムードラ　37, 280
ゲーワル、ヨギ・リシ・シンハ　148, 179-182, 289
ケシャヴァムルティ　245
『ゲランダ・サンヒター』　17, 37, 38, 40, 57, 59, 61, 62, 113, 209, 280-282, 289
ケロッグ、E・L／ケロッグ、W・A　178
ケロッグ、ジョン・ハーヴェイ　152
『健康と力』　10, 160, 168, 199-209, 266
健康と力同盟　199
健康と美の女性協会　185, 195
コー、セバスチャン　276
ゴーシュ、B・C　28, 174-176, 207, 275, 289
ゴース、P・K　10, 142, 144, 145, 214, 285
『ゴーラクシャ・シャタカ』　37, 221
ゴーラム・ルソム　125

コール、アニー・ペイソン　149, 191, 207
ゴールトバーグ、エリオット　23, 24, 234, 236, 288
国際的英語圏ヨガ　12, 13, 25, 29, 179, 274
ゴスワミ、S・S　139, 289
ゴッシュ、フランク　124
古典性　13, 15, 40-42, 53, 56, 57, 100, 131, 157, 179, 197, 202, 207, 218, 224, 243, 274

■ サ 行

サーカス　254-255, 273
サーンキャ　35, 55, 56, 67, 96, 157, 279
サイード、エドワード　14
催眠術　198
サヴァルカル　133
サチャナンダ・ヨガ　280
サナータナ・ダルマ　129, 286
サミュエル、ジェフリー　19, 34, 70, 281
サラスワティ、ダヤナンダ　67, 99, 240
サンダラム、ヨガカルヤ　141, 148, 164-169, 179, 202, 232, 251
サンドウ　9, 29, 125, 155, 162, 167, 179
サンドニ、ルース　186-187
サンプション、ドロシー　264
『シヴァ・サンヒター』　17, 37, 58-62, 66, 91, 280
シヴァナンダ、スワミ　22, 136, 137, 176, 179, 196, 224, 285, 289
シヴァ派　36
『シヴェータシヴァタラ・ウパニシャッド』　34
ジェームス、ウィリアム　169
ジェンセン、アルブレヒト　177
自然治療　114, 122, 170, 171, 181, 183
ジャー、ガンガーナータ　292
シャーマ、T・R・S　11, 164, 235-237, 243-261, 294
ジャコリオット、ルイス　83
写真　30, 75, 87, 147, 165, 211-225
シャトカルマ　38, 242
『シャトカルマニルパナ』　40
ジャムバナサン、M・R　168, 285
シャンカール、ウダイ【→デルサルト／デルサルト主義の項も参照】　187
柔軟体操　126, 188, 202, 269, 285, 291
シュミット、リチャード　7, 57
シュライナー、ピーター　241, 242
シュルツ、ラリー　228
ジョイス、シャンカー・ナラヤン　255
ショウ、エリック　284
ジョシ、A・K　222
女性向け体操　185, 193, 195, 203-209, 292

ショワジ、マリーズ　192, 290
シン、パンチャム　8, 60
身体訓練（身体鍛錬）　52, 112, 117, 118, 161, 247, 267-271, 284
身体文化／愛国主義　128-138
身体文化／クヴァラヤナンダ　266-273
身体文化／宗教　117, 118, 166, 167
身体文化／初期の融合　142-145
身体文化／優生学　126-128
身体文化／ヨーロッパ　105-122
神智学【→ブラヴァツキーの項も参照】　58, 62, 98, 181, 187
神智学協会　6, 58, 59, 68, 69, 98
『スーパーマン』　10, 160, 168, 203
スカンジナビアの体操【→ブクおよびリンの項も参照】　109-115, 202
スジョーマン、ノーマン　21-23, 114, 208, 260, 265, 281, 293, 294
スターン、エディー　238
スタック、モリー・バゴット　149, 185, 194-197, 207, 291
スタンドウェル、T・W　200
スッパラオ、N・S　230, 252
ステビンス、ジュヌヴィエーヴ　90, 110, 149, 185-191, 194-197, 207, 290
ストーカ、R・ディムズデール　101, 170
ストラウス　22, 289
ストランド　8, 72-76
スミス、デイヴィド　14, 15, 83
スリニヴァサン、ドリス　33
スワデシ　126, 217-219
性　201
整骨治療　183, 274
正統性　11, 18-21, 100
戦後の国際的ヨガの発展　26
ソマティックス　197, 198

■　タ　行

ターンベイタ、ジャン　107
体操　197-199
大道芸（曲芸）　4, 8, 29, 51, 53, 72-80, 88, 96, 99, 101, 173, 225, 254
太陽礼拝（スーリヤナマスカーラ）　19, 23, 133, 136, 162, 168, 169, 233-237, 239, 248, 256, 270, 271, 290, 292, 293
タヴェルニエ、ジャン゠バプティスト　7, 47-49
立ちポーズ　208, 209, 269
タパス　34, 295
タントラ　20, 36, 39, 40, 43, 58, 62, 66-69, 83, 89, 209, 280, 281, 284

チェッコモリ、シルヴィー　21
チベット・ヨガ　41, 281
チャクラ　39-41, 66-69, 192, 221, 283
チャテルジ、バンキム・チャンドラ【→『アナンダマト』の項も参照】　128-130, 133, 286
超越論　181, 187
通信講座　179, 224, 225, 289
ティソ、C・J　110
テイラー、ジョージ・H　112, 290
ティラク、B・G　133
ティルカ（シュリ・ラガヴェンドラ・ラオ）　134-136, 207, 267, 288
デイン、ヴィクター　85, 86, 283
デヴィ、インドラ　26, 227
テヴェノ、J・ド　7, 49
デシカチャ、コースタブ　228-231, 240
デシカチャ、T・K・V　227-231, 244-248
デビ・ゴサル、サララ　117, 130, 132, 286
デボネ、エドモン　107
デモンストレーション（公開パフォーマンス）　248-257, 284, 294
デルサルト／デルサルト主義【→ステビンスの項も参照】　90, 155, 186-191, 197, 290
ドヴィヴェディ、M・N　6
統計（ヨガ人口）　3, 278
トッド、ジャン　208, 290
ド・ミシェリス、エリザベス　5, 6, 22, 24-26, 65, 89, 190, 198, 218, 280, 284, 292
ドメール、エドモン　85-87

■　ナ　行

ナータ、ゴーラクシャ　4, 36, 37, 46, 224
ナーディ　38-41, 66, 221
ナイドゥ、C・R・D　142, 144
ナイドゥ、V・D・S　234, 252-253
ナタムニ、シュリ　240, 273
ニーチェ　157
ニヴェディタ　132, 286
ニューエイジ　25-27, 40, 110, 193, 197, 283
ニューコム、スザンヌ　22, 26, 291
ニューソート（新思考）　148, 169-184, 289
ネヴリン、クラス　22
ノーレン、A・G　121

■　ハ　行

バーチ、ベリル・ベンター　228, 248
ハーバー　7

ハーモニアル宗教　185, 188, 290
ハーモニアル体操　30, 90, 110, 149, 156, 185-199, 207, 275
バヴァ・ラチマン・ダス　72-74
パヴァリ・ババ　92-94
パウェル、バーデン　123
『バガヴァッド・ギーター』　20, 34, 56, 130
ハクスレー、T・H　212
バクタ・ヴィシタ、スワミ　102
バクティ　34, 50, 87, 93, 99, 282
ハシュヌ・ハラ、O　81, 101, 170
パシュパティの印　33
バス　65-70
裸行苦行者　46
パタビ・ジョイス、シュリ・K　11, 19, 200, 227, 234, 237-238, 244-248, 264
ハタ・ヨガ　4, 6, 16-17, 19, 30-31, 36-43, 208
『ハタ・ヨガ・プラディーピカー』　11, 17, 37, 38, 40, 60, 62, 67, 69, 91, 280, 289, 293
ハタ・ヨガ文献の翻訳　57-64
パタンジャリ　20, 34, 35, 55, 159, 218, 219, 230, 241, 271, 275, 281, 284, 291
バック、H・C　111, 120-122
バックス、アーマド　124
八肢ヨガ（アシュタンガ）　34, 271
バット、マハデヴ　237, 245, 255
バット、N・ヴァスデナ　121
ハドック、フランク・チャニング　177, 180, 202
パトラ、B　190
ハナ、キャメロン　201-203
バネルジェ、B・N　8, 60
バプティスト、ウォルト　26
パヨ、ジュール　177-179
バラスブラマニアム、A・V　254
ハラッパ　33
バランタイン、J・R　218
ハリダス　62-64, 68
ハリ・ラマ、ヨギ　181, 289
バルセカ、ラメシュ　141, 168
パルツ、ジョン　212
ハルデイン、J・B・S　158, 245, 288, 294
パワー・ヨガ　27, 119, 204, 228, 229
東インド会社　46, 50, 51, 133
ビクラム・チョードリー／ビクラム・ヨガ　27, 176, 275, 276, 278
ヒトルマン、リチャード　27
ビャーサ　241
ビルヌ、ジーン　22
ヒンドゥーの聖典【→ヴァスの項も参照】　58-60
ファキール【→ヨギン／ヨギの項も参照】　4, 7, 8, 45-70,
81-89, 171, 212, 225, 255, 282, 287
フィオザ、ピエール＝シリヴァン　272
ブイヤー、ヴェロニク　224
ブーネマン、グドラン　42, 208, 220
フェニックス・ライジング　198
フォイアステイン、ゲオルグ　274, 295
フォウラー、L・N　170, 289
フォクス　75, 76
ブク、ニールス／初歩的体操　119, 204, 262-266, 295
フック、クリスチャン　21
プラーナーヤーマ　34, 38-40, 136, 139, 150, 189, 190, 198-201, 230, 273, 280, 290
フライヤ、ジョン　7, 49, 57
ブラヴァツキー、H・P【→神智学協会の項も参照】　35, 57, 98, 284
ブラヴァツキー夫人　9
プラサド、ラム　6
プラティニディ・パント（アウンドのラージャ）　137, 162
ブラマーチャリ、ラーンモホン　230, 238, 281, 295
フラワー・パワー　27
ブランティング、L・G　110
プロテスタント　56, 154, 170, 185, 187, 191, 196
ペイテル、モティ・R　203
ベルナール、J-F　7
ベルナール、テオ　26, 41, 60, 281, 283
ベルニエ、フランソワ　7, 8, 47-49, 57, 62, 282
方法論（研究方法）　16-21
ポーズの達人　8, 74-81, 283
ポール、N・C　15, 40, 69
ボディビルディング　10, 23, 29, 30, 105, 115-118, 122, 125-126, 141, 148, 149, 160-203, 275
ボディビルディング／アシュタンガ・ヴィンヤサ・ヨガ　236, 249, 252-254
ボディワーク　198, 274
ホニヒバーガー、J・M　63
ボパトカー　213, 214
ホプキンス、E・W　8, 53, 56
ホワイト　139, 159, 280, 281
ボンベイ体育委員会　269

■ マ　行

マーイトリ・ウパニシャッド　34
マーシャル卿、ジョン　33
マータラム、バンデ　129
マーリニーヴィジャヨッタラタントラ　36
マイソールのマハラジャ　163, 164, 211, 229, 231-233, 242
マイルズ、フランク　204
マクエヴィリ、トマス　33

マクサルディング・H　175
マクファデン、バーナー　117, 125, 155, 165, 211, 250
マクラーレン、アーチボルド／マクラーレン法　110, 111, 206, 218, 261, 262
マジック　160, 173-175, 202
魔術　81-88
マドヴァダスジ、パラマハムサ・シュリ　150, 281
マツエンドラ・ナータ　36
マッケイ、スティール　186
マニック・ラオ　135, 136, 150, 207, 267
マハリシ・マヘーシュ・ヨギ　27
マヨ、カスリーン　87, 100, 133, 145
マントラム　172
ミス、キャロライン　40
ミッター、パーサ　216, 217, 219
ミュラー、J・P　127, 155, 159, 182, 205, 286
ミュラー、マックス　8, 54-56, 59, 62, 92, 154
ミュラー、マックス／ヴィヴェカナンダ　96-98
ムードラ　37, 38, 62, 220, 222, 273, 280
ムジャンダ　271
ムジュンダル、サンダル・アバシャヘブ　141
ムズンダー、S　114, 202, 209
ムダリア、T・シンガラヴェル　250
ムンディ、P　7, 72, 281, 282
メルトン、J・ゴードン　6, 83
メンセンディク、ベス　291
モット、ジョン・R　231
モニエ＝ウィリアムズ、M　8, 54, 55
モハン、A・G　11, 229, 247
モヘンジョ・ダロ　33

■ ヤ 行

薬物　283
優生学　127, 128, 152, 157-159, 161, 182, 200, 288
ユール卿　201
『ヨガ・クランタ』　238-241, 247, 268, 272
『ヨガーサナガル』　12, 238, 242, 245, 246, 250
『ヨガ・ジャーナル』　225, 252, 278
『ヨガ・スートラ』　35, 42, 55, 91, 98, 230, 241-242, 279
『ヨガ・ソパーナ・プルヴァカツシュカ』　219-225
ヨガ的グループ練習　150, 267-269
ヨガナンダ、パラマハムサ　136, 148, 172, 275
ヨガの研究　21-26
ヨガの同音異義語　20
『ヨガ・プラディーピカー』　37, 42, 220-223, 280
『ヨガ・マカランダ』　12, 238, 242, 256, 257, 260, 294, 295
ヨギン／ヨギ　4, 8, 15, 17, 45-103, 283, 284
ヨギン／ヨギ／映画　84, 85, 283

ヨギン／ヨギ／近代インド愛国主義【→ファキールの項も参照】　128-138
ヨギン／ヨギ／見世物　51, 71-80, 95, 283-284
ヨギン／ヨギ／略奪ヨギン　50-53
ヨゲンドラ、シュリ　7, 25, 40, 65, 114, 148, 151-159, 179, 188, 191, 199, 234, 287, 288, 290, 292, 293
ヨゲンドラ博士　287
ヨゲンドラ／優生学　157-159

■ ラ 行

ラーマーヤナ　48
ラーマナンディ　37
ライヒ、ヴィルヘルム　198, 291
ラオ、アナント　23, 164, 235, 249, 253, 254, 261, 288
ラオ、M・V・クリシュナ　143, 232, 233
ラスト、ベネディクト　152
ラマクリシュナ　1-92, 94, 96, 97, 131
ラマスワミ、シュリヴァトサ　240, 247
ラマチャラカ、ヨギ　170, 179, 183, 188, 289, 290
ラマムルティ教授　11, 111, 125, 133, 139-141, 144, 202, 214, 250, 252, 285
ラマヤンダス、S・D　170
ラマルク、J・B　127, 128, 158, 159
ランガーカー、シュリニヴァーサ　237, 245, 254, 255, 257-261, 294
ランガスワミ、シャラート　276
リー、シヴァ　190
リードビータ、C・W　40
リラクゼーション　41, 185, 186, 188, 190, 191, 195, 196, 198, 200, 207, 281, 290
リン、P・H／ステビンス　189
リン、P・H／ヨガ　113, 114, 202, 209, 267
リン、P・H／リン体操　9, 108-115, 161, 186, 209, 262, 267
ルイス、ディオ　207
ルイス、フェルナンド・パヘス　252
レル、ヴァサン・G　60, 69, 139
ロウエン、アレグザンダー　198, 291

■ ワ 行

ワーズワース　283
YMCA　9, 110, 115, 118-122, 156, 231, 264
ワイズマン、オーガスト　158
ワッサン、ヨギ　181-183
ワディヤ、クリシュナラジェンドラ【→マイソールのマハラジャの項も参照】　163

訳者のことば

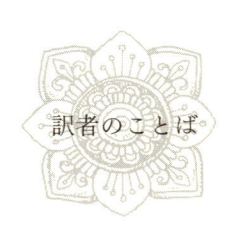

　日本のみならず、世界でも「ヨガ」はすっかり日常的な言葉になりました。スポーツ選手やハリウッド・セレブがヨガをエクササイズに取り入れていると言っても、違和感なくすんなり受け入れられています。

　ただ特に日本では、宗教色の強い「ヨーガ」が先に浸透し始め、健康法として一定の評価を得た後に、欧米のフィルターを通したフィットネスとしての「ヨガ」が広まったこともあり、人によって「ヨガ」のイメージはさまざまでしょう。

　この本は、そんなヨガのイメージの多くが、どうして出来上がってきたかを丁寧に教えてくれます。多彩なイメージにはそれぞれ根拠があり、特に欧米での紹介のされようによって、ある特定の付随するイメージが出来上がっていったことがわかります。例えば、ヨガがオカルト的なイメージと結びついた理由のひとつが、20世紀初頭のイギリス人黒魔術師がヨーロッパに紹介した際に、密教ヨガをインドの性の奥義と関係があるとしていたせいだった、などということも書かれています。また「肩こりに効くポーズ」などというように、ポーズのひとつひとつにどういう治療的効用があるのかという紹介の仕方は、ヨガの近代化の流れの中で19世紀末に始まり、1930年代から40年代にかけてヨガが自然治療に取り込まれる中で定着してきたことも説明されています。

　しかし何といっても圧巻なのは、ここ10年ほどのヨガ人気の元になったパワー・ヨガなどでおなじみの「太陽礼拝（スーリヤナマスカーラ）」が、もともとボディビルディング系のエクササイズとして20世紀初頭辺りに定式化されたものだったということや、現在の「ストレッチしてリラックス」といったヨガの要素は、ヨーロッパでは1930年代には女子の柔軟体

操として定着していたものだったという事実です。さらに、現代のヨガの「立ちポーズ」の練習方法は、こうした体操の影響を受けているということも、あまり知られていないことでしょう。それでは現在、ヨガ・スタジオで教えられている多くのスタイルがどのように生まれたかについて、この本は次のように説明しています。インドがイギリスの植民地だった頃、ヨーロッパ式の体操が取り入れられましたが、やがて19世紀末にインドがイギリスから独立しようとする中で、国産エクササイズを生みだそうという動きが生まれ、古典的なハタ・ヨガの技法を取り入れて欧米の体操やボディビルディングなどと融合させる実験的な試みが始まり、20世紀に入ってからアシュタンガ・ヨガを始めとする新しいスタイルが生まれてきたというのです。この本が明らかにしている、こうした近代のヨガ再生物語には、非常に説得力があります。

「ヨガは、パタンジャリの『ヨガ・スートラ』の実践として古くから連綿と行われてきたのではなかったの?」という疑問を持つ人も多いでしょう。多くのヨガの歴史ではそのように説明されてきたからです。著者は、こうした定番の歴史の流れについて第1章で手際よくまとめた上で、それが国際的に拡がる英語圏ヨガの世界には、そのまま伝わっているわけではないことを解き明かしていきます。その一例として、サンスクリット文献が英訳されるときに、哲学として立派な部分を伝え、欧米に受け入れられにくい「わいせつな技法」の記述を外したことなどが明らかにされています(ここは実は日本では事情が異なり、インドの古典文献を英訳を経ずに読みこなしてきた実績により、こうした英語圏ヨガでは隠蔽されてしまった行法も宗教色の強い「ヨーガ」の文献としては邦訳されて伝わっています[佐保田鶴治『ヨーガ根本教典』平河出版社、1973年参照])。

それでは、ヨガの行法はまったく廃れてしまった時期があったのでしょうか。それも違います。この本では、ヨガの哲学を高く評価したヨーロッパの古典学者たちが、なぜ実際のヨガの行法をそこから逸脱したものとして切り離そうとしてきたのかについて、第2章、第3章を割き多

くの資料を駆使して詳しく説明しています。ヨーロッパにいた曲芸師の技と瓜ふたつのヨガ実践を見た欧米人が、曲芸の一種としてヨガのイメージを消費していったことなどが、多数の図版を使ってわかりやすく示されています。

　ところで、日本でも修士論文のテーマにヨガを取り上げる例なども出てきていますが、欧米では近代ヨガの研究はある程度厚みをもった領域に育ってきています。この本の著者は、そうした研究史の上に立って、「はじめに」に詳しく書かれているように、これまでの研究で充分に説明出来てこなかった「1890年代半ばの『ラージャ・ヨガ』の著者ヴィヴェカナンダのアサナなしのヨガ再興の後、何故1920年代以降にポーズ練習が復活・普及したのか」という問題を追究しました。そして、先ほども触れたように、インドが独立国家への道を模索する中で、愛国心のある強い肉体をもった国民を育てるための体育の一環として、ハタ・ヨガの技法を取り入れた身体文化としての国産エクササイズが創り上げられたことが、明らかにされたわけです。

　実は、こうした「伝統を創りあげる」ことは、新しい国民国家が出来上がる19世紀末から20世紀初頭には、ヨーロッパでも広く行われていたことが、近年の歴史研究で明らかになっています。E・ホブズボウムとT・レンジャーが編んだ『創られた伝統』(Hobsbawm and Ranger eds., *The Invention of Tradition*, 1983)は、こうした研究の嚆矢となった本ですが、この中で「創られた伝統」には2種類あると述べられています。それは、「実際に創り出され、構築され、形式的に制度化された「伝統」」と「容易に辿ることは出来ないが、日付を特定出来るほど短期間――おそらく数年間――に生まれ、急速に確立された「伝統」」です。そして、両者とも「歴史的な過去との連続性がおおかた架空のものだ」という特徴があるのです。

　インドにおける近代ヨガの成立の過程は、存在しない可能性が高い古典を典拠にするなどして歴史的過去との架空の連続性を謳ったこと、独立するインドの愛国的国民を育成するための国民文化の象徴として創ら

れ、体育にも取り入れられたことなどから、前者のタイプに近い「創られた伝統」のひとつとして機能したと解釈出来ます。逆にいうと、こうした現象はヨガに限られたものではなく、似たような時期に世界中で起こっていたことでもあったわけです。

　しかし、この本の素晴らしいところは、こうしたヨガの知られざる歴史をセンセーショナルに扱うのではなく、あくまでも知的に淡々と論証する一方で、こうした「伝統を創った」人びとが、インドの賢者のやり方に従って、過去の状態を維持することに拘泥せず、今日的な解釈を加えながら自分の会得したヨガを後世に伝えたのだと評価したところでしょう。そして、この本が明らかにしている事実を根拠に、近代ヨガのスタイルが古典的ヨガを正統に継承していないとして批判することも出来ることを、著者は充分に承知しながら、そうした読み方を導かないよう、非常に繊細に論を進めています。そのヨガへの温かいまなざしは、ポーズ練習も含めてヨガを自ら深めている著者ならではのものなのかもしれません。

　実際、ポーズをとるヨガに親しむ人びとの中には、ヨガの実践をきっかけに古典文献を勉強する人もあれば、日本に別ルートで伝わっていたような宗教色の強い「ヨーガ」に興味を拡げる人などもあります。また訳者自身も、座禅ではあれほど難しかった数息観が、アシュタンガ・ヨガを通じて誰にでも自然に出来るようになることを見つけて以来、「動く瞑想」としてのヨガにすっかり魅せられて、数年間も飽きることなく修してきました。つまりポーズ練習としてのヨガの中にも、ハタ・ヨガ、あるいは他の古典的ヨガへ連なる要素が確かにあるということでしょう。そして、この本を読んで、その独特なスタイルが、20世紀初頭インドの体育のスタイルに共通した要素をもっていることや、新しい国産エクササイズのデモンストレーションとしてのアクロバティックな要素を持っていることなどを知ることで、むしろよりはっきりと、その中にあるヨガ的なものを感じることが出来るとすらいえるように思います。

訳者は、在外研究のためスタンフォード大学で学んでいた2010年に、カリフォルニアのヨガ・スタジオで行われたハタ・ヨガのワークショップに参加した際に、画期的な本が出たと紹介されて、この本に出会いました。ヨガ実践も少々している歴史研究者として、内容を非常に興味深く思い、是非、日本でも紹介出来ればと思ってから数年が経ってしまいましたが、校正者の方々の並々ならぬ力添えを得て、この間、ますます評判が高くなったこの本を訳し得たことを幸せに思います。

2014年9月
Mysore京都の皆様に感謝しつつ

喜多千草

著者プロフィール

マーク・シングルトン（Mark Singleton）

ケンブリッジ大学神学部にて博士号取得。近代国際ヨガについての研究・執筆を行っており、本書以外の著書に、*Roots of Yoga* (2015)、編書に、*Yoga in the Modern World, Contemporary Perspectives* (2008)、*Gurus of Modern Yoga* (2013) などがある。ヨガの実践者としても、サトヤナンダ・ヨガ、アイアンガー・ヨガでは、認定講師の資格を持つ。現在、アメリカのインド研究所の研究フェローとして、インドのジョドプル滞在中。

訳者プロフィール

喜多千草（きた・ちぐさ）

関西大学総合情報学部教授。博士（文学・京都大学文学研究科現代文化学系二十世紀学専修）。専門は技術史。

ヨガ・ボディ
ポーズ練習の起源

2014年 9 月30日　第 1 刷発行

著　者：マーク・シングルトン
訳　者：喜多千草
発行者：大隅直人
発行所：大隅書店
　　　　〒520-0242
　　　　滋賀県大津市本堅田5-16-12 コマザワビル505号
　　　　電話　077-574-7152
　　　　振替　00930-9-272563
　　　　http://ohsumishoten.com/
装幀者：北尾　崇（HON DESIGN）
装画者：スズケー（ハート＊フール）
校正者：上念　薫
　　　　大林和子
印刷所：共同印刷工業
製本所：藤沢製本
協　力：清田一真

Copyright ©2014 by Chigusa Kita
Printed in Japan
ISBN 978-4-905328-06-3 C0020